桂林古本
《伤寒杂病论》解读

邹勇 著

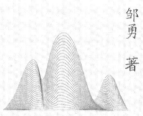

人民卫生出版社
·北京·

图书在版编目（CIP）数据

桂林古本《伤寒杂病论》解读 / 邹勇著. -- 北京 ：
人民卫生出版社，2025. 1. -- ISBN 978-7-117-37283-1

Ⅰ. R222. 19

中国国家版本馆CIP数据核字第2025HL7439号

人卫智网	**www.ipmph.com**	医学教育、学术、考试、健康，
		购书智慧智能综合服务平台
人卫官网	**www.pmph.com**	人卫官方资讯发布平台

桂林古本《伤寒杂病论》解读
Guilin Guben《Shanghan Zabinglun》Jiedu

著　　者：邹　勇
出版发行：人民卫生出版社（中继线 010-59780011）
地　　址：北京市朝阳区潘家园南里 19 号
邮　　编：100021
E - mail：pmph @ pmph.com
购书热线：010-59787592　010-59787584　010-65264830
印　　刷：北京汇林印务有限公司
经　　销：新华书店
开　　本：710 × 1000　1/16　　印张：28
字　　数：444 千字
版　　次：2025 年 1 月第 1 版
印　　次：2025 年 1 月第 1 次印刷
标准书号：ISBN 978-7-117-37283-1
定　　价：89.00 元
打击盗版举报电话：010-59787491　E-mail：WQ @ pmph.com
质量问题联系电话：010-59787234　E-mail：zhiliang @ pmph.com
数字融合服务电话：4001118166　E-mail：zengzhi @ pmph.com

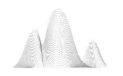

前言

　　仲景《伤寒杂病论》问世 1 800 余年，我们今天见到的《伤寒论》《金匮要略》是王叔和的整理发挥本。《伤寒论》是王叔和的整理摘抄本，而且有许多抄录不全、改编之处，其中王叔和对许多篇章文序重新做出了编排；《金匮要略》是王叔和的发挥本，并在仲景论杂病的基础上增加了许多内容。作者研究认为，真正的《伤寒杂病论》唯一原本是桂林古本《伤寒杂病论》，因此，作者对本书作系统解读，希望展现仲景《伤寒杂病论》的本原。

　　对于《伤寒杂病论》版本研究，目前主流仍以王叔和编撰的《伤寒论》《金匮要略》为主，虽然许多专家、学者尊崇桂林古本，但学界对其重视程度仍有不足。当代尚无人对桂林古本《伤寒杂病论》作全面解读。民国黄竹斋先生以白云阁藏本《伤寒杂病论》为基础作《伤寒杂病论会通》，以历代医家的发挥和自己的理解对《伤寒论》作出了阐发，该书脱漏了卷三《六气主客》内容。

　　《伤寒杂病论》问世以来，注解、发挥其学术的文籍汗牛充栋，据统计，有 2 000 余家之多，皆在王叔和重新撰次的基础上进行，历代医家见仁见智，各执己见，形成了蔚为壮观的《伤寒论》发挥学。

本书作为一家之言，用以经解经的方法，重新诠释《伤寒杂病论》，让世人重新了解《伤寒杂病论》，帮助读者重新认识仲景学术，以还原其本来面目。

在本书写作过程中，对于临床条文尽量以白话文进行解读，并对病机加以阐释；对于方解，以《神农本草经》药物性味为基础，以白话文阐述其功效，而论中药物主治，尽量附以《神农本草经》原文，不加阐释，让读者自己感悟仲景对《神农本草经》药物的灵活运用，读者在读方解时可参阅附篇《神农本草经》所载及相关药物、《神农本草经》未载药物。

桂林古本《伤寒杂病论》以广西人民出版社1980年7月第2版第1次印刷本为底本，作者对每首方后原为"右"，改为"上"；"王"改"旺"，"荣"改"营"，"谵语"改为"谵语"，"连轺"改为"连翘"，"蚘"改为"蛔"，"鞕"改为"硬"，"文理"改为"纹理"，"括蒌"改为"栝蒌"，"抵挡汤""抵挡丸"改为"抵当汤""抵当丸"，《辨妇人各病脉证并治》等篇中"症"改为"癥"；对于论中"尿"与"溺"，"谷"与"糓"等异体字混用，可能是仲景引用经典而别有深意，故不做改动；对个别明显的传抄错误给予纠正并在条下注明，对个别标点符号适当给予校正，所有引用文献版本见参考文献；书后增加方剂索引，以便读者查阅。

历代注解医家众多，本书解读只以《素问》《灵枢》《难经》《神农本草经》《脉经》为依据。由于作者水平有限，诸多不足，恳请批评指正。

邹勇

2019年10月于烟台毓璜顶医院

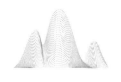

目录

伤寒杂病论序（汉长沙太守南阳张机仲景述
　　桂林罗哲初手抄）　　　　　　　　　1
伤寒杂病论序（桂林左盛德序）　　　　　　3
伤寒杂病论卷第一　　　　　　　　　　　　5
　　平脉法第一　　　　　　　　　　　　　5
伤寒杂病论卷第二　　　　　　　　　　　　22
　　平脉法第二　　　　　　　　　　　　　22
伤寒杂病论卷第三　　　　　　　　　　　　29
　　六气主客第三　　　　　　　　　　　　29
　　伤寒例第四　　　　　　　　　　　　　35
　　杂病例第五　　　　　　　　　　　　　55
伤寒杂病论卷第四　　　　　　　　　　　　61
　　温病脉证并治第六　　　　　　　　　　61
伤寒杂病论卷第五　　　　　　　　　　　　73
　　伤暑病脉证并治第七　　　　　　　　　73
　　热病脉证并治第八　　　　　　　　　　79
　　湿病脉证并治第九　　　　　　　　　　82
　　伤燥病脉证并治第十　　　　　　　　　91
　　伤风脉证并治第十一　　　　　　　　　94
　　寒病脉证并治第十二　　　　　　　　　98
伤寒杂病论卷第六　　　　　　　　　　　　103
　　辨太阳病脉证并治上　　　　　　　　　103
伤寒杂病论卷第七　　　　　　　　　　　　118
　　辨太阳病脉证并治中　　　　　　　　　118
伤寒杂病论卷第八　　　　　　　　　　　　153
　　辨太阳病脉证并治下　　　　　　　　　153
伤寒杂病论卷第九　　　　　　　　　　　　180

　　　　辨阳明病脉证并治　　　　　　　　180

伤寒杂病论卷第十　　　　　　　　217

　　　　辨少阳病脉证并治　　　　　　　　217

　　　　辨太阴病脉证并治　　　　　　　　219

伤寒杂病论卷第十一　　　　　　　　227

　　　　辨少阴病脉证并治　　　　　　　　227

　　　　辨厥阴病脉证并治　　　　　　　　240

伤寒杂病论卷第十二　　　　　　　　269

　　　　辨霍乱吐利病脉证并治　　　　　　269

　　　　辨痓阴阳易差后病脉证并治　　　　278

伤寒杂病论卷第十三　　　　　　　　286

　　　　辨百合狐惑阴阳毒病脉证并治　　　286

　　　　辨疟病脉证并治　　　　　　　　293

　　　　辨血痹虚劳病脉证并治　　　　　　297

伤寒杂病论卷第十四　　　　　　　　305

　　　　辨咳嗽水饮黄汗历节病脉证并治　　305

伤寒杂病论卷第十五　　　　　　　　337

　　　　辨瘀血吐衄下血疮痈病脉证并治　　337

　　　　辨胸痹病脉证并治　　　　　　　344

伤寒杂病论卷第十六　　　　　　　　350

　　　　辨妇人各病脉证并治　　　　　　　350

附篇一　　　　　　　　　　　　　369

　　　　《神农本草经》所载及相关药物　　369

附篇二　　　　　　　　　　　　　411

　　　　《神农本草经》未载药物　　　　　411

参考文献　　　　　　　　　　　　420

跋　　　　　　　　　　　　　　421

方剂索引　　　　　　　　　　　　424

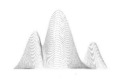

伤寒杂病论序

汉长沙太守南阳张机仲景述

桂林罗哲初手抄

　　论曰:余每览越人入虢之诊,望齐侯之色,未尝不慨然叹其才秀也。怪当今居世之士,曾不留神医药,精究方术,上以疗君亲之疾,下以救贫贱之厄,中以保身长全,以养其生。但竞逐荣势,企踵权豪,孜孜汲汲,惟名利是务;崇饰其末,忽弃其本,华其外而悴其内。皮之不存,毛将安附焉?卒然遭邪风之气,婴非常之疾,祸及患至,而方震栗,降志屈节,钦望巫祝,告穷归天,束手受败。赍百年之寿命,持至贵之重器,委付凡医,恣其所措。咄嗟呜呼!厥身已毙,神明消灭,变为异物,幽潜重泉,徒为啼泣。痛夫!举世昏迷,莫能觉悟,不惜其命,若是轻生,彼何荣势之云哉!而进不能爱人知人,退不能爱身知己,遇灾值祸,身居厄地,蒙蒙昧昧,蠢若游魂。哀乎!趋势之士,驰竞浮华,不固根本,忘躯徇物,危若冰谷,至于是也!

　　余宗族素多,向余二百,建安纪元以来,犹未十稔,其死亡者,三分有二,伤寒十居其七。感往昔之沦亡,伤横夭之莫救,乃勤求古训,博采众方,撰用《素问》《九卷》《八十一难》《胎胪药录》,并平脉辨证,为《伤寒杂病论》,合十六卷,虽未能尽愈诸病,庶可以见病知源。若能寻余所集,思过半矣。

　　夫天布五行,以运万类;人禀五常,以有五脏;经络腑俞,阴阳会通;玄冥幽微,变化难极。自非才高识妙,岂能探其理致哉!上古有神农、黄帝、岐伯、伯高、雷公、少俞、少师、仲文,中世有长桑、扁鹊,汉有公乘阳庆及仓公,下此以往,未之闻之。观今之医,不念思求经旨,以演其所知,各承家技,终始顺旧,省疾问病,务在口给,相对须臾,便处汤药,按寸不及尺,握手不及足,人迎趺阳,三部不参,动数发息,不满五十,短期未知诊决,九候曾无仿佛,明堂阙庭,尽不见察,所谓窥管而已。夫欲视死别生,实为难矣!孔子云:"生而知之者上,学则亚之,多闻博识,知之次也。"余宿尚方术,请事斯语。

汉长沙太守南阳张机序。

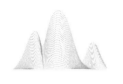

伤寒杂病论序

余闻吾师张绍祖先生之言曰："吾家伤寒一书,相传共有一十三稿,每成一稿,传抄殆遍城邑,兹所存者为第十二稿,余者或为族人所秘,或付劫灰,不外是矣。叔和所得相传为第七次稿,与吾所藏者较,其间阙如固多,编次亦不相类,或为叔和所纂乱,或疑为宋人所增删,聚讼纷如,各执其说。然考晋时尚无刊本,犹是传抄;唐末宋初始易传抄为刊刻,遂称易简。以此言之,则坊间所刊者,不但非汉时之原稿,恐亦非叔和之原稿也。"余聆训之下,始亦疑之,及读至伤寒例一卷,见其于可汗不可汗,可吐不可吐,可下不可下法,尽载其中,于六经已具之条文并不重引。法律谨严,始知坊间所刻之辨可汗不可汗,可吐不可吐,可下不可下,以及发汗吐下后各卷,盖后人以读书之法,错杂其间,而未计及编书之法,固不如是也。不然孔氏之徒,问仁者众,问政者繁,何不各类其类,而惮烦若此耶!吾师讳学正,自言为仲氏四十六世孙,自晋以后迁徙不一,其高祖复初公,自岭南复迁原籍,寄居光州,遂聚族焉。吾师虽承家学,不以医名,亦不轻出此书以示人,余之得受业者,殆有天焉。余宿好方术,得针灸之学于永川邓师宪章公,后随侍先严游宦岭南,与吾师同寅,朝夕相过从,见余手执宋本伤寒论,笑问曰:"亦嗜此乎?"时余年仅弱冠,答曰:"非敢云嗜,尚未得其要领,正寻绎耳。"师曰:"子既好学,复知针灸,可以读伤寒论矣,吾有世传抄本伤寒杂病论十六卷,向不示人,得人不传,恐成坠绪。"遂历言此书颠末,及吾师家世滔滔不倦。先严促余曰:"速下拜。"于是即席拜之,得师事焉。今罗生哲初为吾邑知名之士,从习针灸历有年所,颇能好余之所好,余亦以所得者尽授之,余不负吾师,罗生亦必不负余,故特序其原起,罗生其志之,罗生其勉之。

　　光绪二十年,岁次甲午,三月,桂林左盛德序。

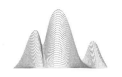

伤寒杂病论卷第一

平脉法第一

邹解：仲景做平脉法第一、第二。王叔和撰次《伤寒论》改编为辨脉法第一、平脉法第二，简化了内容，打乱了原有的排列次序，并在《脉经》中介绍了仲景论脉的内容。通览全书，平脉法可能是仲景引用了其在《序》中所言《平脉辨证》的内容，《平脉法第一》以仲景自己的认识为主，结合了《平脉辨证》的内容；《平脉法第二》以摘录《平脉辨证》内容为主。

问曰：脉何以知气血脏腑之诊也？师曰：脉乃气血先见，气血有盛衰，脏腑有偏胜。气血俱盛，脉阴阳俱盛；气血俱衰，脉阴阳俱衰。气独盛者，则脉强；血独盛者，则脉滑；气偏衰者，则脉微；血偏衰者，则脉涩；气血和者，则脉缓；气血平者，则脉平；气血乱者，则脉乱；气血脱者，则脉绝；阳迫气血，则脉数；阴阻气血，则脉迟；若感于邪，气血扰动，脉随变化，变化无穷，气血使之；病变百端，本原别之；欲知病源，当凭脉变；欲知病变，先揣其本，本之不齐，在人体躬，相体以诊，病无遁情。

邹解：《素问·脉要精微论》云："夫脉者，血之府也。"故言：脉乃气血之先见。脉强、脉乱等在《伤寒杂病论》中不表，说明此段可能为《平脉辨证》内容。

此论以气血、阴阳变化论脉之机，指出了脉强、脉滑、脉微、脉涩、脉缓、脉平、脉乱、脉绝、脉数、脉迟10种脉机，与《黄帝内经》所论有所不同。仲景认为感邪后脉随气血变化，通过脉象可以辨知病源，非常有道理。可以看出，此论对仲景认识疾病具有很深的影响。

问曰：脉有三部，阴阳相乘；营卫血气，在人体躬；呼吸出入，上下于中；因息游布，津液流通；随时动作，肖象形容；春弦秋浮，冬沉夏洪；察色观脉，大小不同；一时之间，变无经常；尺寸参差，或短或长；上下乖错，或存或亡；病辄改易，进退低昂；心迷意惑，动失纪纲；愿为俱陈，令得分明。师曰：子之所问，道之根源；脉有三部，尺寸及关；营卫流行，不失衡铨；肾沉心洪，肺浮肝弦；此自经常，不失铢分；出入升降，漏刻周旋；水下百刻，一周循环；当复寸口，虚实见焉；变化相乘，阴阳相干；风则浮虚，寒则牢坚；沉潜水蓄，支饮急弦；动则为痛，数则热烦；设有不应，知变所缘；三部不同，病各异端；大过可怪，不及亦然；邪不空见，中必有奸；审察表里，三焦别焉；知其所舍，消息诊看；料度脏腑，独见若神；为子条记，传与贤人。

邹解：此论为张仲景所论，王叔和在《脉经》卷五首载"张仲景论脉第一"，即是此论。仲景提出了以脉辨病位，即营卫、表里、三焦、脏腑。

仲景指出："脉有三部，阴阳相乘。"三部指尺、寸及关。

《素问·五脏别论》云："气口何以独为五脏主？岐伯曰：胃者，水谷之海，六腑之大源也。五味入口，藏于胃，以养五脏气，气口亦太阴也。是以五脏六腑之气味皆出于胃，变见于气口。"

《难经·一难》曰："十二经中，皆有动脉，独取寸口，以决五脏六腑死生吉凶之法，何谓也？然：寸口者，脉之大会，手太阴之动脉也……寸口者，五脏六腑之所终始，故法取于寸口也。"

《难经·十八难》曰："脉有三部九候，各何主之？然：三部者，寸、关、尺也。九候者，浮、中、沉也。上部法天，主胸以上至头之有疾也；中部法人，主膈以下至脐之有疾也；下部法地，主脐以下至足之有疾也。审而刺之者也。"

仲景三部出于此。故仲景曰："呼吸出入，上下于中。"

《黄帝内经》三部法与此不同。《素问·三部九候论》云："帝曰：何谓三部？岐伯曰：有下部，有中部，有上部，部各有三候，三候者，有天，有地，有人也，必指而导之，乃以为真。上部天，两额之动脉；上部地，两颊之动脉；上部人，耳前之动脉。中部天，手太阴也；中部地，手阳明也；中部人，手少阴也。下部天，足厥阴也；下部地，足少阴也；下部人，足太阴也。"

仲景曰:"营卫血气,在人体躬。"承接了开篇"脉乃气血先见,气血有盛衰"理论,并与"本之不齐,在人体躬"有区别,仲景在引用的基础上做了发挥。

"春弦秋浮,冬沉夏洪"是仲景自己的认识,与《黄帝内经》《难经》不同。《素问·脉要精微论》云:"春日浮,如鱼之游在波;夏日在肤,泛泛乎万物有余;秋日下肤,蛰虫将去;冬日在骨,蛰虫周密,君子居室。"《素问·玉机真脏论》云:"春脉如弦……夏脉如钩……秋脉如浮……冬脉如营。"《难经·十五难》曰:"经言春脉弦,夏脉钩,秋脉毛,冬脉石。"

"肾沉、心洪、肺浮、肝弦"有别于《黄帝内经》《难经》。《素问·平人气象论》云:"平人之常气禀于胃。胃者,平人之常气也。人无胃气曰逆,逆者死。春胃微弦曰平,弦多胃少曰肝病,但弦无胃曰死,胃而有毛曰秋病,毛甚曰今病。脏真散于肝,肝藏筋膜之气也。夏胃微钩曰平,钩多胃少曰心病,但钩无胃曰死,胃而有石曰冬病,石甚曰今病。脏真通于心,心藏血脉之气也。长夏胃微软弱曰平,弱多胃少曰脾病,但代无胃曰死,软弱有石曰冬病,弱甚曰今病。脏真濡于脾,脾藏肌肉之气也。秋胃微毛曰平,毛多胃少曰肺病,但毛无胃曰死,毛而有弦曰春病,弦甚曰今病。脏真高于肺,以行营卫阴阳也。冬胃微石曰平,石多胃少曰肾病,但石无胃曰死,石而有钩曰夏病,钩甚曰今病。脏真下于肾,肾藏骨髓之气也。"但仲景对四脏脉的认识与此有关。

"出入升降,漏刻周旋,水下百刻,一周循环"见于《黄帝内经》《难经》。《灵枢·卫气行》云:"故卫气之行,一日一夜五十周于身,昼日行于阳二十五周,夜行于阴二十五周,周于五脏……《大要》曰:常以日之加于宿上也,人气在太阳。是故日行一舍,人气行三阳行与阴分,常如是无已,天与地同纪,纷纷盼盼,终而复始,一日一夜,水下百刻而尽矣。"

《难经·一难》曰:"人一日一夜,凡一万三千五百息,脉行五十度,周于身,漏水下百刻。营卫行阳二十五度,行阴亦二十五度,为一周也,故五十度复会于手太阴。"

风则浮虚,《伤寒杂病论·伤寒例》云:"脉浮而紧,浮则为风,紧则为寒。"《伤寒杂病论·辨太阳病脉证并治》:"太阳病,发热,汗出,恶风,脉缓者,名为中风。"

寒则牢坚,在全篇中不见,"紧"者,按之如索"牢坚"。

沉潜水蓄,《伤寒杂病论·辨咳嗽水饮黄汗历节病脉证并治》:①"病者脉伏,其人欲自利,利反快,虽利,心下续坚满,此为留饮,甘遂半夏汤主之。"②"心下有痰饮,胸胁支满,目眩,脉沉弦者,茯苓桂枝白术甘草汤主之。"③"悬饮内痛,脉沉而弦者,十枣汤主之。"

支饮急弦,《伤寒杂病论·辨咳嗽水饮黄汗历节病脉证并治》:"夫平人食少饮多,水停心下,久久成病,甚者则悸,微者短气,脉双弦者寒也,脉偏弦者饮也。"

动则为痛,《伤寒杂病论·辨胸痹病脉证并治》:"夫脉当取太过不及,阳微阴弦,即胸痹而痛。"《平脉法第二》云:"阴阳相搏名曰动。"

数则热烦,《伤寒杂病论·热病脉证并治》:"热病,面赤,口烂,心中痛,欲呕,脉洪而数,此热邪干心也,黄连黄芩泻心汤主之。"

师曰:平脉大法,脉分三部。浮部分经,以候皮肤经络之气;沉部分经,以候五脏之气;中部分经,以候六腑之气。

师曰:脉分寸关尺,寸脉分经以候阳,阳者气之统也;尺脉分经以候阴,阴者血之注也;故曰阴阳。关上阴阳交界,应气血升降,分经以候中州之气。

邹解:仲景指出了三部诊脉方法:浮取以候皮肤经络之气,沉取以候五脏之气,中取以候六腑之气;寸脉以候阳,尺脉以候阴,关脉以候中州之气。与《黄帝内经》《难经》不同。

问曰:经说:脉有三菽、六菽重者,何谓也? 师曰:脉人以指按之,如三菽之重者,肺气也;如六菽之重者,心气也;如九菽之重者,脾气也;如十二菽之重者,肝气也;按之至骨者,肾气也;假令下利,寸口关上尺中悉不见脉,然尺中时一小见,脉再举头者,肾气也;若见损至脉来,为难治。

邹解："脉有三菽、六菽重"出于《难经》，不见于《素问》《灵枢》。《难经·五难》曰："脉有轻重，何谓也？然：初持脉，如三菽之重，与皮毛相得者，肺部也，如六菽之重，与血脉相得者，心部也，如九菽之重，与肌肉相得者，脾部也，如十二菽之重，与筋平者，肝部也，按之至骨，举指来疾者，肾部也，故曰轻重也。"仲景继承了《难经》认识。

关于损脉、至脉，《难经·十四难》云："何谓损？一呼一至曰离经，再呼一至曰夺精，三呼一至曰死，四呼一至曰命绝。此损之脉也。至脉从下上，损脉从上下也。"

问曰：东方肝脉，其形何似？师曰：肝者木也，名厥阴，其脉微弦濡弱而长，是肝脉；肝病自得濡弱者，愈也；假令得纯弦脉者，死；何以知之？以其脉如弦直，此是肝脏伤，故知死也。

南方心脉，其形何似？师曰：心者火也，名少阴，其脉洪大而长，是心脉也；心病自得洪大者，愈也；假令脉来微去大，故名反，病在里也；脉来头小本大，故曰复，病在表也；上微头小者，则汗出；下微本大者，则为关格不通，不得尿，头无汗者，可治；有汗者，死。

西方肺脉，其形何似？师曰：肺者金也，名太阴，其脉毛浮也，肺病自得此脉。若得缓迟者，皆愈；若得数者，则剧。何以知之？数者南方火也，火克西方金，法当痈肿，为难治也。

北方肾脉，其形何似？师曰：肾者水也，其脉沉而石，肾病自得此脉者，愈；若得实大者，则剧；何以知之？实大者，长夏土旺，土克北方水，水脏立涸也。

邹解：仲景《伤寒杂病论》中没有论述五脏脉，此论可能为《平脉辨证》内容。《素问·宣明五气》云："肝脉弦，心脉钩，脾脉代，肺脉毛，肾脉石，是谓五脏之脉。"

《伤寒杂病论·辨阳明病脉证并治》云："伤寒，若吐、若下后，不解，不大便五六日，上至十余日，日晡所发潮热，不恶寒，独语如见鬼状；若剧者，发则不识人，循衣摸床，惕而不安，微喘，直视，脉弦者生，涩者死。"虽然没有明确指出这是肝脏脉，但其临床表现为肝脏病症。

论中提及"关格",在《伤寒杂病论》其他篇章中没有论及。《素问·脉要精微论》云:"阴阳不相应,病名曰关格。"《素问·六节藏象论》云:"人迎与寸口俱盛四倍以上为关格,关格之脉赢,不能极于天地之精气,则死矣。"《灵枢·终始》云:"人迎与太阴脉口俱盛四倍以上,命曰关格,关格者与之短期。"《灵枢·脉度》云:"阴气太盛,则阳气不能荣也,故曰关;阳气太盛,则阴气弗能荣也,故曰格;阴阳俱盛,不得相荣,故曰关格。关格者,不得尽期而死也。"与本论"下微本大者,则为关格不通,不得尿"显然不是同一理论,所以此论应该为《平脉辨证》内容。

师曰:人迎脉大,趺阳脉小,其常也;假令人迎趺阳平等为逆;人迎负趺阳为大逆;所以然者,胃气上升动在人迎,胃气下降动在趺阳,上升力强故曰大,下降力弱故曰小,反此为逆,大逆则死。

邹解:此论当为仲景所撰。人迎脉和趺阳脉在《黄帝内经》都有论述,二者皆在足阳明胃经,体现胃气强弱,仲景在《伤寒杂病论》中多处论及趺阳脉,皆与胃气有关。

人迎脉:《灵枢·寒热病》云:"颈侧之动脉人迎。人迎,足阳明也,在婴筋之前。"《灵枢·四时气》云:"气口候阴,人迎候阳。"《灵枢·禁服》云:"寸口主中,人迎主外。"

趺阳脉:《灵枢·本输》云:"胃出于厉兑……过于冲阳。冲阳,足跗上五寸,陷者中也,为原,摇足而得之。"《素问·三部九候论》云:"以左手足上,上去踝五寸按之,庶右手足当踝而弹之,其应过五寸以上,蠕蠕然者不病;其应疾,中手浑浑然者病;中手徐徐然者病;其应上不能至五寸,弹之而不应者死。"《素问·评热病论》篇亦云:"身重难以行者,胃脉在足也。"

《伤寒杂病论·辨阳明病脉证并治》云:"趺阳脉浮而涩,浮则胃气强,涩则小便数,浮数相搏,大便则硬,其脾为约,麻子仁丸主之。"

《伤寒杂病论·辨咳嗽水饮黄汗历节病脉证并治》云:"趺阳脉微而弦,微则无胃气,弦则不得息。"又云:"趺阳脉微而迟,微则为气,迟则为寒,胃气不足,则手足逆冷,营卫不利,则腹满肠鸣相逐,气转膀胱,营卫俱劳。"

师曰：六气所伤，各有法度；舍有专属，病有先后；风中于前，寒中于背；湿伤于下，雾伤于上；雾客皮腠，湿流关节；极寒伤经，极热伤络；风令脉浮，寒令脉紧，又令脉急；暑则浮虚，湿则濡涩；燥短以促，火躁而数；风寒所中，先客太阳；暑气炎热，肺金则伤；湿生长夏，病入脾胃；燥气先伤，大肠合肺；壮火食气，病生于内，心与小肠，先受其害；六气合化，表里相传；脏气偏胜，或移或干；病之变证，难以殚论；能合色脉，可以万全。

邹解： 此论为仲景所撰。六气，风、寒、暑、湿、燥、火者也。在《阴阳大论》称为六元（唐代王冰补入的《素问》运气七篇可能就是《阴阳大论》内容）。仲景在《伤寒杂病论》专篇论述了六气主客并伤暑脉证并治、热病脉证并治、湿病脉证并治、伤燥脉证并治、伤风脉证并治、寒病脉证并治，是对《阴阳大论》最早的理论阐发和临床应用。桂林古本《伤寒杂病论·序》中没有提及《阴阳大论》，但《伤寒例》明确引用了《阴阳大论》的内容。

问曰：上工望而知之，中工问而知之，下工脉而知之，愿闻其说。

邹解：《说文解字·酉部》："医，治病工也。"《灵枢·邪气脏腑病形》云："见其色，知其病，命曰明；按其脉，知其病，命曰神；问其病，知其处，命曰工……故知一则为工，知二则为神，知三则神且明矣。"《难经·六十一难》曰："问而知之谓之工……问而知之者，问其所欲五味，以知其病所起所在也。"

上工、中工、下工概念之一：《灵枢·邪气脏腑病形》："故善调尺者不待于寸，善调脉者不待于色。能参合而行之者，可以为上工，上工十全九；行二者为中工，中工十全七；行一者为下工，下工十全六。"《难经·十三难》："经言知一为下工，知二为中工，知三为上工。上工者十全九，中工者十全七，下工者十全六。"

上工、中工、下工概念之二：《素问·四气调神大论》："是故圣人不治已病治未病，不治已乱治未乱，此之谓也。"

《灵枢·逆顺》："上工刺其未生者也，其次刺其未盛者也，其次刺其已衰者也；下工刺其方袭者也，与其形之盛者也，与其病之与脉相逆者也。故曰：方其盛也，勿敢毁伤，刺其已衰，事必大昌。故曰：上工治未病，不治已病。此之谓也。"《素问·八正神明论》："上工救其萌芽，必先见三部九候之气，尽调不败而救之，故曰上工。"《灵枢·官能》："上工之取气，乃求其萌芽。"

《难经·七十七难》："经言'上工治未病，中工治已病'者，何谓也？然：所谓治未病者，见肝之病，则知肝当传之于脾，故先实其脾气，无令得受肝之邪，故曰治未病。中工者，见肝之病，不晓相传，但一心治肝，故曰治已病也。"

《伤寒杂病论·杂病例》云："问曰：上工治未病，何也？师曰：夫治未病者，见肝之病，知肝传脾，当先实脾，四季脾旺不受邪，即勿补之。中工不晓相传，见肝之病，不解实脾，惟治肝也。"可见此文取《难经·七十七难》所论，沿袭了《难经》理论。

师曰：夫色合脉，色主形外，脉主应内；其色露藏，亦有内外；察色之妙，明堂阙庭；察色之法，大指推之；察明堂推而下之，察阙庭推而上之；五色应五脏，如肝色青，脾色黄，肺色白，心色赤，肾色黑，显然易晓；色之生死，在思用精，心迷意惑，难与为言。

色青者，病在肝与胆；假令身色青，明堂色微赤者，生；白者，死；黄白者，半死半生也。

色赤者，病在心与小肠；假令身色赤，明堂微黄者，生；黑者，死；黄黑者，半死半生也。

色黄者，病在脾与胃；假令身色黄，明堂微白者，生；青者，死；黄青者，半死半生也。

色白者，病在肺与大肠；假令身色白，明堂色微黑者，生；赤者，死；黄赤者，半死半生也。

色黑者，病在肾与膀胱；假令身色黑，明堂色微青者，生；黄者，死；黄赤者，半死半生也。

阙庭脉色青而沉细，推之不移者，病在肝；青而浮大，推之随转者，病在胆。

阙庭脉色赤而沉细，推之参差不齐者，病在心；赤而横戈，推之愈赤者，病在小肠。

阙庭脉色黄,推之如水停留者,病在脾;如水急流者,病在胃。

阙庭脉色青白,推之久不还者,病在肺;推之即至者,病在大肠。

阙庭脉色青黑直下睛明,推之不变者,病在肾;推之即至者,病在膀胱。

明堂阙庭色不见,推之色青紫者,病在中焦有积;推之明于水者,病在上焦有饮;推之黑赤参差者,病在下焦有寒热。

邹解:《素问·五脏生成》论云:"夫脉之小、大、滑、涩、浮、沉,可以指别;五脏之象,可以类推;五脏相音,可以意识;五色微诊,可以目察。能合脉色,可以万全。"

《难经·十三难》曰:"经言见其色而不得其脉,反得相胜之脉者即死,得相生之脉者病即自已,色之与脉,当参相应,为之奈何?然:五脏有五色,皆见于面,亦当与寸口尺内相应。假令色青,其脉当弦而急;色赤,其脉浮大而散;色黄,其脉中缓而大;色白,其脉浮涩而短;色黑,其脉沉濡而滑。此所谓五色之与脉,当参相应也。脉数,尺之皮肤亦数;脉急,尺之皮肤亦急;脉缓,尺之皮肤亦缓;脉涩,尺之皮肤亦涩;脉滑,尺之皮肤亦滑。五脏各有声色臭味,当与寸口尺内相应,其不应者,病也。假令色青,其脉浮涩而短;若大而缓,为相胜;浮大而散,若小而滑,为相生也。"

《素问·五脏生成》云:"色味当五脏:白当肺、辛,赤当心、苦,青当肝、酸,黄当脾、甘,黑当肾、咸。故白当皮,赤当脉,青当筋,黄当肉,黑当骨。"

《灵枢·论疾诊尺》云:"目赤色者病在心,白在肺,青在肝,黄在脾,黑在肾。"

此文"夫色合脉,色主形外,脉主应内"源于《难经》"色之与脉,当参相应"文;"五色应五脏,如肝色青,脾色黄,肺色白,心色赤,肾色黑"源于《黄帝内经》;"其色露脏,亦有内外;察色之妙,明堂阙庭;察色之法,大指推之;察明堂推而下之,察阙庭推而上之",这种察色方法,不见于《黄帝内经》《难经》,可能为《平脉辨证》文。

《黄帝内经》提出了五色独决于明堂,但无方法。《灵枢·五阅五使》云:"脉出于气口,色见于明堂,五色更出,以应五时,各如其常,经气入脏，必当治里。帝曰：善。五色独决于明堂乎？岐伯曰：五官已辨，阙庭必张，乃立明堂。明堂广大，蕃蔽见外，方壁高基，引垂居外，五色乃治，平博广大，寿中百岁。"而发挥五色与脏腑、察阙庭脉色之法是对《黄帝内经》《难经》的发展。《伤寒杂病论·杂病例》云："鼻头色青，腹中痛，苦冷者死。鼻头色微黑者，有水气；色黄者，胸上有寒；色白者，亡血也。设微赤非时者死。其目正圆者痉，不治。又色青为痛，色黑为劳，色赤为风，色黄者便难，色鲜明者有留饮。"对此又有所创新发展。

问曰：色有内外，何以别之？师曰：一望而知者，谓之外；在明堂阙庭，推而见之者，谓之内。

病暴至者，先形于色，不见于脉；病久发者，先见于脉，不形于色；病入于脏，无余证者，见于脉，不形于色；病痼疾者，见于脉，不形于色也。

邹解：此文发展了《黄帝内经》《难经》理论。

问曰：色有生死，何谓也？师曰：假令色黄如蟹腹者，生；如枳实者，死；有气则生，无气则死，余色仿此。

邹解：此与《黄帝内经》文相同。《素问·五脏生成》云："五脏之气，故色见青如草兹者死，黄如枳实者死，黑如炲者死，赤如衃血者死，白如枯骨者死，此五色之见死也。青如翠羽者生，赤如鸡冠者生，黄如蟹腹者生，白如豕膏者生，黑如乌羽者生，此五色之见生也。生于心，如以缟裹朱；生于肺，如以缟裹红；生于肝，如以缟裹绀；生于脾，如以缟裹栝蒌实；生于肾，如以缟裹紫。此五脏所生之外荣也。"

师曰：人秉五常，有五脏，五脏发五声，宫、商、角、徵、羽是也；五声在人，各具一体。假令人本声角变商声者，为金克木，至秋当死；变宫、徵、羽皆病，以本声不可变故也。

人本声宫变角者，为木克土，至春当死；变商、徵、羽皆病。

人本声商变徵声者，为火克金，至夏当死；变宫、角、羽皆病。

人本声徵变羽声者，为水克火，至冬当死；变角、宫、商皆病。

人本声羽变宫声者,为土克水,至长夏当死;变角、商、徵皆病。

以上所言,皆人不病而声先变者,初变可治,变成难瘳;词声之妙,差在毫厘,本不易晓,若病至发声则易知也。

邹解:五音类五脏,以五行相克理论讨论疾病,在《灵枢·五音五味》《灵枢·阴阳二十五人》等篇章有所论述,但不及本论具体而深入。仲景《伤寒杂病论》文中没有体现,考虑为《平脉辨证》文。

师曰:持脉病人欠者,无病也;脉之呻者,病也;言迟者,风也;摇头言者,里痛也;行迟者,表强也;坐而伏者,短气也;坐而下一脚者,腰痛也;里实护腹如怀卵物者,心痛也。

病人长叹声,出高入卑者,病在上焦;出卑入高者,病在下焦;出入急促者,病在中焦有痛处;声唧唧而叹者,身体疼痛;问之不欲语,语先泪下者,必有忧郁;问之不语,泪下不止者,必有隐衷;问之不语,数问之而微笑者,必有隐疾。

实则谵语,虚则郑声;假令言出声卑者,为气虚;言出声高者,为气实;欲言手按胸中者,胸中满痛;欲言手按腹者,腹中满痛;欲言声不出者,咽中肿痛。

邹解:此论中"实则谵语,虚则郑声"见于《伤寒杂病论·辨阳明病脉证并治》:"阳明病,实则谵语,虚则郑声。郑声者,重语也。"是仲景的具体应用;《伤寒杂病论·杂病例》云:"语声寂寂然喜惊呼者,骨节间病;语声喑喑然不彻者,心膈间病;语声啾啾然细而长者,头中病。"是对本论的发展;其他论述不见于《伤寒杂病论》文中,故考虑为《平脉辨证》文。

师曰:脉病人不病,名曰行尸,以无旺气,卒眩仆,不识人者,短命则死;人病脉不病,名曰内虚,以少谷神,虽困无苦。

邹解:此论不见于《伤寒杂病论》文中。行尸:《难经·十四难》曰:"一呼一至,一吸一至,名曰损,人虽能行,犹当着床,所以然者,血气皆不足故也。再呼一至,再吸一至,名曰无魂,无魂者当死也,人虽能行,名曰行尸。"

师曰:脉,肥人责浮,瘦人责沉;肥人当沉今反浮,瘦人当浮今反沉,故责之。

师曰:呼吸者,脉之头也;初持脉来疾去迟,此出疾入迟,名曰内虚外实也;初持脉来迟去疾,此出迟入疾,名曰内实外虚也。

邹解:此论不见于《伤寒杂病论》文中。

寸口卫气盛,名曰高;营气盛,名曰章;高章相搏,名曰纲;卫气弱,名曰慄;营气弱,名曰卑;慄卑相搏,名曰损;卫气和,名曰缓;营气和,名曰迟;缓迟相搏,名曰沉。

阳脉浮大而濡,阴脉浮大而濡,阴脉与阳脉同等者,名曰缓也。

邹解:章、纲、慄等脉名在《伤寒杂病论》其他篇章中没有体现,《黄帝内经》《难经》亦不载。

损脉在《难经·十四难》曰:"脉有损至,何谓也?然:一呼再至曰平,三至曰离经,四至曰夺精,五至曰死,六至曰命绝,此至之脉也。何谓损?然:一呼一至曰离经,二呼一至曰夺精,三呼一至曰死,四呼一至曰绝命,此损之脉也。至脉从下上,损脉从上下也。"与此论明显不同,此论考虑为《平脉辨证》文。

但《伤寒例第四》云:"二日阳明受之,即与太阴俱病,则腹满,身热,不欲食,谵语,脉时高时卑,时强时弱,宜大黄石膏茯苓白术枳实甘草汤。"《伤寒杂病论·辨咳嗽水饮黄汗历节病脉证并治》亦提出了"少阳脉卑,少阴脉细,男子则小便不利;妇人则经水不利;名曰血分。"是仲景的具体应用。

关于迟脉,《平脉法第一》云:"阴阻气血,则脉迟","迟者阴气盛","迟为无阳","寸口脉浮为在表,沉为在里,数为在腑,迟为在脏","属腑者不令溲数。溲数则大便硬,汗多则热甚,脉迟者,尚未可攻也"。《平脉法第二》云:"迟者营中寒","又阴脉迟涩,故知亡血也"。都与本论"营气和,名曰迟"不一致。

问曰:二月得毛浮脉,何以处言至秋当死?师曰:二月之时,脉当濡弱,反得毛浮者,故知至秋死;二月肝用事,肝属木,脉应濡弱,反得毛浮脉者,是肺脉也;肺属金,金来克木,故知至秋死。他皆仿此。

师曰:立夏得洪大脉是其本位,其人病身体苦疼重者,须发其汗;若明日身不疼不重者,不须发汗;若汗濈濈自出者,明日便解矣;何以言之? 立夏脉洪大是其时脉,故使然也。四时仿此。

邹解: 立夏得洪大脉是其本位,非《黄帝内经》《难经》理论,与《华氏中藏经》相似,《华氏中藏经·论心脏虚实寒热生死逆顺脉证之法第二十四》云:"夏心旺左手,寸口脉洪浮大而散,曰平;反此则病,如沉而滑者,水来克火,十死不治。"《脉经》引《四时经》云:"心脉洪大而长,洪则卫气实,实则气无从出,大则营气萌,萌洪相薄,可以发汗,故名曰长。"

"二月之时,脉当濡弱,反得毛浮者,故知至秋死……肺属金,金来克木,故知至秋死。"所论与《华氏中藏经》理论也非常相似。此论在《伤寒杂病论》文中不表,考虑为《平脉辨证》内容,由此推论,《平脉辨证》与《华氏中藏经》一样,很可能为仲景之前的汉代作品。

问曰:凡病欲知何时得,何时愈,何以知之? 师曰:假令夜半得病者,明日日中愈;日中得病者,夜半愈。何以言之? 日中得病,夜半愈者,以阳得阴则解也;夜半得病,明日日中愈者,以阴得阳则解也。

邹解: 此论可能为《平脉辨证》理论。《黄帝内经》《难经》不表,《伤寒杂病论》提出"六经病欲解时"理论,与此不同。

问曰:脉病欲知愈未愈者,何以别之? 师曰:寸口、关上、尺中三处,大、小、浮、沉、迟、数同等,虽有寒热不解者,此脉阴阳为和平,虽剧当愈。师曰:寸脉下不至关,为阳绝;尺脉上不至关,为阴绝;此皆不治,决死也;若计其余命生死之期,期以月节克之也。

脉浮者在前,其病在表;浮者在后,其病在里;假令濡而上鱼际者,宗气泄也;孤而下尺中者,精不藏也;若乍高乍卑,乍升乍坠,为难治。

寸口脉缓而迟,缓则阳气长,其色鲜,其颜光,其声商,毛发长;迟则阴气盛,骨髓生,血满,肌肉紧薄鲜硬。阴阳相抱,营卫俱行,刚柔相得,名曰强也。

邹解：以上所论皆非《黄帝内经》《难经》《伤寒杂病论》理论，考虑为《平脉辨证》内容。

寸口脉浮为在表，沉为在里，数为在腑，迟为在脏。假令脉迟，此为在脏也。

寸口脉浮紧，浮则为风，紧则为寒；风则伤卫，寒则伤营；营卫俱病，骨节烦疼，当发其汗也。

寸口脉浮而数，浮为风，数为热；风为虚，虚为寒，风虚相搏，则洒淅恶寒也。

问曰：病有洒淅恶寒，而复发热者何也？师曰：阴脉不足，阳往从之；阳脉不足，阴往乘之也。何谓阳脉不足？师曰：假令寸口脉微，名曰阳不足，阴气上入阳中，则洒淅恶寒也。何谓阴脉不足？师曰：假令尺脉弱，名曰阴不足，阳气下陷入阴中，则发热也；阴脉弱者，则血虚，血虚则筋急也；其脉涩者，营气微也，其脉浮而汗出如流珠者，卫气衰也；营气微者，加烧针则血留不行，更发热而躁烦也。

邹解：此论当为仲景所作，论中理论和方法在《伤寒杂病论》文中多有体现。但《伤寒杂病论》文中，数为热；迟除了在脏，亦多为寒。

《脉经·辨脏腑病脉阴阳大法第八》云："脉何以知脏腑之病也？然：数者腑也，迟者脏也。数即有热，迟即生寒。诸阳为热，诸阴为寒。故别知脏腑之病也。"王叔和撰写《脉经》还是非常严谨的，书中多标注了新撰、引文出处，是文没有标注，说明是编撰。仲景此文也应该是编撰。

此论仲景三次提到了"洒淅恶寒"，词出《黄帝内经》。《素问·刺疟》云："足阳明之疟，令人先寒，洒淅洒淅。"《素问·脉解》云："阳明所谓洒洒振寒者，阳明者午也，五月盛阳之阴也，阳盛而阴气加之，故洒洒振寒也。"《素问·至真要大论》云："少阴之复，燠热内作，烦躁鼽嚏，少腹绞痛，火见燔焫，嗌燥，分注时止，气动于左，上行于右，咳，皮肤痛，暴瘖，心痛，郁冒不知人，乃洒淅恶寒，振栗谵妄，寒已而热，渴而欲饮，少气骨痿,隔肠不便,外为浮肿,哕噫。"

寸口脉阴阳俱紧者,法当清邪中于上焦,浊邪中于下焦;清邪中于上名曰洁也,浊邪中于下名曰浑也;阴中于邪必内栗也;表气虚微,里气不守,故使邪中于阴也;阳中于邪,必发热,头痛项强,颈挛腰痛,胫酸,所谓阳中雾露之气,故曰清邪中上;浊邪中下,阴气为栗,足膝逆冷,便溺妄出,表气微虚,里气微急,三焦相溷,内外不通,上焦怫郁,脏气相熏,口烂食断也;中焦不治,胃气上冲,脾气不转,胃中为浊,营卫不通,血凝不流;若胃气前通者,小便赤黄,与热相搏,因热作使,游于经络,出入脏腑,热气所过,则为痈脓;若阴气前通者,阳气厥微,阴无所使,客气内入,嚏而出之,声嗢咽塞,寒厥相追,为热所拥,血凝自下,状如豚肝;阴阳俱厥,脾气孤弱,五液注下,下焦不阖,清便下重,令便数难,齐筑湫痛,命将难全。

邹解: 此论可能为《平脉辨证》文。

寸口脉阴阳俱紧者,口中气出,唇口干燥,蜷卧足冷,鼻中涕出,舌上苔滑,勿妄治也;到七日以来其人微发热,手足温者,此为欲解;或到八日以上,反大发热者,此为难治;设使恶寒者,必欲呕也;腹内痛者,必欲利也。

寸口脉阴阳俱紧,至于吐利,其脉独不解;紧去人安,此为欲解;若脉迟,至六七日,不欲食,此为晚发,水停故也,为未解;食自可者,为欲解。

寸口脉浮而大,有热,心下反硬,属脏者攻之,不令发汗;属腑者不令溲数,溲数则大便硬;汗多则热甚;脉迟者,尚未可攻也。

邹解: 以上所论与《伤寒杂病论》文多相符合,考虑为仲景所作。如《伤寒杂病论·辨阳明病脉证并治》云:"阳明病,脉浮而大,咽燥口苦,腹满而喘,发热汗出,不恶寒,反恶热,身重;若发汗,则躁,心愦愦反谵语。"

问曰:病有战而汗出因得解者何也? 师曰:脉浮而紧,按之反芤,此为本虚,故当战而汗出;其人本虚是以发战,以脉浮紧故当汗出而解也;若脉浮数,按之不芤,此人本不虚,若欲自解,但汗出耳,不发战也。

问曰:病有不战而汗出解者何也? 师曰:脉大而浮数,故不战而汗出解也。

问曰：病有不战不汗出而解者何也？师曰：其脉自微，此以曾发汗，若吐，若下，若亡血，以内无津液，此阴阳自和，必自愈，故不战不汗出而解也。

邹解：此论考虑为仲景所作。

问曰：伤寒三日，脉浮数而微，病人身凉和者何也？师曰：此为欲解也，解以夜半。浮而解者，濈然汗出也；数而解者，必能食也；微而解者，必大汗出也。

脉浮而迟，面热赤而战惕者，六七日当汗出而解；反发热者差迟，迟为无阳，不能作汗，其身必痒也。

病六七日，手足三部脉皆至，大烦而口噤不能言，其人躁扰者，未欲解也；若脉和，其人不烦，目重睑内际黄者，此欲解也。

邹解：论治伤寒，仲景有经验，考虑为仲景所作。

师曰：伏气之病，以意候之，今月之内，欲知伏气，假令旧有伏气，当须脉之；若脉微弱者，当喉中痛似伤，非喉痹也。病人云：实咽中痛。虽尔，今复宜下之。

邹解：伏气为病，考虑为仲景所作。

师曰：病家人请云：病人苦发热，身体疼，病人自卧，师到，诊其脉，沉而迟者，知其差也；何以知之？凡表有病者，脉当浮大，今反沉迟故知愈也；假令病人云：腹内卒痛，病人自坐，师到，脉之，浮而大者，知其差也；凡里有病者，脉当沉细，今反浮大，故知愈也。

师曰：病家人来请云：病人发热烦极。明日师到，病人向壁卧，此热已去也；设令脉不和，处言已愈；设令向壁卧，闻师到，不惊起，而盼视，若三言三止，脉之咽唾者，此诈病也；设令脉自和，处言此病大重，当须服吐下药，针灸数十百处乃愈。

邹解：此论病、脉、症皆与《伤寒杂病论》文相符合，考虑仲景所为。

问曰:脉有灾怪,何谓也? 师曰:假令人病,脉得太阳,与形证相应,因为作汤,比还送汤,如食顷,病人乃大吐,若下利,腹中痛。师曰:我前来不见此证,今乃变异,是名灾怪。又问曰:何缘得此吐利? 师曰:或有旧时服药,今乃发作,故为灾怪耳。

邹解: 此论亦为仲景所作,因"脉得太阳,与形证相应",乃仲景方法。此论亦收录在《脉经·辨灾怪恐怖杂脉第十二》。

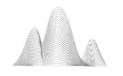

伤寒杂病论卷第二

问曰：脉有阴阳，何谓也？

师曰：凡脉大、浮、数、动、滑，此名阳也；凡脉沉、涩、迟、弦、微，此名阴也。凡阴病见阳脉者生，阳病见阴脉者死。

阴阳相搏名曰动，阳动则汗出，阴动则发热，形冷恶寒者，此三焦伤也。若脉数见于关上，上下无头尾如豆大，厥厥然动摇者，名曰动也。脉来缓，时一止复来者，名曰结。脉来数，时一止复来者，名曰促。脉阳盛则促，阴盛则结，此皆病脉。又脉来动而中止，更来小数，中有还者反动，名曰结阴也；脉来动而中止，不能自还，因而复动者，名曰代阴也；得此脉者，必难治。脉阴阳俱促，当病血，为实；阴阳俱结，当亡血，为虚；假令促上寸口者，当吐血，或衄；下尺中者，当下血；若乍促乍结为难治。脉数者，久数不止，止则邪结，正气不能复，却结于脏；故邪气浮之，与皮毛相得脉数者，不可下，下之，必烦利不止。

邹解：以上考虑为《平脉辨证》文。阴脉五种、阳脉五种在《伤寒杂病论》其他篇中不表。

脏结，仲景指出："脏结者，五脏各具，寒热攸分，宜求血分，虽有气结，皆血为之。"（《伤寒杂病论·辨太阳病脉证并治下》），而本文"脉数者，久数不止，止则邪结，正气不能复，却结于脏"，与仲景所论明显不同。

"故邪气浮之"非《黄帝内经》《难经》、张仲景用法。

《平脉法第一》云："寸脉分经以候阳，阳者气之统也；尺脉分经以候阴，阴者血之注也；故曰阴阳"，注意鉴别。

问曰：脉有阳结阴结者，何以别之？师曰：其脉浮而数，能食不大便者,此为实,名曰阳结也,期十七日当剧。其脉沉而迟,不能食,身体重,大便反硬,名曰阴结也,期十四日当剧。

脉蔼蔼如车盖者,名曰阳结也。

脉累累如循长竿者,名曰阴结也。

脉瞥瞥如羹上肥者,阳气微也。

脉萦萦如蜘蛛丝者,阴气衰也。

脉绵绵如泻漆之绝者,亡其血也。

邹解:以上考虑为《平脉辨证》文。以上脉法,仲景在《伤寒杂病论》其他篇中皆不表。

问曰:脉有残贼,何谓也?师曰:脉有弦、紧、浮、滑、沉、涩,此六脉,名曰残贼,能为诸脉作病也。

邹解:考虑为《平脉辨证》文。残贼脉,仲景在《伤寒杂病论》其他篇中没有论及。

问曰:脉有相乘、有纵有横、有逆有顺,何谓也?师曰:水行乘火,金行乘木,名曰纵;火行乘水,木行乘金,名曰横;水行乘金,火行乘木,名曰逆;金行乘水,木行乘火,名曰顺也。

邹解:考虑为《平脉辨证》文,但仲景应用了纵、横脉。

《伤寒杂病论·辨太阳病脉证并治中》:"伤寒,腹满,谵语,寸口脉浮而紧,关上弦者,此肝乘脾也,名曰纵,刺期门。伤寒发热,啬啬恶寒,大渴,欲饮水,其腹必满,自汗出,小便不利,寸口脉浮而涩,关上弦急者,此肝乘肺也,名曰横,刺期门。"

问曰:濡弱何以反适十一头?师曰:五脏六腑相乘,故令十一。

脉阴阳俱弦,无寒热,为病饮。在浮部,饮在皮肤;在中部,饮在经络;在沉部,饮在肌肉;若寸口弦,饮在上焦;关上弦,饮在中焦;尺中弦,饮在下焦。

脉弦而紧者,名曰革也。弦者状如弓弦,按之不移也;紧者如转索无常也。

脉弦而大,弦则为减,大则为芤;减则为寒,芤则为虚;虚寒相搏,此名为革。妇人则半产漏下,男子则亡血、失精。

邹解：考虑为《平脉辨证》文，仲景应用了弦脉、芤脉等。

问曰：曾为人所难，紧脉从何而来？师曰：假令亡汗，若吐，以肺里寒，故令脉紧也；假令咳者，坐饮冷水，故令脉紧也；假令下利，以胃虚冷，故令脉紧也。

寸口脉浮而紧，医反下之，此为大逆。浮则无血，紧则为寒；寒气相搏，则为肠鸣；医乃不知，而反饮冷水，令汗不出。水得寒气，冷必相搏，其人即饲。

寸口脉微，尺脉紧，其人虚损多汗，知阴常在，绝不见阳也。

寸口脉浮而大，浮为风虚，大为气强；风气相搏，必成瘾疹，身体为痒。痒者名曰泄风，久久为痂癞。

寸口脉浮而大，浮为虚，大为实；在尺为关，在寸为格；关则不得小便，格则吐逆。

寸口脉微而涩，微者卫气不行，涩者营气不逮；营卫不能相将，三焦无所仰，身体痹不仁；营气不足则烦疼，口难言；卫气虚者，则恶寒数欠；三焦不归其部，上焦不归者，噫而酢吞；中焦不归者，不能消谷引食；下焦不归者，则遗溲。

寸口脉微而涩，微者卫气衰，涩者营气不足；卫气衰则面色黄，营气不足则面色青。营为根，卫为叶。营卫俱微，则根叶枯槁，而寒栗、咳逆、唾腥、吐涎沫也。

寸口脉微而缓，微者卫气疏，疏则其肤空；缓者卫气实，实则谷消而水化也。谷入于胃，脉道乃行；水入于经，其血乃成；营盛则其肤必疏；三焦失经，名曰血崩。

寸口脉弱而缓，弱者阳气不足，缓者胃气有余，噫而吞酸，食卒不下，气填于膈上也。

寸口脉弱而迟，弱者卫气微，迟者营中寒；营为血，血寒则发热；卫为气，气微者心内饥，饥而虚满不能食也。

寸口脉弱而涩，尺中浮大，无外证者，为病属内伤。

寸口脉弱而涩，尺中濡弱者，男子病失精，女子病赤白带下。

寸口脉洪数，按之弦急者，当发瘾疹；假令脉浮数，按之反平者，为外毒；脉数大，按之弦直者，为内毒，宜升之，令其外出也；误攻则内陷，内陷则死。

寸口脉洪数,按之急滑者,当发痈脓;发热者,暴出;无热者,久久必至也。

寸口脉浮滑,按之弦急者,当发内痈;咳嗽胸中痛为肺痈,当吐脓血;腹中掣痛为肠痈,当便脓血。

寸口脉大而涩,时一弦,无寒热,此为浸淫疮所致也;若加细数者,为难治。

邹解:考虑为《平脉辨证》文,但仲景用其脉象理论指导临床应用颇多。

跌阳脉紧而浮,浮为气,紧为寒;浮为腹满,紧为绞痛;浮紧相搏,肠鸣而转;转即气动,膈气乃下;少阴脉不出,其阴肿大而虚也。

跌阳脉微而紧,紧则为寒,微则为虚,微紧相搏,则为短气。

跌阳脉大而紧者,当即下利,为难治。

跌阳脉浮,浮则为虚,浮虚相搏,故令气馈,言胃气虚竭也;此为医咎,责虚取实,守空迫血;脉滑则为哕,脉浮鼻中燥者,必衄也。

跌阳脉迟而缓,胃气如经也。跌阳脉浮而数,浮则伤胃,数则动脾,此非本病,医特下之所为也。营卫内陷,其数先微,脉反但浮,其人必大便硬,气噫不除,何以言之? 本以数脉动脾,其数先微,故知脾气不治,大便必硬,气噫不除。令脉反浮,其数改微,邪气独留,心中则饥,邪热不杀谷,潮热发渴;数脉当迟,缓病者则饥;数脉不时,则生恶疮也。

跌阳脉浮而涩,少阴脉如经者,其病在脾,法当下利,何以知之? 若脉浮大者,气实血虚也;今跌阳脉浮而涩,故知脾气不足,胃气虚也;以少阴脉弦,而沉才见,此为调脉,故称如经也;若反滑而数者,故知当屎脓也。

跌阳脉浮而芤,浮者胃气虚,芤者营气伤;其身体瘦,肌肉甲错,浮芤相搏,宗气衰微,四属断绝也。

跌阳脉浮而大,浮为气实,大为血虚;血虚为无阴,孤阳独下阴部者,小便当赤而难,胞中当虚;今反小便利,而大汗出,法应胃家当微;今反更实,津液四射,营竭血尽,干烦而不眠,血薄肉消而成暴液;医复以毒药攻其胃,此为重虚,客阳去有期,必下如淤泥而死。

问曰:翕奄沉名曰滑,何谓也? 师曰:沉为纯阴,翕为正阳,阴阳和合,故令脉滑。关尺自平。

趺阳脉微沉,食饮自平;少阴脉微滑,滑者紧之浮名也,此为阴实。其人必股内汗出,阴下湿也。

趺阳脉浮而滑,浮为阳,滑为实,阳实相搏,其脉数疾,卫气失度。浮滑之脉变为数疾,发热汗出者,不治。

趺阳脉滑而紧,滑者胃气实,紧者脾气强;持实击强,痛还自伤,以手把刃,坐作疮也。

趺阳脉沉而数,沉为实,数消谷;紧者,病难治。

趺阳脉伏而涩,伏则吐逆,水谷不化;涩则食不得入,名曰关格。

邹解： 考虑为《平脉辨证》文,《黄帝内经》提出了趺阳脉,仲景亦有应用。

《伤寒杂病论·辨阳明病脉证并治》云:"趺阳脉浮而涩,浮则胃气强,涩则小便数,浮数相搏,大便则硬,其脾为约,麻子仁丸主之。"可见仲景所论趺阳脉浮而涩与此篇截然不同,证明此论为《平脉辨证》文。

师曰:病人脉微而涩者,此为医所病也。大发其汗,又数大下之,其人亡血,病当恶寒,后乃发热,无休止时。夏月盛热,欲著复衣;冬月盛寒,欲裸其身;所以然者,阳微则恶寒,阴弱则发热。此医发其汗,使阳气微;又大下之,令阴气弱。五月之时,阳气在表,胃中虚冷,以阳气内微,不能胜冷,故欲着复衣;十一月之时,阳气在里,胃中烦热,以阴气内弱,不能胜热,故欲裸其身。又阴脉迟涩,故知亡血也。

少阴脉弱而涩,弱者微烦,涩者厥逆。

趺阳脉不出,脾不上下,身冷肤硬。

少阴脉不至,肾气微,少精血,奔气促迫,上入胸膈,宗气反聚,血结心下;阳气退下,热归阴股,与阴相动,令身不仁,此为尸厥。当刺期门、巨阙。

妊娠脉弦数而细,少腹痛,手心热,此为热结胞中,不先其时治之,必有产难。

产后脉洪数,按之弦急,此为浊未下;若浊已下而脉如故者,此为魂脱,为难治。

诸脉浮数,当发热而洒淅恶寒;若有痛处,饮食如常者,蓄积有脓也。

问曰:人恐怖者,其脉何状? 师曰:脉形如循丝累累然,其面白脱色也。

问曰：人不饮，其脉何类？师曰：脉自涩，唇口干燥也。

问曰：人愧者，其脉何类？师曰：脉浮而面色乍白乍赤也。

师曰：寸口诸微亡阳，诸濡亡血，诸弱发热，诸紧为寒，诸乘寒者则为厥；郁冒不仁，以胃无谷气，脾涩不通，口急不能言，战而栗也。

师曰：发热则脉躁，恶寒则脉静，脉随证转者，为病疟。

师曰：伤寒，咳逆上气，其脉散者，死；为其形损故也。

师曰：脉乍大乍小，乍静乍乱，见人惊恐者，为祟发于胆，气竭故也。

师曰：人脉皆无病，暴发重病，不省人事者，为厉鬼，治之以祝由，能言者可治，不言者死。

师曰：脉浮而洪，身汗如油，喘而不休，水浆不下，形体不仁，乍静乍乱，此为命绝也。又未知何脏先受其灾？若汗出发润，喘不休者，此为肺先绝也；阳反独留，形体如烟熏，直视摇头者，此为心绝也；唇吻反青，四肢挈习者，此为肝绝也；环口黧黑，油汗发黄者，此为脾绝也；溲便遗失，狂言，目反直视者，此为肾绝也。又未知何脏阴阳前绝？若阳气前绝，阴气后竭者，其人死身色必青；阴气前绝，阳气后竭者，其人死身色必赤，腋下温，心下热也。

邹解： 以上考虑为《平脉辨证》文。

奇经八脉不系十二经，别有自行道路。其为病总于阴阳，其治法属十二经。假令督脉为病，脊背强，隐隐痛，脉当微浮而急，按之涩，治属太阳。

任脉为病，其内结痛疝瘕，脉当沉而结，治属太阴。

冲脉为病，气上逆而里急，脉当浮虚而数，治属太阴。

带脉为病，苦腹痛，腰间冷痛，脉当沉而细，治属少阴。

阳跷为病，中于侧，气行于外，脉当弦急，按之缓，治属少阳。

阴跷为病，中于侧，气行于内，脉当浮缓，按之微急而弦，治属厥阴。

阳维与诸阳会，其为病在脉外，发寒热，脉当浮而虚，治属气分。

阴维与诸阴交，其为病在脉中，心中痛，手心热，脉当弦而涩，治属血分。

阳维维于阳，阴维维于阴，为气血之别，使不拘一经也。

奇经八脉之为病，由各经受邪，久久移传，或劳伤所致，非暴发也。

邹解： 考虑为《平脉辨证》文。

问曰:八脉内伤何以别之?师曰:督脉伤,柔柔不欲伸,不能久立,立则隐隐而胀;任脉伤,小便多,其色白浊;冲脉伤,时咳不休,有声无物,劳则气喘;带脉伤,回身一周冷;阳跷伤,则身左不仁;阴跷伤,则身右不仁;阳维伤,则畏寒甚,皮常湿;阴维伤,则畏热甚,皮常枯。

问曰:八脉内伤其脉何似?师曰:督脉伤,尺脉大而涩;任脉伤,关脉大而涩;冲脉伤,寸脉短而涩;带脉伤,脉沉迟而结;阳跷伤,脉时大时弦;阴跷伤,脉时细时弦;阳维伤,脉时缓时弦;阴维伤,脉时紧时涩。问曰:其治奈何?师曰:督脉伤,当补髓;任脉伤,当补精;冲脉伤,当补气;带脉伤,当补肾;阳跷伤,则益胆;阴跷伤,则补肝;阳维伤,则调卫;阴维伤,则养营。

问曰:其处方奈何?师曰:相体虚实,察病轻重,采取方法,权衡用之,则无失也。

邹解: 以上考虑为《平脉辨证》文。

《平脉法第二》应为《平脉辨证》文,全篇论述了各种脉法,《伤寒杂病论》文中所用不多,应该是仲景摘录的《平脉辨证》内容,以完善脉法理论。王叔和撰次《伤寒论》将仲景的《平脉法第一》《平脉法第二》改编为《辨脉法第一》《平脉法第二》可能就是为了做出区别。

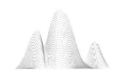

伤
寒
杂
病
论
卷
第
三

　　邹解：此篇为仲景所撰。唐代王冰补入《素问》七篇大论内容，可能就是《阴阳大论》。桂林古本《伤寒杂病论·序》中没有提及《阴阳大论》，而在本卷《伤寒例》中引用了《阴阳大论》内容，《伤寒例第四》云："阴阳大论云：春气温和，夏气暑热，秋气清凉，冬气冰冽，此则四时正气之序也。"王叔和撰次《伤寒论·序》中提到了《阴阳大论》。

　　六气主客是仲景学习《阴阳大论》的总结，而且《伤寒杂病论》作六气病脉证并治专篇，与此论呼应，正如《伤寒杂病论·序》云："天布五行，以运万类。"王叔和可能对五运六气没有研究，故删除了此论；白云阁藏本《伤寒杂病论》抄写者可能不懂五运六气，也把此论不表。也有人会说，此论为后世所加，非也！王冰补入七篇大论，并作《重广补注黄帝内经素问》，对运气七篇详加诠释，王冰又别撰《玄珠密语》以陈五运六气之道，同时还有专述运气的《天元玉册》《昭明隐旨》《元和纪用经》，专载了运气知识，并做了较大的拓展和发挥，提出了正化、对化概念，发展了观平气法、观象应天、占候气等具体方法，提出了迎随补泻治法，首开按运气变化进行针刺、用药之先河。唐宋之后的五运六气理论研究和应用，无不借鉴王冰，但此篇与王冰所论无丝毫联系，所以作者认为仲景所撰应无疑。

　　问曰：六气主客何以别之？师曰：厥阴生少阴，少阴生少阳，少阳生太阴，太阴生阳明，阳明生太阳，太阳复生厥阴，周而复始,久久不变,年复一年,此名主气。厥阴生少阴,少阴生太阴,太阴生少阳,少阳生阳明,阳明生太阳,复生厥阴,周而复始,此名客气。

邹解: 六气主客见于《素问·六元正纪大论》,仲景据《阴阳大论》总结了六气主客运行规律。

问曰:其始终奈何? 师曰:初气始于大寒,二气始于春分,三气始于小满,四气始于大暑,五气始于秋分,终气始于小雪,仍终于大寒,主客相同,其差各三十度也。

邹解:《素问·六节藏象论》云:"求其至也,皆归始春。"《黄帝内经》是以立春为六气之始。《素问·六微旨大论》云:"愿闻其岁,六气始终,早晏何如? 岐伯曰:明乎哉问也! 甲子之岁,初之气,天数始于水下一刻,终于八十七刻半……"为什么仲景会认为初气始于大寒,可能与仲景所处地域有关,汉代首都在现在的咸阳,仲景地处南阳,二者经纬度不同,节气必有差别,仲景客观地观察了六气变化,认为六气始于大寒。另外一种可能,《阴阳大论》以大寒为六气之始。

问曰:司天在泉奈何? 师曰:此客气也。假如子午之年,少阴司天,阳明则为在泉,太阳为初气,厥阴为二气,司天为三气,太阴为四气,少阳为五气,在泉为终气;卯酉之年,阳明司天,少阴在泉,则初气太阴,二气少阳,三气阳明,四气太阳,五气厥阴,终气少阴;戌辰之年,太阳司天,太阴在泉;丑未之年,太阴司天,太阳在泉;寅申之年,少阳司天,厥阴在泉;巳亥之年,厥阴司天,少阳在泉;其余各气,以例推之。

邹解: 仲景论述了司天在泉规律,源于《阴阳大论》。《素问·天元纪大论》云:"子午之岁,上见少阴;丑未之岁,上见太阴;寅申之岁,上见少阳;卯酉之岁,上见阳明;辰戌之岁,上见太阳;巳亥之岁,上见厥阴。少阴所谓标也,厥阴所谓终也。"上指司天。

问曰:其为病也何如? 师曰:亦有主客之分也;假如厥阴司天,主胜,则胸胁痛,舌难以言;客胜,则耳鸣,掉眩,甚则咳逆。少阴司天,主胜,则心热,烦躁,胁痛支满;客胜,则鼽嚏,颈项强,肩背瞀热,头痛,少气,发热,耳聋,目瞑,甚则胕肿,血溢,疮,喑,喘咳。太阴司天,主胜,则胸腹满,食已而瞀;客胜,则首、面、胕肿,呼吸气喘。少阳司天,主胜,则胸满,咳逆,仰息,甚则有血,手热;客胜,则丹疹外发,及为丹熛,疮疡,呕逆,喉痹,头痛,嗌肿,耳聋,血溢,内为瘛疭。阳明司天,主胜,则清复内余,咳,衄,嗌塞,心膈中热,咳不止而白血出者死,金居少阳之位,客不胜主也。太阳司天,主胜,则喉嗌中鸣;客胜,则胸中不利,出清涕,感寒则咳也。厥阴在泉,主胜,则筋骨繇并,腰腹时痛;客胜,则关节不利,内为痉强,外为不便。少阴在泉,主胜,则厥气上行,心痛发热,膈中众痹皆作,发于胠胁,魄汗不藏,四逆而起;客胜,则腰痛,尻、股、膝、髀、腨、胻、足病,瞀热以酸,胕肿不能久立,溲便变。太阴在泉,主胜,则寒气逆满,食饮不下,甚则为疝;客胜,则足痿下肿,便溲不时,湿客下焦,发而濡泄,及为阴肿,隐曲之疾。少阳在泉,主胜,则热反上行,而客于心,心痛发热,格中而呕;客胜,则腰腹痛,而反恶寒,甚则下白溺白。阳明在泉,主胜,则腰重,腹痛,少腹生寒,下为鹜溏,寒厥于肠,上冲胸中,甚则喘满,不能久立;客胜,则清气动下,少腹坚满,而数便泄。太阳在泉,以水居水位,无所胜也。

邹解: 此文引《阴阳大论》。《素问·至真要大论》云:"帝曰:其生病何如? 岐伯曰:厥阴司天,客胜则耳鸣掉眩,甚则咳;主胜则胸胁痛,舌难以言。少阴司天,客胜则鼽嚏,颈项强,肩背瞀热,头痛少气,发热,耳聋目瞑,甚则胕肿血溢,疮疡咳喘;主胜则心热烦躁,甚则胁痛支满。太阴司天,客胜则首面胕肿,呼吸气喘;主胜则胸腹满,食已而瞀。少阳司天,客胜则丹胗外发,及为丹熛疮疡,呕逆喉痹,头痛嗌肿,耳聋,血溢,内为瘛疭;主胜则胸满咳仰息,甚而有血,手热。阳明司天,清复内余,则咳衄嗌塞,心膈中热,咳不止而白血出者死。太阳司天,客胜则胸中不利,出清涕,感寒则咳;主胜则喉嗌中鸣。厥阴在泉,客胜则大关节不利,内为痉强拘瘛,外为不便;主胜则筋骨繇并,腰腹时痛。少阴在泉,客胜则腰痛,尻股膝髀腨胻足病,瞀热以酸,胕肿不能久立,溲便变;主胜则厥气上行,心痛发热,膈中,众痹皆作,发于胠胁,魄汗不藏,四逆而起。太阴在泉,客胜则足痿下重,便溲不时,湿客下焦,发而濡泻,及为肿,隐曲之疾;主胜则寒气逆满,食饮不下,甚则为疝。少阳在泉,客胜则腰腹痛而反恶寒,甚则下白溺白;主胜则热反上行而客于心,心痛发热,格中而呕。少阴同候。阳明在泉,客胜则清气动下,少腹坚满而数便泻；主胜则腰重腹痛，少腹生寒，下为鹜溏，则寒厥于肠，上冲胸中，甚则喘不能久立。太阳在泉，寒复内余，则腰尻痛，屈伸不利，股胫足膝中痛。"

讨论的是客主之胜复病症规律，所不同的是，仲景在阳明司天主胜之后较《素问·至真要大论》文多了一句"金居少阳之位，客不胜主也"。

仲景文中"太阳在泉，以水居水位，无所胜也"没有列出主胜、客胜病症，而《素问·至真要大论》文云："太阳在泉，寒复内余，则腰尻痛，屈伸不利，股胫足膝中痛。"这句话出现在仲景引用的"太阳之复"文中，是仲景改编还是王冰改编，目前尚无法考证，作者认为，王冰补充改编的可能性更大，因为"寒复内余"，说明是太阳之复，与仲景下文所引相合。

其他除了主客内容顺序颠倒，内容则完全相同。结合《伤寒杂病论》序及《伤寒例》，可以证明仲景最早引用了《阴阳大论》。

问曰：其胜复何如？师曰：有胜必有复，无胜则无复也；厥阴之胜，则病耳鸣，头眩，愦愦欲吐，胃膈如寒，胠胁气并，化而为热，小便黄赤，胃脘当心而痛，上及两胁，肠鸣，飧泄，少腹痛，注下赤白，甚则呕吐，膈不通；其复也，则少腹坚满，里急暴痛，厥心痛，汗发，呕吐，饮食不入，入而复出，筋骨掉眩清厥，甚则入脾，食痹而吐。少阴之胜，则病心下热，善饥，脐下反动，气游三焦，呕吐，躁烦，腹满而痛，溏泄赤沃；其复也，则燠热内作，烦躁，鼽嚏，少腹绞痛，嗌燥，气动于左上行于右，咳则皮肤痛，暴喑，心痛，郁冒不知人，洒淅恶寒振栗，谵妄，寒已而热，渴而欲饮，少气，骨痿，膈肠不便，外为浮肿，哕噫，痱疹，疮疡，痈疽，痤痔，甚则入肺，咳而鼻渊。太阴之胜，则火气内郁，疮疡于中，流散于外，病在胠胁，甚则心痛热格，头痛，喉痹，项强，又或湿气内郁，寒迫下焦，少腹满，腰椎痛强，注泄，足下湿，头重，跗肿，足胫肿，饮发于中，跗肿于上；其复也，则体重，中满，食饮不化，阴气上厥，胸中不便，饮发于中，咳喘有声，头项痛重，掉瘛尤甚，呕而密默，唾吐清液，甚则入肾，窍（窍）泄无度。少阳之胜，则病热客于胃，心烦而痛，目赤，呕酸，善饥，耳痛，溺赤，善惊谵妄，暴热消烁，少腹痛，下沃赤白；其复也，枯燥，烦热，惊瘛，咳，衄，心热，烦躁，便数，憎风，厥气上行，面如浮埃，目乃眴瘛，火气内发，上为口糜，呕逆，血溢，血泄，发而为疟，恶寒鼓栗，寒极反热，嗌络焦槁，渴饮水浆，色变黄赤，少气肺痿，化而为水,传为胕肿,甚则入肺,咳而血泄。阳明之胜,则清发于中,左胠胁痛,溏泄,内为嗌塞,外发㿗疝,胸中不便,嗌而咳;其复也,则病生胠胁,气归于左,善太息,甚则心痛痞满,腹胀而泄,呕苦,咳哕烦心,病在膈中,甚则入肝,惊骇筋挛。太阳之胜,则病痔,疟发,寒厥入胃,则内生心痛,阴中乃疡,隐曲不利,亘引阴股,筋肉拘苛,血脉凝泣,络满血变,或为血泄,皮肤否肿,腹满时减,热反上行,头项囟顶脑户中痛,目如脱,寒入下焦,则传为濡泄;其复也,则心胃生寒,胸膈不利,心痛痞满,头痛,善悲,时发眩仆,食减,腰椎反痛,屈伸不便,少腹控睾引腰脊上冲心,唾出清水,及为哕噫,甚则入心,善忘,善悲,寒复内余,则腰尻痛,屈伸不利,股胫足膝中痛。此六气之病,须谨识之,而弗失也。

邹解:《素问·至真要大论》云:"厥阴之胜,耳鸣头眩,愦愦欲吐,胃膈如寒,大风数举,倮虫不滋,胠胁气并,化而为热,小便黄赤,胃脘当心而痛,上支两胁,肠鸣飧泄,少腹痛,注下赤白,甚则呕吐,膈咽不通。少阴之胜,心下热善饥,脐下反动,气游三焦,炎暑至,木乃津,草乃萎,呕逆躁烦,腹满痛,溏泄,传为赤沃。太阴之胜,火气内郁,疮疡于中,流散于外,病在胠胁,甚则心痛热格,头痛喉痹项强,独胜则湿气内郁,寒迫下焦,痛留顶,互引眉间,胃满,雨数至,燥化乃见,少腹满,腰脽重强,内不便,善注泄,足下温,头重,足胫胕肿,饮发于中,胕肿于上。少阳之胜,热客于胃,烦心心痛,目赤欲呕,呕酸善饥,耳痛溺赤,善惊谵妄,暴热消烁,草萎水涸,介虫乃屈,少腹痛,下沃赤白。阳明之胜,清发于中,左胠胁痛,溏泄,内为嗌塞,外发㿗疝,大凉肃杀,华英改容,毛虫乃殃,胸中不便,嗌塞而咳。太阳之胜,凝溧且至,非时水冰,羽乃后化,痔疟发,寒厥入胃,则内生心痛,阴中乃疡,隐曲不利,互引阴股,筋肉拘苛,血脉凝泣,络满色变,或为血泄,皮肤否肿,腹满食减,热反上行,头项囟顶脑户中痛,目如脱,寒入下焦,传为濡泻……厥阴之复,少腹坚满,里急暴痛,偃木飞沙,倮虫不荣,厥心痛,汗发呕吐,饮食不入,入而复出,筋骨掉眩,清厥,甚则入脾,食痹而吐。冲阳绝,死不治。少阴之复,燠热内作,烦躁鼽嚏,少腹绞痛,火见燔焫,嗌燥,分注时止,气动于左,上行于右,咳,皮肤痛,暴喑心痛,郁冒不知人,乃洒淅恶寒,振栗谵妄,寒已而热,渴而欲饮,少气骨痿,隔肠不便,外为浮肿,哕噫。赤气后化,流水不冰,热气大行,介虫不复,病疿胗疮疡,痈疽痤痔,甚则入肺,咳而鼻渊。天府绝,死不治。太阴之复,湿变乃举,体重中满,食饮不化,阴气上厥,胸中不便,饮发于中,咳喘有声,大雨时行,鳞见于陆,头顶痛重,而掉瘛尤甚,呕而密默,唾吐清液,甚则入肾,窍泻无度。太溪绝,死不治。少阳之复,大热将至,枯燥燔蓺,介虫乃耗,惊瘛咳衄,心热烦躁,便数憎风,厥气上行,面如浮埃,目乃眴瘛,火气内发,上为口糜,呕逆,血溢血泄,发而为疟,恶寒鼓栗,寒极反热,嗌络焦槁,渴引水浆,色变黄赤,少气脉萎,化而为水,传为胕肿,甚则入肺,咳而血泄。尺泽绝,死不治。阳明之复,清气大举,森木苍干,毛虫乃厉,病生胠胁,气归于左,善太息,甚则心痛否满,腹胀而泄,呕苦咳哕,烦心,病在膈中,头痛,甚则入肝,惊骇筋挛。太冲绝,死不治。 太阳之复,厥气上行,水凝雨冰,羽虫乃死,心胃生寒,胸膈不利,心痛否满,头痛善悲,时眩仆,食减,腰脽反痛,屈伸不便,地裂冰坚,阳光不治,少腹控睾,引腰脊上冲心,唾出清水,及为哕噫,甚则入心,善忘善悲。神门绝,死不治。”

此论仲景删除了《阴阳大论》中气令物候表现,摘录了六气胜复病症,并将我们见到的王冰所补《素问·至真要大论》太阳在泉病症“太阳在泉,寒复内余,则腰尻痛,屈伸不利,股胫足膝中痛”症状,列在了太阳之复之后,更符合太阳之复的论述,进一步增加了此论为仲景所撰的证据。

师曰:子知六气,不知五运,未尽其道,今为子言,假如太阳司天,而运当甲己,夫甲己土运也,太阳寒水也,土能克水,太阳不能正其位也。又如厥阴司天,而逢乙庚金运;少阴少阳司天,而逢丙辛水运;太阴司天,而逢丁壬木运;阳明司天,而逢戊癸火运,其例同也。

邹解:仲景以甲己土运为例简单论述了司天与中运的关系,没有做深入探讨。

问曰:其治法奈何? 师曰:风寒暑湿燥热各随其气,有假者反之,甚者从之,微者逆之,采取方法,慎毋乱也。

邹解:仲景以风寒暑湿燥热论六气,与后世风、寒、暑、湿、燥、火略有区别。仲景没有采用《阴阳大论》给出的六气主客胜复以及六气胜复的具体治则,而给出"各随其气,有假者反之,甚者从之,微者逆之"总的治法,皆出于《阴阳大论》。如"各随其气"见于《素问·六元正纪大论》:"适气同异,多少制之,同寒湿者燥热化,异寒湿者燥湿化,故同者多之,异者少之,用寒远寒,用凉远凉,用温远温,用热远热,食宜同法。"又云:"观气寒温,以调其过。"又云:"无失天信,无逆气宜。"《素问·至真要大论》云:"疏气令调,则其道也。""假者反之"见于《素问·六元正纪大论》:"有假者反之,此其道也。""甚者从之,微者逆之"见于《素问·至真要大论》:"逆者正治,从者反治,从少从多,观其事也。"

伤寒例第四

四时八节二十四气七十二候决病法:
立春正月节斗指艮,雨水正月中斗指寅。
惊蛰二月节斗指甲,春分二月中斗指卯。
清明三月节斗指乙,谷雨三月中斗指辰。
立夏四月节斗指巽,小满四月中斗指巳。
芒种五月节斗指丙,夏至五月中斗指午。
小暑六月节斗指丁,大暑六月中斗指未。
立秋七月节斗指坤,处暑七月中斗指申。
白露八月节斗指庚,秋分八月中斗指酉。
寒露九月节斗指辛,霜降九月中斗指戌。
立冬十月节斗指乾,小雪十月中斗指亥。
大雪十一月节斗指壬,冬至十一月中斗指子。
小寒十二月节斗指癸,大寒十二月中斗指丑。
　二十四气,节有十二,中气有十二,五日为一候,气亦同,合有七十二候,决病生死,此须洞解之也。

邹解:《素问·六节藏象论》云:"五日谓之候,三候谓之气,六气谓之时，四时谓之岁。"仲景系统论述了二十四节气北斗所指方位，指出发病与节气相关，并强调："七十二候，决病生死。"

阴阳大论云：春气温和，夏气暑热，秋气清凉，冬气冰冽，此则四时正气之序也。冬时严寒，万类深藏，君子周密，则不伤于寒。触冒之者，则名伤寒耳。其伤于四时之气，皆能为病。以伤寒为病者，以其最盛杀厉之气也。中而即病者，名曰伤寒；不即病，寒毒藏于肌肤，至春变为温病，至夏变为暑病。暑病者热极重于温也。

邹解：仲景以《阴阳大论》四时正气之序，指出"伤于四时之气，皆能为病。以伤寒为病者，以其最盛杀厉之气也。中而即病者，名曰伤寒。"伤寒为运气病。

《素问·至真要大论》云："夫气之生，与其化衰盛异也。寒暑温凉盛衰之用，其在四维。故阳之动，始于温，盛于暑；阴之动，始于清，盛于寒。春夏秋冬，各差其分。"

冬时严寒，保养得当，不会伤于寒；伤寒即病，发病杀厉；伤寒不即病，到春天变为春温，到夏天变为暑病。

是以辛苦之人，春夏多温热者，皆由冬时触寒所致，非时行之气也。凡时行者春时应暖而反大寒，夏时应热而反大凉，秋时应凉而反大热，冬时应寒而反大温，此非其时而有其气。是以一岁之中，长幼之病多相似者，此则时行之气也。

邹解：仲景指出了四时时气发病之机，"以一岁之中，长幼之病多相似"为时气病的发病特点；并阐述了春夏所发温热病的病因病机特点。辛苦之人，即感邪而发病之人。

夫欲候知四时正气为病，及时行疫气之法，皆当按斗历占之。九月霜降节后，宜渐寒，向冬大寒，至正月雨水节后宜解也。所以谓之雨水者，以冰雪解而为雨水故也。至惊蛰二月节后，气渐和暖，向夏大热，至秋便凉。从霜降以后，至春分以前，凡有触冒霜露，体中寒即病者，谓之伤寒也。九月十月寒气尚微，为病则轻；十一月十二月寒冽已严，为病则重；正月二月寒渐将解，为病亦轻。此以冬时不调，适有伤寒之人即为病也。其冬有非节之暖者，名曰冬温。冬温之毒,与伤寒大异,冬温复有先后,更相重沓,亦有轻重,为治不同,证如后章。从立春节后,其中无暴大寒,又不冰雪;而有人壮热为病者,此属春时阳气,发其冬时伏寒,变为温病。从春分以后,至秋分节前,天有暴寒者,皆为时行寒疫也。三月四月或有暴寒,其时阳气尚弱,为寒所折,病热犹轻;五月六月阳气已盛,为寒所折,病热则重;七月八月阳气已衰,为寒所折,病热亦微。其病与温相似,但治有殊耳。

邹解: 仲景指出:"候知四时正气为病,及时行疫气之法,皆当按斗历占之。"仲景进一步阐发了一岁之中伤寒、温病的发病特点。

十五日得一气,于四时之中,一时有六气,四六名为二十四气。然气候亦有应至仍不至,或有未应至而至者,或有至而太过者,皆成病气也。但天地动静,阴阳鼓击者,各正一气耳。是以彼春之暖,为夏之暑;彼秋之忿,为冬之怒。是故冬至之后,一阳爻升,一阴爻降也。夏至之后,一阳气下,一阴气上也。斯则冬夏二至,阴阳合也;春秋二分,阴阳离也。阴阳交易,人变病焉。此君子春夏养阳,秋冬养阴,顺天地之刚柔也。小人触冒,必婴暴疹。须知毒烈之气,留在何经,必发何病,详而取之。是以春伤于风,夏必飧泄;夏伤于暑,秋必病疟;秋伤于湿,冬必咳嗽;冬伤于寒,春必病温。此必然之道,可不审明之。伤寒之病,逐日浅深,以施方治。今世人伤寒,或始不早治,或治不对病,或日数久淹,困乃告医。医人又不依次第而治之,则不中病。皆宜临时消息制方,无不效也。

邹解: 仲景指出未至而至、至而太过皆成病气;"彼春之暖,为夏之暑;彼秋之忿,为冬之怒"同《素问·至真要大论》:"故《大要》曰:彼春之暖,为夏之暑,彼秋之忿,为冬之怒,谨按四维,斥候皆归,其终可见,其始可知。""春伤于风,夏必飧泄;夏伤于暑,秋必病疟;秋伤于湿,冬必咳嗽;冬伤于寒,春必病温"语出《素问·阴阳应象大论》。冬夏二至,阴阳离合,故以"春夏养阳,秋冬养阴"语出《素问·四气调神大论》。

又土地温凉高下不同,物性刚柔,飧居亦异,是故黄帝兴四方之问,岐伯举四治之能,以训后贤,开其未晤,临病之工,宜须两审也。

邹解： 仲景以五运六气理论，指出因地制宜。

凡伤于寒，传经则为病热，热虽甚，不死；若两感于寒而病者，多死。

邹解： 伤于寒邪，寒邪传经发热，即使发热很重，预后好。如果有两经同时感受寒邪而发病，预后不好。

此论交待了热病的发病病机，论述了传经和两经感寒而发病及其预后。

《素问·热论》云："今夫热病者，皆伤寒之类也。"

传经理论源于《素问·热论》。所谓传经，即寒邪在六经的传变发展过程。寒邪之所以能在六经中传变，是因为六经中内藏六气，六气是运动的，邪随气的运动而传。《素问·热论》云："伤寒一日，巨阳受之……二日阳明受之……三日少阳受之……四日太阴受之……五日少阴受之……六日厥阴受之。"

两经感寒：即阴阳两经同时感受寒邪而发病。《素问·热论》云："两感于寒者，病一日则巨阳与少阴俱病，则头痛口干而烦满；二日则阳明与太阴俱病，则腹满、身热、不欲食、谵言；三日则少阳与厥阴俱病，则耳聋囊缩而厥，水浆不入，不知人，六日死。"可见两感于寒发病危急，预后差。

尺寸俱浮者，太阳受病也，当一二日发。以其脉上连风府，故头项痛腰脊强。

尺寸俱长者，阳明受病也，当二三日发，以其脉夹鼻络于目，故身热汗出目痛鼻干不得卧。

尺寸俱弦者，少阳受病也，当三四日发，以其脉循胁络于耳，故胸胁痛而耳聋。

此三经受病，未入于腑者，皆可汗而已。

尺寸俱沉濡者，太阴受病也，当四五日发，以其脉布胃中，络于嗌，故腹满而嗌干。

尺寸俱沉细者，少阴受病也，当五六日发，以其脉贯肾，络于肺，系舌本，故口燥舌干而渴。

尺寸俱弦微者,厥阴受病也,当六七日发,以其脉循阴器,络于肝,故烦满而囊缩。

此三经受病,已入于腑者,皆可下而已。

邹解: 此论交待了六经受寒而发病的脉象特征、发病时间、经脉走行、症状表现和治疗方法,源于《素问·热论》并有所发展。《素问·热论》云:"伤寒一日,巨阳受之,故头项痛腰脊强。二日阳明受之,阳明主肉,其脉侠鼻络于目,故身热目疼而鼻干,不得卧也。三日少阳受之,少阳主胆,其脉循胁络于耳,故胸胁痛而耳聋。三阳经络皆受其病,而未入于脏者,故可汗而已。四日太阴受之,太阴脉布胃中络于嗌,故腹满而嗌干。五日少阴受之,少阴脉贯肾络于肺,系舌本,故口燥舌干而渴。六日厥阴受之,厥阴脉循阴器而络于肝,故烦满而囊缩。"

太阳发病,尺寸俱浮;阳明发病,尺寸俱长;少阳发病,尺寸俱弦;太阴发病,尺寸俱沉濡;少阴发病,尺寸俱沉细;厥阴发病,尺寸俱弦微。这是仲景对临证观察的总结,是对《素问·热论》的发展。

对于发病时间,仲景也没有局限于每经一日,而是认为:太阳受病也,当一二日发;阳明受病也,当二三日发;少阳受病也,当三四日发;太阴受病也,当四五日发;少阴受病也,当五六日发;厥阴受病也,当六七日发。

仲景提出了具体治法:三阳经发病,邪未入于腑,都可以发汗而解;三阴经发病,邪已入于腑,都可以用下法治疗。

所以说,《伤寒例》为仲景所撰无疑。

伤寒传经在太阳,脉浮而急数,发热,无汗,烦躁,宜麻黄汤。

邹解: 太阳经感受寒邪,经气与邪气相争,故发热;寒邪收引凝滞,故无汗;太阳为巨阳,主一身之表,正邪相争,邪气刚入,正气强,故见烦躁,脉浮而急数。

麻黄汤方

麻黄三两(去节) 桂枝三两(去皮) 甘草一两(炙) 杏仁七十枚(去皮尖)

上四味,以水九升,先煮麻黄,减二升,去上沫,纳诸药,煮取二升半,去滓,温服八合,覆取微似汗,不须粥饮,余如桂枝汤法将息,桂枝汤见后卷。

邹解:《神农本草经》云:麻黄,"味苦温,主中风伤寒头痛温疟,发表,出汗,去邪热气,止咳逆上气,除寒热,破癥坚积聚。"桂枝,"味辛温"。甘草,"味甘平"。杏仁,"味甘温。主咳逆上气,雷鸣,喉痹下气,产乳,金创,寒心,贲豚"。

方以麻黄,用其"主伤寒"之功,可以使寒邪从表而出;桂枝辛温散寒;杏仁甘温助脾阳,甘草甘平益脾气,二药共用,以助土生金,扶助正气,驱逐寒气,达到邪去正安的目的。

传阳明,脉大而数,发热,汗出,口渴,舌燥,宜白虎汤,不差与承气汤。

邹解:《素问·至真要大论》云:"阳明何谓也?岐伯曰:两阳合明也。"寒邪传入阳明经,邪入里化热,正邪交争较剧烈,故脉大而数,发热;阳气迫津液外出而汗出;耗气伤阴,阴津不足症见口渴舌燥。

白虎汤方

知母六两 石膏一斤(碎) 甘草二两(炙) 粳米六合

上四味,以水一斗,煮米熟,汤成去滓,温服一升,日三服。

邹解:《神农本草经》云:知母,"味苦寒。主消渴,热中,除邪气,肢体浮肿,下水,补不足,益气。"

石膏,《神农本草经》云:"味辛微寒。主中风寒热,心下逆气惊喘,口干苦焦,不能息,腹中坚痛,除邪鬼,产乳,金创。"

甘草,《神农本草经》云:"味甘平。主五脏六腑寒热邪气,坚筋骨,长肌肉,倍力,金创尰,解毒。久服轻身延年。"《华氏中藏经》云:"解方药毒。"仲景用此,非解毒之用。

粳米,《名医别录》云:"味甘、苦,平,无毒。主益气,止烦,止泄。"《证类本草》云:"味甘、苦,平,无毒。主益气,止烦,止泄。陶隐居云:此即人常所食米,但有白、赤、小、大异族四五种,犹同一类也。"粳米在《神农本草经》不载,最早见于《五十二病方》第一百一十四方:"以水一斗,煮胶一参,米一升,孰(熟)而啜之,夕毋食。"考证认为,米即粳米,其味甘淡,其性平和,具有补气、养阴生津之功。

方以知母苦寒清热;石膏辛寒散热;甘草甘平健脾养气阴,粳米甘苦平清热养阴。

大承气汤方

大黄四两(酒洗) 厚朴半斤(炙,去皮) 枳实五枚 芒硝三合

上四味,以水一斗,先煮二物,取五升,去滓,纳大黄,更煮取二升,去滓,纳芒硝,更上微火,一两沸,分温再服,得下,余勿服。

邹解:《神农本草经》云:"大黄,味苦寒。主下瘀血,血闭,寒热,破癥瘕积聚,留饮,宿食,荡涤肠胃,推陈致新,通利水杀(谷),调中化食,安和五脏。""厚朴,味苦温。主中风,伤寒,头痛,寒热,惊悸气,血痹,死肌,去三虫。""枳实,味苦寒。主大风在皮肤中,如麻豆苦痒,除寒热结,止利,长肌肉,利五脏,益气轻身。""芒硝,味苦寒。主五脏积热,胃胀闭,涤去蓄结饮食,推陈致新,除邪气。"

邪入阳明,在经以白虎汤表解之,邪气入腑,则要用承气汤攻下,大承气汤为攻下峻剂。仲景云:"阳明病潮热,大便微硬者,可与大承气汤;不硬者,不可与之。"(《伤寒杂病论·辨阳明病脉证并治》)

方以大黄苦寒,荡涤肠胃,逐热结宿食、燥屎;枳实苦寒,助大黄除寒热结;芒硝苦寒,除寒热邪气,逐胃腑积聚,结固,留癖;厚朴苦温,治伤寒、寒热入腑。全方寒温并用。

小承气汤方

大黄四两(酒洗) 厚朴二两(炙,去皮) 枳实三枚大者(炙)

上三味,以水四升,煮取一升二合,去滓,分温二服,初服当更衣,不尔者尽饮之,若更衣者,勿服之。

邹解:小承气汤为阳明腑实轻剂。仲景云其"微和胃气,勿令大泄下。"小承气汤仲景有多种用法,在后面做详细解读。

本方以大黄苦寒,枳实苦寒,厚朴苦温,共奏攻下阳明腑实、除寒热之功,为急下之剂。

调胃承气汤方

甘草二两(炙) 芒硝半斤 大黄四两(酒洗)

上三味,以水三升,煮二物至一升,取去滓,纳芒硝,更上微火,一两沸,温顿服之,以调胃气。

邹解:此为攻下和剂。方以大黄苦寒,芒硝苦寒,甘草甘平,共奏急下阳明腑实、攻逐寒热、调和胃气之效。甘草在此以调和胃气为主。

仲景曰:"阳明病,不吐,不下,心烦者,可与调胃承气汤。"(《伤寒杂病论·辨阳明病脉证并治》)

三承气汤用于服白虎汤不差,寒邪入阳明经化热,用白虎汤治阳明经病,邪气不解,说明邪入阳明腑,故要用下法。根据病情轻重酌选三承气汤。

传少阳,脉弦而急,口苦,咽干,头晕,目眩,往来寒热,热多寒少,宜小柴胡汤,不差与大柴胡汤。

邹解:寒邪没有在阳明稽留,传入少阳经,此时寒邪经过与阳明经气交争后必然减弱,但也说明寒邪峻急而来,故脉急;邪入少阳,则见口苦,咽干,头晕,目眩,脉弦之少阳经发病表现,仲景曰:"少阳之为病,口苦,咽干,目眩是也。"寒邪虽急,但已历经太阳、阳明,少阳经气仍盛,正邪交争,故往来寒热、热多寒少。

小柴胡汤方

柴胡半斤 黄芩三两 人参三两 甘草三两(炙) 生姜三两 大枣十二枚 半夏半升

上七味,以水一斗二升,煮取六升,去滓,再煎取三升,温服一升,日三服。

邹解:方以柴胡、黄芩苦平,清热,去寒热邪气;半夏辛平,治伤寒、寒热、喉咽肿痛、头眩;人参甘微寒,扶助正气、健脾养阴,清热,除邪气;生姜辛温,发寒热出表;甘草、大枣甘平,发寒热邪气、和胃气、补气、养津液,扶正祛邪。

大柴胡汤方

柴胡半斤 黄芩三两 芍药三两 半夏半升(洗) 生姜五两(切) 枳实四枚(炙) 大枣十二枚(劈) 大黄二两

上八味,以水一斗二升,煮取六升,去滓,再煎,温服二升,日三服。

邹解:邪入少阳,小柴胡汤不差,与大柴胡汤。此方为小柴胡汤去人参、甘草,加大黄、枳实。以大黄、枳实苦寒,攻逐寒热邪气。说明阳明胃腑有邪,以攻下法从阳明、少阳逐邪。仅以甘平大枣,发寒热邪气、和胃气、补气、养津液,扶正祛邪,不用甘草调和胃气,以免邪气留滞。

传太阴,脉濡而大,发热,下利,口渴,腹中急痛,宜茯苓白术厚朴石膏黄芩甘草汤。

邹解:传太阴,寒邪入里较深,正邪交争,发热,脉濡而大;邪入足太阴脾经,寒邪伤脾,脾气虚而失运化,故见下利;太阴脉"布胃而络于嗌",寒邪侵入,则腹中急痛;发热而伤阴津,故口渴。

茯苓白术厚朴石膏黄芩甘草汤方

茯苓四两　白术三两　厚朴四两　石膏半斤　黄芩三两　甘草二两(炙)

上六味,以水一斗,煮取五升,每服一升五合余,日三服。

邹解:本方以茯苓甘平,主寒热,口焦舌干;黄芩苦平清热;石膏,味辛微寒,主中风寒热,口干苦焦,腹中坚痛;白术、厚朴苦温,主中风,伤寒,寒热,除热;甘草甘平,益气健脾。

此方在王叔和整理本《伤寒论·辨太阴病脉证并治》不见,为寒邪传入太阴经的治疗正方。仲景曰:"三阳经受病,未入于腑者,皆可汗而已;三阴经受病,已入于腑者,皆可下而已。"足太阴经受病,脾脏受邪,乃入于脏而未入腑,此证仍以清法,属于解表发汗之法。

传少阴,脉沉细而数,手足时厥时热,咽中痛,小便难,宜附子细辛黄连黄芩汤。

邹解:寒邪传入少阴,肾足少阴之脉,从肾上贯肝膈,入肺中,循喉咙,故咽中痛;少阴肾在里,故脉沉细,正邪交争而脉数,手足时冷时热;仲景曰:"阴阳气不相顺接,便为厥。厥者,手足逆冷是也。"肾主二便,寒邪入肾,经脉拘急而小便难。

附子细辛黄连黄芩汤方

附子大者一枚(炮,去皮,破八片)　细辛二两　黄连四两　黄芩二两

上四味,以水六升,煮取三升,温服一升,日三服。

邹解:方以黄连苦寒清热,以附子辛温散寒,治少阴受寒、发热;黄芩苦平,细辛辛温,主热气、调阴阳。

寒温并用,清热散寒从表解,属于汗法。也因邪在少阴,未入于腑。

传厥阴,脉沉弦而急,发热时悚,心烦呕逆,宜桂枝当归汤。吐蛔者,宜乌

梅丸。

邹解：寒邪传入厥阴，足厥阴肝经脉弦，正邪交争而发热，脉急；厥阴经属于肝，寒热交争而心烦，肝气上逆，木克土而见呕逆。

桂枝当归汤方

桂枝二两 当归三两 半夏一升 芍药三两 黄柏二两 甘草二两（炙）

上六味，以水七升，煮取四升，去滓，分温三服。

邹解：方中桂枝辛温，发散厥阴寒邪；半夏辛平，发散伤寒、寒热；黄柏苦寒，清热，主结热、黄疸；芍药苦平，清厥阴经热；当归甘温、甘草甘平，扶土健脾气，以培土抑木。因厥阴经受邪入脏未入腑，此方也为发散寒邪、清热出表之剂。

乌梅丸方

乌梅三百枚 细辛六两 干姜十两 黄连十六两 当归四两 附子六两（炮，去皮）蜀椒四两（出汗）桂枝六两（去皮）人参六两 黄柏六两

上十味，异捣筛，合治之，以苦酒渍乌梅一宿，去核蒸之。五斗米下，饭熟，捣成泥，和药令相得，纳臼中与蜜杵二千下，丸如梧桐子大，先食饮服十丸，日三服。稍加至二十丸，禁生冷滑物臭食等。

邹解：蛔虫病发病特点以腹疼、胁痛、寒战、发热为主，仲景以为厥阴受邪。寒邪入厥阴经，患者原有蛔疾，正邪交争，寒热相错，扰动蛔虫涌动，故吐蛔。

方以乌梅酸平，平厥阴经气；蛔为阴邪，与寒邪交结而寒甚，故以附子、细辛、干姜、蜀椒重剂辛温散寒；大量黄连、黄柏苦寒以清热，当归甘温扶土抑木；人参甘微寒，益气养阴清热和胃气。体现了辛温散寒、苦寒清热，以酸平安经气，甘和胃气。因邪未入于腑，而使邪从表出，为解表之大法。

此方主治厥阴受寒,呕吐蛔虫之病,在各论中又主久利。

以上皆传经脉证并治之正法也。若入腑及脏为传经变病,治列后条。

邹解: 仲景论述了寒邪在六经传变发病症状、脉象及正治法。六经发病,寒邪入脏、入腑的变证,列在后条两感于寒文中。

需要说明的是,仲景在六经传变发病过程中,继承了《素问·热论》精神,而不拘于原文。如六经传变,《素问·热论》指出每日一传,而仲景结合临床实践发现每经传可1~2日;各经发病症状也没有因循《黄帝内经》,而是根据临床实际,不泥于教条,这是继承经典、发扬经典,结合临床创新的典范。

若两感于寒者,一日太阳受之,即与少阴俱病,则头痛、口干、烦满而渴,脉时浮时沉,时数时细,大青龙汤加附子主之。

邹解:《素问·热论》云:"两感于寒者,病一日则巨阳与少阴俱病,则头痛口干而烦满。"两感于寒,第一日太阳、少阴两经同时发病,太阳受寒而头痛;少阴受寒而致肾阳不化、肾阴凝滞,津不上承而口干、口渴;正邪交争而烦满,表现太阳经症则脉浮,表现少阴经证则脉沉;表现正邪交争则脉数,表现津液不足则脉细。仲景继承了《素问·热论》症状表现,并增加了脉象特征。

大青龙加附子汤方

麻黄六两(去节) 桂枝二两(去皮) 甘草二两(炙) 杏仁四十枚(去皮尖) 生姜三两(切) 大枣十枚(劈) 石膏如鸡子大 附子一枚(炮,去皮,破八片)

上八味,以水九升,先煮麻黄,减二升,去上沫,纳诸药,煮取三升,去滓,温服一升,取微似汗;汗出多者,温粉粉之;一服汗者,停后服;若复服汗多亡阳,遂虚,恶风、烦躁,不得眠也。

邹解: 桂枝、附子、生姜辛温,发汗解表,温阳化气;麻黄苦温治伤寒、头痛、发表、出汗、去邪热气、除寒热;石膏辛微寒,主中风寒热、烦满、口干、口渴；杏仁甘温，甘草、大枣甘平，扶土制水。

　　服药方法：此方温服取微似汗，使太阳、少阴两经邪气发表而出；如服一剂汗出较多，要停药，用炒热的米粉外涂皮肤；因为如果继续服用，容易使阳气耗散，亡阳而虚，阳虚而恶风，阳气外泄而烦躁，阳不入阴而失眠。

　　二日阳明受之，即与太阴俱病，则腹满，身热，不欲食，谵语，脉时高时卑，时强时弱，宜大黄石膏茯苓白术枳实甘草汤。

　　邹解：《素问·热论》云："二日则阳明与太阴俱病，则腹满、身热、不欲食、谵言。"二日，如果阳明与太阴同时受邪，两感于寒，邪在阳明入腑，在太阴入脏，脾胃同时感寒，则腹满、不欲食；阳明、太阴经气与寒邪正邪交争而发热，热甚则谵语。阳明、太阴两感，脾胃受邪，脏腑不通，营卫不和，而见脉时高时卑，时强时弱。《平脉法第一》云："寸口卫气盛，名曰高……营气弱，名曰卑。"

大黄石膏茯苓白术枳实甘草汤方

　　大黄四两　石膏一斤　茯苓三两　白术四两　枳实三两　甘草三两（炙）
　　上六味，以水八升，煮取五升，温分三服。

　　邹解：方以大黄苦寒，治寒热、下宿食、荡涤肠胃；枳实苦寒，攻寒热结聚，治腹满；白术苦温，温寒、除热、消食；石膏辛微寒，散热；茯苓、甘草甘平，主寒热烦满。以下法为主，解表为辅。

　　三日少阳受之，即与厥阴俱病，则耳聋，囊缩而厥，水浆不入，脉乍弦乍急，乍细乍散，宜宜当归附子汤主之。

　　邹解：《素问·热论》云："三日则少阳与厥阴俱病，则耳聋囊缩而厥，水浆不入，不知人，六日死。"三日，少阳与厥阴同时受寒，正邪交争，寒热交结，而见脉乍弦乍急；胆足少阳之脉下耳后，其支者，从耳后入耳中，出走耳前，寒热结聚，故致耳聋；肝足厥阴之脉，过阴器，寒凝经脉而囊缩，《难经·二十四难》曰："厥阴者，肝脉也，肝者，筋之合也，筋者，聚于阴器而络于舌本。故脉不荣即筋缩急"；寒邪郁闭少阳胆经，阴阳之气不能交接，发为阳厥，水浆不入，脉乍细乍散。

当归附子汤方

当归四两　附子大者一枚（炮，去皮，破八片）　人参三两　黄连三两　黄柏三两
上五味，以水六升，煮取三升，温服一升，日三服。

邹解： 方以附子辛温散寒温阳；黄连苦寒、黄芩苦平清热；当归甘温，散寒清热；人参甘微寒，安五脏、除邪气、和阴阳。寒温并用，燮理脏腑、阴阳。

以上皆传经变病，多不可治，不知人者，六日死；若三阴、三阳、五脏、六腑皆受病，则营卫不行，脏腑不通而死矣。所谓两感于寒不免于死者，其在斯乎！其在斯乎！

邹解： 上述为两感于寒的传经变病，大多不可治，有的发病后神志不清，预后不好，六日死亡。这是因为三阴、三阳、五脏、六腑都感邪受病，营卫不行，脏腑不通，而致死亡。所谓两感于寒不免于死，就是这个道理啊！就是这个道理啊！

若不加异气者，至七日太阳病衰，头痛少愈也；八日阳明病衰，身热少歇也；九日少阳病衰，耳聋微闻也；十日太阴病衰，腹减如故，则思饮食；十一日少阴病衰，渴止，舌干，已而嚏；十二日厥阴病衰，囊纵，少腹微下，大气皆去，病人精神爽也。

邹解： 伤寒发病传经，如果没有其他原因，到了第七天，再传太阳则邪气减弱，头痛症状减轻；第八天传到阳明，寒邪减弱，发热症状也会减轻；第九天传到少阳，邪气衰减，耳聋症状减轻，可以微微听到声音；第十天，邪再传太阴，腹满症状仍有，但会有食欲；第十二天，邪再传厥阴，寒邪很弱，阴囊不再收缩，少腹较前平软，邪气衰退，病人神清气爽。

若过十三日以上，不间，尺寸陷者，大危；若更感异气，变为他病者，当依坏病证法而治之。若脉阴阳俱盛，重感于寒者，变成温疟。阳脉浮滑，阴脉濡弱，更伤于风者，变为风温。阳脉洪数，阴脉实大，更遇温热者，变为温毒。温毒，病之最重者也。阳脉濡弱，阴脉弦紧，更遇温气者，变为温疫。以此冬伤于寒，发为温病，脉之变证，方治如说。

邹解：如果发病经过了十三天以上，病不缓解，脉微弱，则疾病危重。如果感受其他邪气，转变为别的疾病，应当按照坏病证法治疗。如果尺、寸脉都盛，为再感于寒，变成温病。如果寸脉浮滑，尺脉濡弱，为又伤于风，变为风温。寸脉洪数，尺脉实大，再遇温热之邪，变为温毒。温毒，病情最重。寸脉濡弱，尺脉弦紧，再遇温气者，变为温疫。这些都是在冬天伤寒，发为温病，以脉象察变化，治法用方见《温病脉证并治》。

凡人有疾，不时即治，隐忍冀差，以成痼疾，小儿女子益以滋甚。时气不和，便当早言，寻其邪由，及在腠理，以时治之，罕有不愈者。患人忍之，数日乃说，邪气入脏，则难为制。

邹解：凡是人有病，不能及时治疗，忍疼不治，以致成为顽疾。儿童妇女，尤其严重。时气不和，有病应当早说，找到发病原因，当在发病之初，邪在腠理，及时治疗，很少有不愈的。患者忍之，数日后才说，此时邪气入脏，则难以治疗。

凡作汤药，不可避晨夕，觉病须臾，即宜便治，不等早晚，则易愈矣；如或差迟，病即传变，虽欲除治，必难为力；服药不如方法，纵意违师，不须治之。

邹解：要吃汤药治疗，不能考虑时间早晚，发现疾病，马上治疗，不等早晚，就容易治愈。如果拖延，病就传变了，虽然想治疗，就比较困难了。吃药不按方法，不遵医嘱，就不要治疗了。

凡伤寒之病，多从风寒得之，始表中风寒，入里则不消矣，未有温覆当而不消散者。不在证治，拟欲攻之，犹当先解表，乃可下之；若表未解，而纳不消，必非大满，犹有寒热，则不可下；若表已解，而纳不消，大满，大实，腹坚，中有燥屎，自可下之；虽四五日，数下之，不能为祸也。若不宜下,而便攻之,则内虚热入,协热遂利,烦躁诸变,不可胜数,轻者因笃,重者必死矣。

邹解: 此论,仲景交代了伤寒发病、预后以及治疗方法。

伤寒,多从风寒得之。开始风寒中表,传入里就加重了。没有治疗得当而不痊愈者。攻里须先解表,表未解,里无大实,不能用下法。表解,里大满大实,腹硬,有燥屎,可用下法。即使是四五日,多次用下法,不会有任何问题。不应攻下而用下法,可以出现各种变证,导致病情加重,甚至死亡。

夫阳盛阴虚,汗之则死,下之则愈;阳虚阴盛,汗之则愈,下之则死。如是则神丹安可以误发,甘遂何可以妄攻?虚盛之治,相背千里,吉凶之机,应若影响,岂容易哉!况桂枝下咽,阳盛即毙;承气入胃,阴盛以亡。死生之要,在乎须臾,视身之尽,不暇计日,此阴阳虚实之交错,其候至微。发汗吐下之相反,其祸至速,而医术浅狭,懵然不知病源,为治乃误,使病者殒殁,自谓其分,至令冤魂塞于冥路,死尸盈于旷野,仁者鉴此,岂不痛欤!

凡两感病俱作,治有先后,发表攻里,本自不同,而执迷用意者,乃云神丹甘遂合而饮之,且解其表,又除其里,言巧似是,其理实违。夫智者之举错也,常审以慎,愚者之动作也,必果而速,安危之辨,岂可诡哉?世上之士,但务彼翕习之荣,而莫见此倾危之败,惟明者居然,能护其本,近取诸身,夫何远焉?

邹解: 仲景此论指出正确的解表、攻下方法。用药须谨慎,医者要明鉴!

凡发汗,温暖汤药,其方虽言日三服,若病剧不解,当促其间,可半日中尽三服;若与病相阻,即使有所觉;病重者一日一夜,当晬时观之;如服一剂,病证犹在,故当复作本汤服之;至有不能汗出,服三剂乃解;若汗不出者,死病也。

凡得时气病,至五六日,而渴欲饮水,饮水不能多,不当与也,何者?以腹中热尚少,不能消之,便更与人作病也。至七八日,大渴欲饮水者,犹当依证而与之,与之时常令不足,勿极意也,言能饮一斗,与五升。若饮而腹满,小便不利,若喘若哕,不可与之也。忽然大汗出,是为自愈也。

凡得病反能饮水,此为欲愈之病。其不晓病者,但闻病欲饮水者自愈,小渴者乃强与饮之,因成其祸,不可复救也。

凡得病厥,脉动数,服汤更迟,脉浮大减小,初躁后静,此皆愈证也。

凡治温病,可刺五十九穴。又身之穴,三百六十有五,其三十穴灸之有害,七十九穴刺之为灾,并中髓也。

邹解:仲景指出了服药后的各种表现、应对方法和预后,以及温病刺法。

脉四损,三日死;平人一息,病人脉一至,名曰四损。

脉五损,一日死;平人二息,病人脉一至,名曰五损。

脉六损,一时死;平人三息,病人脉一至,名曰六损。

四损,经气绝;五损,腑气绝;六损,脏气绝。真气不行于经,曰经气绝;不行于腑,曰腑气绝;不行于脏,曰脏气绝;经气绝,则四肢不举;腑气绝,则不省人事;脏气绝,则一身尽冷。

邹解:《难经·十四难》曰:"何谓损? 然:一呼一至日离经,再呼一至曰夺精,三呼一至曰死,四呼一至曰命绝,此损之脉也。至脉从下上,损脉从上下也。损脉之为病奈何? 然:一损损于皮毛,皮聚而毛落;二损损于血脉,血脉虚少,不能荣于五脏六腑;三损损于肌肉,肌肉消瘦,饮食不能为肌肤;四损损于筋,筋缓不能自收持;五损损于骨,骨痿不能起于床。"

《伤寒杂病论·平脉法第一》云:"卫气弱,名曰惵;营气弱,名曰卑;惵卑相搏,名曰损。"

此论交代了各种损脉的预后。

脉盛身寒,得之伤寒;脉虚身热,得之伤暑。脉阴阳俱盛,大汗出,下之不解者死。脉阴阳俱虚,热不止者死。脉至乍数乍疏者死。脉至如转索,按之不易者其日死。谵言妄语,身微热,脉浮大,手足温者生。逆冷,脉沉细者,不过一日死矣。此以前是伤寒热病证候也。

邹解:仲景指出了伤寒、伤暑的区别,进一步论述了伤寒热病预后,并指出:"此以前是伤寒热病证候也。"

脉濡而弱,弱反在关,濡反在巅,微反在上,涩反在下;微则阳气不足,涩则无血;阳气反微,中风汗出而反躁烦;涩则无血,厥而且寒;阳厥发汗,躁不得眠;阳微则不可下,下之则心下痞硬。

邹解: 仲景此论述指出了气血不足的脉象、证候,并指出了阳厥误汗、阳微误下的变证。

动气在右,不可发汗,发汗则衄而渴,心苦烦,饮水即吐。

动气在左,不可发汗,发汗则头眩,汗不止,则筋惕肉瞤。

动气在上,不可发汗,发汗则气上冲止于心下。

动气在下,不可发汗,发汗则无汗可发,心中大烦,骨节疼痛,目眩恶寒,食则吐谷,气不得前。

咽中闭塞,不可发汗,发汗则吐血,气微欲绝,手足厥冷,欲得蜷卧,不能自温。

诸脉得数动微弱者,不可发汗,发汗则大便难,腹中干,胃燥而烦,其形相象,根本异源。

脉濡而弱,弱反在关,濡反在巅,弦反在上,微反在下;弦为阳运,微为阴寒;上实下虚,意欲得温;微弦为虚,不可发汗,发汗则寒栗不能自还。咳而发汗,其咳必剧,数吐涎沫,咽中必干,小便不利,心中饥烦,晬时而发,其形似疟,有寒无热,虚而寒栗,蜷而苦满,腹中复坚,命将难全。

厥逆脉紧,不可发汗,发汗则声乱、咽嘶、舌萎、声不得前。

诸逆发汗,病微者难差,剧者必死。

凡发汗,欲令遍身漐漐微似汗,不可令如水流漓。若病不解,当重发汗;若汗多者,不得重发汗,亡阳故也。

凡服汤发汗,中病便止,不必尽剂。

邹解: 仲景以上论述指出了各种可发汗证、不可发汗证的鉴别及预后。

动气:见于脉动的阳浮之气。《难经·五十五难》曰:"积者,阴气也;聚者,阳气也。故阴沉而伏,阳浮而动。"《素问·至真要大论》云:"所谓动气,知其脏也。"张介宾:"动气者,气至脉动也。"《平脉法第二》云:"阴阳相搏名曰动。"

凡用吐汤,中病便止,不必尽剂。

诸四逆厥者,不可吐之;虚家亦然。

凡病胸上诸实,胸中郁郁而痛,不能食,欲使人按之,而反有涎唾,下利十余行,其脉反涩,寸口脉微滑,此可吐之,吐之利则止。

宿食在上脘者,当吐之。

邹解: 仲景以上论述指出了各种吐证的鉴别及预后。

动气在右,不可下之,下之则津液内竭,咽燥、鼻干、头眩、心悸也。

动气在左,不可下之,下之则腹内拘急,食饮不下,动气更剧,虽有身热,卧则欲蜷。

动气在上,不可下之,下之则掌中热烦,身上浮冷,热汗自泄,欲得水自灌。

动气在下,不可下之,下之则腹胀满,卒起头眩,食则下利清谷,心下痞。

咽中闭塞,不可下之,下之则上轻下重,水浆不下,卧则欲蜷,身急痛,下利日数十行。

诸外实者,不可下之,下之则发微热;若亡脉厥者,当脐握热。

诸虚者,不可下之,下之则大渴;求水者,易愈;恶水者,剧。

脉濡而弱,弱反在关,濡反在巅,弦反在上,微反在下;弦为阳运,微为阴寒;上实下虚,意欲得温;微弦为虚,虚者不可下也。微弦为咳,咳则吐涎,下之则咳止,而利因不休,利不休则胸中如虫啮,粥入则出,小便不利,两胁拘急,喘息为难,颈背相引,臂则不仁,极寒反汗出,身冷若冰,眼睛不慧,语言不休,而谷气多入,此为除中,口虽欲言,舌不得前。

脉濡而弱,弱反在关,濡反在巅,浮反在上,数反在下;浮为阳虚,数为无血;浮为虚,数生热;浮为虚,自汗出而恶寒,振而寒栗;微弱在关,胸下为急,喘汗而不得呼吸;数为痛,呼吸之中痛在于胁,振寒相搏,形如疟状;医反下之,故令脉数,发热,狂走,见鬼,心下为痞,小便淋漓,小腹甚硬,小便尿血也。

脉濡而紧,濡则卫气微,紧则营中寒;阳微卫中风,发热而恶寒;营紧胃气冷,微呕心内烦;医谓有大热,解肌而发汗;亡阳虚烦躁,心下苦痞坚;表里俱虚竭,卒起而头眩;客热在皮肤,怅怏不得眠;不知胃气冷,紧寒在关元;技巧无所施,汲水灌其身;客热应时而罢,栗栗而振寒;重被而覆之,汗出而冒巅;体惕而又振,小便为微难;寒气因水发,清谷不容闲;呕变反肠出,颠倒不得安;手足为微逆,身冷而内烦;迟欲从后救,安可复追还!

脉浮而紧,浮则为风,紧则为寒;风则伤卫,寒则伤营;营卫俱病,骨节烦疼;当发其汗,而不可下也。

脉浮而大,心下反硬,有热,属脏者,攻之,不令发汗;属腑者,不令溲数。溲数则大便硬,汗多则越甚,脉迟者,尚未可攻也。

伤寒,脉阴阳俱紧,恶寒,发热,则脉欲厥,厥者脉初来大,渐渐小,更来渐大,是其候也;如此者恶寒,甚者,翕翕汗出,喉中痛;若热多者,目赤脉多,睛不慧,医复发之,咽中则伤;若复下之,则两目闭,寒多便清谷,热多便脓血;若熏之,则身发黄;若熨之,则咽燥;若小便利者,可救之;若小便难者,危殆也。

伤寒,发热,口中勃勃气出,头痛,目黄,衄不可制,阴阳俱虚,贪水者必呕,恶水者厥。若下之,则咽中生疮;假令手足温者,必下重便脓血;头痛,目黄者,下之则目闭;贪水者,下之则脉厥;其声嘤嘤,咽喉塞,汗之则战栗;恶水者,下之则里冷,不嗜食,大便完谷出,汗之则口中伤,舌上白苔,烦躁,脉反数,不大便,六七日后必便血,小便不利也。

凡服下汤,得利便止,不必尽剂。

邹解： 仲景以上论述指出了各种可下证、不可下证的鉴别及预后。

"脉浮而大,心下反硬,有热,属脏者,攻之,不令发汗;属腑者,不令溲数。溲数则大便硬,汗多则越甚,脉迟者,尚未可攻也。"《平脉法第一》云:"寸口脉浮而大,有热,心下反硬,属脏者攻之,不令发汗;属腑者不令溲数,溲数则大便硬;汗多则热甚,脉迟者,尚未可攻也。"因此,"汗多则越甚"应该为"汗多则热甚"。

此以前是汗吐下三法之大要也。若能于此例之外,更神而明之,斯道其庶几乎?

邹解： 以上论述了汗吐下三法之大要。仲景指出:期望有超越此《伤寒例》,更加高明的方法。

杂病例第五

问曰：上工治未病，何也？师曰：夫治未病者，见肝之病，知肝传脾，当先实脾。四季脾旺不受邪，即勿补之。中工不晓相传，见肝之病，不解实脾，惟治肝也。夫肝之病，补用酸，助用焦苦，益用甘味之药调之。酸入肝，焦苦入心，甘入脾，脾能伤肾，肾气微弱则水不行，水不行，则心火气盛，心火气盛则伤肺，肺被伤，则金气不行，金气不行，则肝气盛，肝必自愈，此治肝补脾之要妙也。肝虚则用此法，实则不可用之。经曰：勿虚虚，勿实实，补不足，损有余，是其义也。余脏准此。

邹解：《难经·七十七难》曰："经言上工治未病，中工治已病者，何谓也？然：所谓治未病者，见肝之病，则知肝当传之于脾，故先实其脾气，无令得受肝之邪也，故曰治未病焉。中工治已病者，见肝之病，不晓相传，但一心治肝，故曰治已病也。"

《素问·玉机真脏论》云："五脏受气于其所生，传之于其所胜……肝受气于心，传之于脾，气舍于肾，至肺而死。心受气于脾，传之于肺，气舍于肝，至肾而死。脾受气于肺，传之于肾，气舍于心，至肝而死。肺受气于肾，传之于肝，气舍于脾，至心而死。肾受气于肝，传之于心，气舍于肺，至脾而死……五脏相通，移皆有次。五脏有病，则各传其所胜。"

《灵枢·九针论》云："酸入肝，辛入肺，苦入心，甘入脾，咸入肾，淡入胃。是谓五味。"

《素问·至真要大论》亦云："夫五味入胃，各归所喜攻，酸先入肝，苦先入心，甘先入脾，辛先入肺，咸先入肾。"

仲景运用了《黄帝内经》《难经》《阴阳大论》思想，以五行生克、五脏病传理论为基础，制定了杂病制方用药法则。

夫人秉五常，因风气而生长，风气虽能生万物，亦能害万物，如水能浮舟，亦能覆舟。若五脏元真通畅，人即安和；客气邪风，中人多死。千般疢难，不越三条：一者，经络受邪入于脏腑，为内所因也；二者，四肢九窍血脉相传,壅塞不通,为外皮肤所中也;三者,房室、金刃、虫兽所伤。以此详之,病由多尽。若人能养慎,不令邪风干忤经络,适中经络,未流传脏腑,即医治之。四肢才觉重滞,即导引吐纳,针灸膏摩,勿令九窍闭塞。更能无犯王法,禽兽灾伤,房室勿令竭乏,服食节其冷热苦酸辛甘,不遗形体有衰,病则无由入其腠理。腠者,是三焦通会元真之处,为血气所注;理者,是皮肤脏腑之纹理也。

邹解:《素问·玉机真脏论》云:"是故风者,百病之长也。"《素问·风论》亦云:"风者,百病之长也。"仲景此论提出了邪风的发生及预防、治疗方法。更重要的是首提发病三因学说:"千般疢难,不越三条:一者,经络受邪,入于脏腑,为内所因也;二者,四肢九窍,血脉相传,壅塞不通,为外皮肤所中也;三者,房室、金刃、虫兽所伤。"

纹理:原文为文理。

问曰:病人有气色见于面部,愿闻其说? 师曰:鼻头色青,腹中痛,苦冷者死;鼻头色微黑者,有水气;色黄者,胸上有寒;色白者,亡血也。设微赤非时者死。其目正圆者痉,不治;又色青为痛,色黑为劳,色赤为风,色黄者便难,色鲜明者有留饮。

师曰:语声寂寂然喜惊呼者,骨节间病;语声喑喑然不彻者,心膈间病;语声啾啾然细而长者,头中病。

师曰:息摇肩者,心中坚;息引胸中上气者,咳;息张口短气者,肺痿唾沫。

师曰:吸而微数者,其病在中焦,实也,下之则愈;虚者不治。在上焦者,其吸促,在下焦者,其吸远,此皆难治;呼吸动摇振振者,不可治也。

师曰:寸口脉动者,因其旺时而动。假令肝旺色青,四时各随其色,肝色青而反色白,非其时也。色脉非时,法皆当病。

邹解:以上各论,仲景总结了望鼻头、呼吸,闻语声、呼吸,切寸口、观色脉以诊断疾病的方法及相关疾病预后。

问曰:有未至而至,有至而不至,有至而不去,有至而太过,何谓也? 师曰:冬至之后,甲子夜半少阳起,少阳之时,阳始生,天得温和,以未得甲子,天因温和,此未至而至也;以得甲子,而天犹未温和,此为至而不至也;以得甲子,而天大寒不解,此为至而不去也;以得甲子,而天温如盛夏五六月时,此为至而太过也。

邹解:此文探讨了运气交接的各种情况。仲景以冬至之后少阳起,源于《难经》,混淆了运气起始与六脉旺时。

《难经·七难》曰:"冬至之后,得甲子,少阳旺。复得甲子,阳明旺。复得甲子,太阳旺。复得甲子,太阴旺。复得甲子,少阴旺。复得甲子,厥阴旺。旺各六十日,六六三百六十日,以成一岁,此三阴三阳之旺时日大要也。"讲的是一岁之中六脉旺时,少阳脉所旺起于冬至之后。

《黄帝内经》以正月朔日观六气起始至与不至。《素问·六元正纪大论》云:"夫六气者,行有次,止有位,故常以正月朔日平旦视之,睹其位而知其所在矣。运有余,其至先,运不及,其至后,此天之道,气之常也。运非有余非不足,是谓正岁,其至当其时也。"《素问·六微旨大论》篇云:"帝曰:其有至而至,有至而不至,有至而太过,何也? 岐伯曰:至而至者和;至而不至,来气不及也;未至而至,来气有余也。帝曰:至而不至,未至而至如何? 岐伯曰:应则顺,否则逆,逆则变生,变则病。帝曰:善。请言其应。岐伯曰:物生其应也,气脉其应也。"

仲景以冬至后为六气起始时间,指出:"少阳起,少阳之时,阳始生,天得温和。"冬至一阳生,但天气尚未温和,天气温和要在立春之后;如果冬至之时,至而太过,天温如盛夏五六月时。以目前的文献资料,除了此论,尚未有唐代之前以运气起于冬至的论述。

问曰:《经》云:"厥阳独行",何谓也? 师曰:此为有阳无阴,故称厥阳。

问曰:寸脉沉大而滑,沉则为实,滑则为气,实气相搏,血气入脏即死,入腑即愈,此为卒厥,何谓也? 师曰:唇口青,身冷,为入脏,即死;身和,自汗出,为入腑,即愈。

问曰:脉脱,入脏即死,入腑即愈,何谓也? 师曰:非为一病,百病皆然。譬如浸淫疮,从口流向四肢者,可治;从四肢流来入口者,不可治;病在外者可治,入里者即死。

邹解: 仲景此论探讨了厥阳、卒厥、脉脱、浸淫疮的概念及预后。厥阳,在《黄帝内经》《难经》没有论述。《脉经》引《四时经》云:"阴脉且解,血散不通,正阳遂厥,阴不往从。"

问曰:阳病十八,何谓也? 师曰:头项痛腰脊臂脚掣痛。阴病十八,何谓也? 师曰:咳上气喘哕咽痛肠鸣胀满心痛拘急;脏病三十六,腑病三十六,合为一百八病;此外五劳,七伤,六极,妇人三十六病,不在其中。清邪居上,浊邪居下,大邪中表,小邪中里,馨饪之邪,从口入者,宿食也。

邹解: 仲景总结了阳病十八、阴病十八,指出:"脏病三十六,腑病三十六,合为一百八病。"白云阁藏本改为:"五脏病各有十八,合为九十病。六腑病各有十八,合为一百八病。"五脏、六腑发病合为一百八病,有待探讨。

"清邪居上,浊邪居下"出于《素问·阴阳应象大论》:"清气在下,则生飧泄;浊气在上,则生䐜胀。此阴阳反作,病之逆从也。"

问曰:病有急当救里救表者,何谓也? 师曰:病,医下之,续得下利清谷不止,身体疼痛者,急当救里;后身疼痛,清便自调者,急当救表也。
夫病痼疾,加以卒病,当先治其卒病,后乃治其痼疾也。

邹解: 仲景指出了患病误下后,急当救里救表的情况;以及痼疾加卒病的治疗原则。

师曰:五脏病各有所得者,愈;五脏病各有所恶,各随其所不喜为病;如病者素不喜食,而反暴思之,必发热也。
夫病在诸脏,欲攻,当随其所得而攻之;如渴者,与猪苓汤,余仿此。
夫病者手足寒,上气脚缩,此六腑之气绝于外也。下利不禁,手足不仁者,此五脏之气绝于内也。内外气绝者,死不治。

邹解: 仲景论述了五脏病所得、所恶,五脏攻法要随其所得。五脏气决于内,六腑之气绝于外,预后都不好。

师曰：热在上焦者，因咳为肺痿；热在中焦者，为腹坚；热在下焦者，则尿血，或为淋闷不通；大肠有寒者，多鹜溏；有热者，便肠垢；小肠有寒者，其人下重便脓血；有热者，必痔。

问曰：三焦竭，何谓也？师曰：上焦受中焦之气，中焦未和，不能消谷，故上焦竭者，必善噫；下焦承中焦之气，中气未和，谷气不行，故下焦竭者，必遗溺失便。

邹解：仲景论述了三焦病以及大肠、小肠有寒、有热的症状表现。

关于三焦：《难经·三十一难》曰："三焦者，水谷之道路，气之所终始也。上焦者，在心下，下膈，在胃上口，主内而不出，其治在膻中，玉堂下一寸六分，直两乳间陷者是。中焦者，在胃中脘，不上不下，主腐熟水谷，其治在脐旁。下焦者，在胃下脘，膀胱上口，主分别清浊，主出而不内，以传道也，其治在脐下一寸。故名曰三焦，其府在气街。"

《难经·三十八难》曰："腑有六者，谓三焦也。有原气之别焉，主持诸气，有名而无形，其经属手少阳。此外腑也，故言腑有六焉。"

《灵枢·本输》云："三焦者，上合手少阳，出于关冲……三焦下腧，在于足大指之前，少阳之后，出于腘中外廉，名曰委阳，是太阳络也。手少阳经也。三焦者，足少阳、太阴（一本作阳）之所将，太阳之别也，上踝五寸，别入贯腨肠，出于委阳，并太阳之正，入络膀胱，约下焦，实则闭癃，虚则遗溺。遗溺则补之，闭癃则泻之。"又云"三焦者，中渎之府也，水道出焉，属膀胱，是孤之府也。是六腑之所与合者。"

仲景对三焦的认识，显然继承了《灵枢》《难经》的思想。

问曰：病有积，有聚，有繫气，何谓也？师曰：积者，脏病也，终不移处；聚者，腑病也，发作有时，转辗移痛；繫气者，胁下痛，按之则愈，愈而复发，为繫气。诸积之脉，沉细附骨在寸口，积在胸中；微出寸口，积在喉中；在关者，积在脐旁；上关上，积在心下；微出下关，积在少腹；在尺中，积在气冲；脉出左，积在左；脉出右，积在右；脉左右俱出，积在中央；各以其部处之。

邹解：仲景论述了积、聚、谷（榖）气的概念以及以脉诊积的方法。仲景对积、聚的认识源于《难经》。《难经·五十五难》曰："病有积、有聚，何以别之？然：积者，阴气也；聚者，阳气也。故阴沉而伏，阳浮而动。气之所积，名曰积；气之所聚，名曰聚。故积者，五脏所生；聚者，六腑所成也。积者，阴气也，其始发有常处，其痛不离其部，上下有所终始，左右有所穷处。聚者，阳气也，其始发无根本，上下无所留止，其痛无常处谓之聚。故以是别知积聚也。"

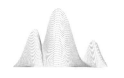

伤寒杂病论卷第四

温病有三：曰春温、曰秋温、曰冬温。此皆发于伏气，夏则病暑，而不病温。冬伤于寒，其气伏于少阴，至春发为温病，名曰春温。

夏伤于湿，其气伏于太阴，至秋燥乃大行，发为温病，名曰秋温。

气不当至而至，初冬乃大寒，燥以内收，其气伏于厥阴，冬至后，天应寒而反温，发为温病，名曰冬温。

春秋病温，此其常；冬时病温，此其变。冬时应寒而反大温，此非其时而蓄其气，及时不病，至春乃发，名曰大温。此由冬不藏精，气失其正，春时阳气外发，二气相搏为病则重，医又不晓病源为治，乃误尸气流传，遂以成疫。

邹解： 仲景温病理论源于《黄帝内经》。《素问·阴阳应象大论》云："冬伤于寒，春必温病；春伤于风，夏生飧泄；夏伤于暑，秋必痎疟；秋伤于湿，冬生咳嗽。"《素问·生气通天论》云："春伤于风，邪气留连，乃为洞泄。夏伤于暑，秋为痎疟。秋伤于湿，上逆而咳，发为痿厥。冬伤于寒，春必温病。四时之气，更伤五脏。"

1. 仲景指出：温病有三：名为春温、秋温、冬温。

2. 温病与五运六气相关：初冬，天气不当至而至，寒气流行；冬天应寒而天气大温；冬至后，天气应寒而反温；秋燥引动伏邪等。

3. 温病发病病因病机：首次提出了"伏气"病因，温病皆发于伏气。冬天伤于寒，寒邪伏在少阴经，与春天生发之气相合，病发春温；夏天伤于湿，湿邪伏于太阴经，与秋燥之气相合，病发秋温；初冬伤于寒，寒邪伏于厥阴,到了冬至之时,天气应寒而反温,寒邪与温邪相合,病发冬温。春温还有一种情况曰大温,其发病是因为冬天天气应寒而大温,当时不发病,到春天温邪与生发之气相合而发温病。温病伏气理论为仲景所倡。

4. 温病的发病时间:冬天伤于寒,春天发温病;冬天伤于大温,春天也发温病;夏天伤于湿,秋天发温病;初冬伤于寒,冬至后发温病。

5. 温病的发病规律:春秋病温,此其常;冬时病温,此其变。夏伤于暑,不发温病。

6. 预后:冬天病温,如发春温则病重,不治或误治后会死亡,造成尸气(尸体携带瘟邪)流行,具有传染性强,形成疫病。仲景在此还提出了尸气病因,区别了温病与疫病。

病春温,其气在上,头痛,咽干,发热,目眩,甚则谵语,脉弦而急,小柴胡加黄连牡丹汤主之。

邹解:仲景曰:"冬伤于寒,其气伏于少阴,至春发为温病,名曰春温。"春天阳气生发,厥阴肝气通于春,其气上升,少阳胆气升发,故其气在上。《素问·四气调神大论》云:"春三月,此谓发陈。"潜伏于少阴之寒邪郁而化火,循肝胆经气升发,故头痛,咽干,发热,目眩,脉弦而急;如少阴郁火甚,则谵语。

小柴胡加黄连牡丹汤方

柴胡半斤 黄芩三两 人参三两 栝蒌根四两 黄连三两 牡丹皮四两 甘草三两(炙) 生姜三两 大枣十二枚(劈)

上九味,以水一斗二升,煮取三升,去滓,温服一升,日三服。

邹解:方以柴胡苦平疏肝胆经热邪,黄芩苦寒治肝胆经热、少阴火疡;栝蒌根、黄连苦寒,清肝胆经、少阴经郁火,治发热;牡丹皮苦辛寒,发散郁火,清热邪;人参味甘微寒,补五脏,除邪气,益气养阴精;生姜辛温,发汗,使邪有出路;甘草、大枣甘平,治寒热邪气,补气养津液,和胃气,调和诸药。以苦寒、苦平入心经之药清肝胆热邪,体现了《难经》"实则泻其子"治则。

病秋温,其气在中,发热,口渴,腹中热痛,下利便脓血,脉大而短涩,地黄知母黄连阿胶汤主之;不便脓血者,白虎汤主之。

邹解:仲景曰:"夏伤于湿,其气伏于太阴,至秋燥乃大行,发为温病,名曰秋温。"《素问·四气调神大论》云:"秋三月,此谓容平,天气以急,地气以明。"长夏之湿邪潜伏于太阴经,故其气在中。湿邪郁而化热,与秋燥之气相合,热、燥交结而发热,脉大而短涩;燥热伤阴而口渴;湿热伤太阴脾,脾虚运化不及而下利,湿热下注而便脓血。如不便脓血,说明没有湿热下注。

地黄知母黄连阿胶汤方

地黄八两　知母四两　黄连三两　阿胶一两
上四味,以水一斗,先煮三味,取三升,去滓,纳胶烊消,温服一升,日三服。

邹解:方以知母苦寒、地黄甘寒养阴清燥热,治发热,口渴,除邪气;黄连苦寒清热邪,治腹痛,下利,便脓血;阿胶甘平,益气养阴,和胃气。

白虎汤方

知母六两　石膏一斤(碎,棉裹)　甘草二两(炙)　粳米六合
上四味,以水一斗,煮米熟,汤成去滓,温服一升,日三服。

邹解:方以知母苦寒清热;石膏辛寒散热,主治发热、口渴;甘草甘平,和胃健脾益气养阴;粳米甘苦平,清热养阴。

病冬温,其气在下,发热,腹痛引少腹,夜半咽中干痛,脉沉实,时而大数,石膏黄连黄芩甘草汤主之;不大便六七日者,大黄黄芩地黄牡丹汤主之。

邹解:仲景曰:"气不当至而至,初冬乃大寒,燥以内收,其气伏于厥阴,冬至后,天应寒而反温,发为温病,名曰冬温。"《素问·四气调神大论》云:"冬三月,此谓闭藏。"阳气收敛,肾气内收,故其气在下。初冬燥、寒之邪伏于厥阴经,郁而化热,故发热、痛引少腹、脉沉实,时而大数;热伤厥阴之阴,而发夜半咽干、咽痛。如果不大便六七日,说明热陷阳明而实。

石膏黄连黄芩甘草汤方

石膏半斤(碎,棉裹) 黄连三两 黄芩四两 甘草二两
上四味,以水一斗,煮取三升,温服一升,日三服。

邹解:方以石膏辛微寒,发散燥热邪气,治夜半咽干、咽痛,腹痛;黄连苦寒清热,治腹痛;黄芩苦平,清热、通利厥阴;甘草甘平,除邪气,和胃气,解毒。

大黄黄芩地黄牡丹汤方

大黄四两 黄芩三两 地黄四两 牡丹皮三两
上四味,以水一斗二升,煮取二升,去滓,分温二服,大便利,止后服。

邹解:厥阴伏邪,内陷阳明而燥实。方以大黄苦寒攻下,荡涤肠胃;黄芩苦寒清热,牡丹皮苦辛寒,发散燥邪、清热邪;地黄甘寒,除邪热积聚。

病温,头痛,面赤,发热,手足拘急,脉浮弦而数,名曰风温,黄连黄芩栀子牡丹芍药汤主之。

邹解：风温发病,其邪为风、火。风性轻扬,火性炎上,故感受风温后头痛,面赤,发热,脉数;风气通于肝,风火扰动肝阴,则见手足拘急,脉浮弦。

黄连黄芩栀子牡丹芍药汤方

黄连三两 黄芩三两 栀子十四枚(劈) 牡丹三两 芍药三两
上五味,以水六升,煮取三升,去滓,温服一升,日三服。

邹解：方以牡丹苦辛寒,发散风火,清热,柔肝,治头痛、手足拘急;黄芩、黄连、栀子苦寒清火,除邪气,治面赤、发热;芍药苦平,柔肝(实则泻其子),清热,除邪气,益气。

病温,其人素有湿,发热,唇焦,下利,腹中热痛,脉大而数,名曰湿温,猪苓加黄连牡丹汤主之。

邹解：湿温病,其邪为湿、火为患。素有湿邪,太阴不利,脾阳不展而下利;复感温热火邪,煎熬津液而发热唇焦;湿火郁于内,而见腹中热痛,脉大而数。

猪苓加黄连牡丹汤方

猪苓一两 茯苓一两 阿胶一两 泽泻一两 滑石一两 黄连一两 牡丹一两
上七味,以水四升,先煮六味,取二升,去滓,纳胶烊消,分温再服。

邹解：方以猪苓甘平,健脾气、解火毒;滑石甘寒清火、利湿;茯苓甘平,治口焦舌干、利湿;泽泻甘寒,清热利湿;牡丹苦辛寒,清热、发散郁火;黄连苦寒清火、治下利;阿胶甘平,健脾和胃,益气养阴。

病温,舌赤,咽干,心中烦热,脉急数,上寸口者,温邪干心也,黄连黄芩阿胶甘草汤主之。

邹解：温邪犯心证，心中烦热，咽干，舌赤，左寸脉急数。此证病因为温邪、火邪，病机为温邪犯心。温热邪气犯于心，煎熬津液而舌赤，咽干；温邪扰心而致心中烦热，左寸脉急数。

黄连黄芩阿胶甘草汤方

黄连一两　黄芩一两　阿胶一两　甘草一两
上四味，以水一斗，先煮三味，取四升，去滓，纳胶烊消，分温三服。

邹解：方以黄连苦寒，清心火，除温邪；黄芩苦寒清火；阿胶甘平，益气养血；甘草甘平，除邪气，和胃气，解温毒。

病温，口渴，咳嗽，衄不止，脉浮而数大，此温邪乘肺也，黄芩石膏杏子甘草汤主之。

邹解：温邪乘肺证，口渴，咳嗽，衄不止，脉浮而数大。温病，温邪犯肺，肺气不宣而咳嗽；温热火邪消灼津液而口渴；鼻为肺窍，火灼鼻络而衄不止；温热火邪迫阳相争，脉浮而数大。

黄芩石膏杏子甘草汤方

黄芩三两　石膏半斤(碎)　杏仁十四枚(去皮尖)　甘草一两(炙)
上四味，以水五升，煮取三升，去滓，温服一升，日三服。

邹解：方以石膏辛微寒，治温邪肺热、口渴；黄芩苦寒，清温热火邪；二药同用以清火止衄；杏仁甘温、甘草甘平，温补脾土以补肺气，虚则补其母。

病温，发热，腰以下有水气，甚则少腹热痛，小便赤数，脉急而数下尺中者，此温邪移肾也，地黄黄柏秦皮茯苓泽泻汤主之。

邹解：温邪移肾证：发热，腰以下有水气，甚则少腹热痛，小便赤数,尺中脉急而数。温热火邪与肾气相搏,症见发热、甚则少腹热痛,小便赤数,尺脉急数;水气不运,而见腰以下有水气。

温邪首先犯心,心火乘肺金,故而温邪乘肺;肺金生肾水,而温邪移于肾,温邪传变有其自身规律。

地黄黄柏秦皮茯苓泽泻汤方

地黄六两 黄柏三两 秦皮二两 茯苓三两 泽泻一两
上五味,以水八升,煮取三升,去滓,温服一升,日三服。

邹解：方以地黄甘寒、泽泻甘寒、茯苓甘平,清温热火邪,助脾土克肾中火;秦皮苦微寒,清温除热;黄柏苦寒清热。

病大温,发热,头晕,目眩,齿枯,唇焦,谵语,不省人事,面色乍青乍赤,脉急大而数者,大黄香蒲汤主之;若喉闭难下咽者,针少商令出血;若脉乍疏乍数,目内陷者,死。

邹解：仲景曰:"冬时应寒而反大温,此非其时而蓄其气,及时不病,至春乃发,名曰大温。此由冬不藏精,气失其正,春时阳气外发,二气相搏,为病则重。"冬天应该寒冷而天气大温,伤及厥阴、少阴,肝、心受邪,故面色乍青乍赤;温邪侵袭,故见发热;邪犯厥阴肝经,而见头晕,目眩;邪犯少阴心经,内陷五脏六腑,可见齿枯,唇焦,谵语,不省人事,脉急大而数;若喉闭难下咽者,为手太阴肺经受邪,故刺少商;脉乍疏乍数,目内陷,为温邪内陷,脏腑精气竭,预后不好。《灵枢·大惑论》云:"五脏六腑之精气,皆上注于目而为之精。"

大黄香蒲汤方

大黄四两 香蒲一两 黄连三两 地黄半斤 牡丹皮六两
上五味,以水一斗,煮取六升,去滓,温服二升,日三服。

邹解：方以大黄苦寒，荡涤肠胃，推陈致新，清热除温邪，引厥阴、心经温热邪气从阳明而出；黄连苦寒清心火温邪，地黄甘寒助大黄清热，牡丹皮苦辛寒清散肺、肝温邪，安五脏；香蒲甘平，主五脏，心下邪气，口中烂臭，坚齿明目聪耳。

温病，下之大便溏，当自愈；若下之利不止者，必腹满，宜茯苓白术甘草汤主之。

邹解：温病用攻下法治疗后，温热邪气从阳明大肠经而出，大便溏而脾不虚，病当自愈；如果下之泻泄不止，说明脾阳受损，虚寒内生而腹满。

茯苓白术甘草汤方

茯苓四两　白术三两　甘草一两(炙)
上三味，以水八升，煮取三升，去滓，温服一升，日三服。

邹解：方以茯苓甘平健脾益气；白术苦温助脾阳，虚则补其母；甘草甘平，补脾益气，安五脏，祛温邪解毒。

风温者，因其人素有热，更伤于风，而为病也。脉浮弦而数，若头不痛者，桂枝去桂加黄芩牡丹汤主之。若伏气病温，误发其汗，则大热烦冤，唇焦，目赤，或衄，或吐，耳聋，脉大而数者，宜白虎汤；大实者，宜承气辈；若至十余日则入于里，宜黄连阿胶汤。何以知其入里？以脉沉而数，心烦不卧，故知之也。

邹解：风温是因为患者素有温热邪气内伏，再感受风邪而发病。风为百病之长，通于肝，故脉弦而数；如果误用发汗法，伤及脏腑阴精，可见高热烦闷，唇焦，目赤，或衄，或吐，耳聋，脉大而数；如果病情迁延十余日后，风温邪热内陷，胃气不和，精气竭，可见脉沉而数，心烦不卧。《素问·厥论》云："胃不和则精气竭。"《素问·逆调论》云："胃不和则卧不安。"

桂枝去桂加黄芩牡丹汤方

芍药三两 甘草二两(炙) 生姜三两(切) 大枣十二枚(劈) 黄芩三两 牡丹皮三两

上六味,以水八升,煮取三升,去滓,温服一升,日三服。

邹解: 方以芍药味苦平,祛风清温,肝受风温邪热,实则泻其子;黄芩苦寒清热;甘草、大枣甘平和胃气,解风热温毒。

白虎汤方(见前)

大承气汤方

大黄四两(酒洗) 厚朴半斤(制) 枳实五枚(炙) 芒硝三合

上四味,以水一斗,先煮二物,取五升,去滓,纳大黄,更煮取二升,去滓,纳芒硝,更上微火,一两沸,分温再服,得下,余勿服。

邹解: 方以大黄苦寒,荡涤肠胃,逐热祛温;枳实苦寒,清热除温;朴硝苦寒,除温热邪气,逐胃腑积聚,结固,留癖;厚朴苦温,治伤寒、寒热入腑,寒温并用。

小承气汤方

大黄四两(酒洗) 厚朴二两(制) 枳实三枚大者(炙)

上三味,以水四升,煮取一升二合,去滓,分温二服,初服当更衣,不尔尽饮之,若更衣者,勿服之。

邹解: 本方以大黄苦寒,枳实苦寒,厚朴苦温,共奏攻下阳明腑实、除温热邪气之功,为急下之剂。

调胃承气汤方

大黄四两(酒洗) 甘草二两(炙) 芒硝半斤

上三味,以水三升,煮二物至一升,去滓,纳芒硝,更上微火,煮令沸,少少温服之。

邹解： 方以大黄苦寒,芒硝苦寒,甘草甘平,共奏急下阳明腑实,攻逐温热邪气,调和胃气之效。

黄连阿胶汤方

黄连四两 芍药二两 黄芩二两 阿胶三两 鸡子黄三枚

上五味,以水六升,先煮三物,取二升,去滓,纳阿胶烊消,小冷,纳鸡子黄,搅令相得,温服七合,日三服。

邹解： 病情迁延十余日后,风温邪热内陷,证见脉沉而数,心烦不卧。方以大剂黄连苦寒清温邪内热;黄芩苦寒,芍药苦平,助黄连清热除温;阿胶甘平,为血肉有情之物,健脾益气,养精血和胃;鸡子黄为阴精之物,清热、养脏腑之精。

病温,治不得法,留久移于三焦,其在上焦,则舌蹇(謇),神昏,宜栀子汤;其在中焦,则腹痛而利,利后腹痛,唇口干燥,宜白虎加地黄汤;其在下焦,从腰以下热,齿黑,咽干,宜百合地黄牡丹皮半夏茯苓汤。

邹解： 仲景对三焦的认识,继承了《灵枢经》《难经》的思想,《难经·三十一难》曰:"三焦者,水谷之道路,气之所终始也。上焦者,在心下,下膈,在胃上口,主内而不出……中焦者,在胃中脘,不上不下,主腐熟水谷……下焦者,在胃下脘,膀胱上口,主分别清浊,主出而不内,以传道也。"《难经·三十八难》曰:"腑有六者,谓三焦也。有原气之别焉,主持诸气,有名而无形,其经属手少阳。此外腑也,故言腑有六焉。"温病治疗不及时,温热火邪移于上焦,因其在心下,故可致舌蹇,神昏,经云:心开窍于舌,心主神明;如果温热火邪移于中焦,中焦在胃中脘,故可见腹痛而利,利后腹痛,唇口干燥之症;其在下焦,下焦在胃下脘,膀胱上口,故临证见腰以下热,齿黑,咽干。三焦发病属于腑证,邪入较深。

舌蹇:应为舌謇。

栀子汤方

栀子十六枚(劈) 黄芩三两 半夏半斤 甘草二两
上四味,以水四升,先煮栀子,取二升半,去滓,纳三味,煮取一升,去滓,分温再服。

邹解:此为治上焦温病方。方以栀子苦寒,清热除温邪,治五内邪气;黄芩苦寒,清热除温;半夏辛平,清热散上焦温邪,治心下坚;甘草甘平,主五脏六腑温热邪气,解温毒,和胃益气。

白虎加地黄汤方

知母六两 石膏一斤(碎) 甘草二两(炙) 粳米六合 地黄六两
上五味,以水一斗,煮米熟,汤成去滓,温服一升,日三服。

邹解:此为治中焦温病方。方以知母苦寒,清热除温邪,治热中,除中焦邪气;石膏辛微寒,发散中焦温热邪气,治口干苦焦,不能息,腹中坚痛,除温邪;地黄甘寒,清热除中焦温邪,治中焦为温邪所伤,消中焦温热积聚;甘草甘平,和胃健脾养气阴,解温毒;粳米甘苦平,清热解温毒,养阴精。

百合地黄牡丹皮半夏茯苓汤方

百合七枚(劈) 地黄汁一升 牡丹皮六两 半夏一升 茯苓四两
上五味,先以水洗百合,渍一宿,当白沫出,去其水,别以水二升,煮取一升,去滓,别以泉水四升,煮三味,取二升,去滓,纳地黄汁,与百合汁,更上火,令沸,温服一升,日三服。

邹解:此为治下焦温病方。方以百合甘平,健脾以克肾水,补中益气,利大小便,以治腰以下热,齿黑;地黄汁甘寒,除下焦温热积聚,养脾精以滋肾精,治咽干;牡丹皮苦辛寒,清下焦热,发散温热邪气,安五脏;半夏辛平,发散温热邪气,治喉咽肿痛;茯苓甘平,治下焦温热烦满,咽干,利小便,健脾益气,养阴。

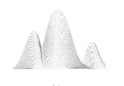

伤寒杂病论卷第五

邹解：仲景在《伤寒杂病论》论述了伤于六气发病的脉证及治疗。六气为病，是中医学病因学的重要内涵，在后世称为"六淫"。六气即风、寒、暑、湿、燥、火，在《素问》七篇大论称为六元，为本气，六气之化为正常的自然现象，六气之变可以称为发病病因。《素问·至真要大论》云："夫百病之生也，皆生于风寒暑湿燥火，以之化之变也。"

伤暑病脉证并治第七

伤暑肺先受之，肺为气府，暑伤元气，寸口脉弱，口渴，汗出，神昏，气短，竹叶石膏汤主之。

邹解：伤暑肺先受之，肺为元气之府。暑热为邪伤及元气，可见气短，寸口脉弱；暑热之邪煎熬津液，可见口渴，汗出；暑热上炎，气阴两伤，蒙蔽清窍而见神昏。

竹叶石膏汤方

竹叶两把　粳米半升　半夏半升(洗)　石膏一斤　人参三两　麦门冬一升　甘草二两(炙)

上七味，以水一斗，先煮六味，取六升，去滓，纳粳米，煮取米熟，汤成，温服一升，日三服。

邹解：竹叶苦平，益气止渴，补虚，通神明；石膏辛微寒，清肺热、治口渴；半夏辛平，散肺热、止汗；麦门冬甘平益气,主羸瘦短气;人参甘微寒,清暑热邪气,补元气,安神,开心益智;甘草甘平,益气养阴,解暑热;粳米甘苦平,清热解暑,养阴。

伤暑,发热,汗出,口渴,脉浮而大,名曰中暍,白虎加人参黄连阿胶汤主之。

邹解:暑热伤身而发热,暑热之邪为阳邪,迫津外出而汗出、口渴;暑热扰动阳气而见脉浮而大。此病名为中暍。

白虎加人参黄连阿胶汤方

知母六两 石膏一斤(碎,棉裹) 甘草二两(炙) 粳米六合 人参三两 黄连三两 阿胶二两

上七味,以水一斗,先煮六味,米熟,汤成去滓,纳胶烊消,温服一升,日三服。

邹解:方以白虎汤清热解暑,生津止渴,加黄连苦寒,清热解暑;人参甘微寒,益气养阴,清热解暑;阿胶甘平,益气养阴。

伤暑,汗出已,发热,烦躁,声嘶,脉反浮数者,此为肺液伤,百合地黄加牡蛎汤主之。

邹解:暑热伤人发热;大汗出后,肺津液耗竭,阴不敛阳而烦躁,肺津液不足而声嘶;暑热扰动肺气而脉浮数。此为暑伤肺液证。

百合地黄加牡蛎汤方

百合七枚 地黄汁一升 牡蛎二两

上三味,先以水洗百合,渍一宿,当白沫出,去其水,另以泉水二升,煮二味,取一升,去滓,纳地黄汁,煮取一升五合,分温再服。

邹解:方以地黄汁甘寒,养脾阴以滋肺津,虚则补其母;百合甘平,

健脾益气,养阴,以养肺气阴,虚则补其母;牡蛎咸平,清暑热,治肺内暑热邪气,实则泻其子。

伤暑,心下有水气,汗出,咳嗽,渴欲饮水,水入则吐,脉弱而滑,栝蒌茯苓汤主之。

邹解:暑热伤人,患者心下有水气,水热交争,暑热之邪迫津外出而汗出;水热交争影响肺的宣发,肺气不宣咳嗽;暑热伤津而口渴欲饮,饮水后与暑热邪气寒热相争,胃气上逆,影响脾的运化转枢而呕吐;肺脾气虚而脉弱,水热交结而脉滑。

栝蒌茯苓汤方

栝蒌大者一枚(共皮子捣) 茯苓三两 半夏三两(洗) 黄连二两 甘草一两(炙)
上五味,以水五升,煮取二升,温服一升,日再服。

邹解:方以栝蒌苦寒,清暑热;茯苓甘平健脾益气,助肺肃降、脾运化水气;黄连苦寒以助清暑热,半夏辛平散暑热,助肺气宣发、肃降;甘草甘平,健脾益气和胃。

伤暑,发热,无汗,水行皮中故也,脉必浮而滑,先以热水灌之,令汗出,后以竹茹半夏汤与之。

邹解:暑热伤人而发热,如果无汗,乃津液不能外出,是水气滞留在皮腠的原因,脉见浮滑。喝热开水温助阳气发散而出汗。

竹茹半夏汤方

竹茹二两 栝蒌根二两 茯苓三两 半夏半升
上四味,以水五升,煮取三升,分温三服。

邹解:竹茹,《神农本草经》作竹叶,味苦,平,主咳逆上气,根作汤,益气止渴,补虚下气,实通神明,轻身益气。《证类本草》载:"皮茹,微寒。主呕,温气,寒热,吐血,崩中,溢筋。"方以竹茹苦平,清暑热;以栝蒌根苦寒,清暑热;半夏辛平,宣发肺气以散热,行皮腠之水;茯苓甘平健脾行气以化水气。

太阳中热者,暍是也。其人汗出,恶寒,身热而渴,白虎加人参汤主之。

邹解:太阳经感受暑热邪气,称为中暍。病人症状表现为:热邪迫津外出而出汗,阳气外脱而怕冷,暑热内伤而身热,暑热伤阴而口渴。

白虎加人参汤方

知母六两　石膏一两(碎,棉裹)　甘草二两(炙)　粳米六合　人参三两
上五味,以水一斗,煮米熟,汤成去滓,温服一升,日三服。

邹解:方以白虎汤清热解暑,生津止渴,人参甘微寒益气养阴助阳,清热解暑。

太阳中暍,身热,疼重,而脉微弱者,以夏月伤冷水,水行皮中所致也,猪苓加人参汤主之;一物瓜蒂汤亦主之。

邹解:太阳经中暍为暑热所伤,故见发热;暑热之邪迫津外出,更伤冷水,水气不能透达皮肤之外,而行皮腠之间,太阳经气不利而身体疼痛,困重;水阻皮腠,阳气不能外达,故脉微弱。

猪苓加人参汤方

猪苓一两　茯苓一两　滑石一两　泽泻一两　阿胶一两　人参三两
上六味,以水四升,先煮五味,取二升,纳阿胶烊消,温服七合,日三服。

邹解:方以猪苓甘平,健脾益气,解毒蛊,利水道,助肺气宣发肃降,

通调水道；人参甘微寒,清暑热,补脾益肺,益气养阴；茯苓甘平,健脾益肺,通调水道；滑石味甘寒,清暑热,利小便,益精气；泽泻味甘寒,清暑热,养五脏,益气力,行水；阿胶甘平,益气养阴。

一物瓜蒂汤方

瓜蒂二十个
上锉,以水一升,煮取五合,去滓,顿服。

邹解：瓜蒂,《神农本草经》云："味苦,寒。主大水身面四肢浮肿,下水,杀蛊毒,咳逆上气,及食诸果,病在胸腹中,皆吐下之。"以其苦寒清暑热,通利水气留停皮腠。

凡病暑者,当汗出,不汗出者,必发热,发热者,必不汗出也,不可发汗,发汗则发热,烦躁,失声,此为肺液枯,息高气贲者,不治。

邹解：暑热伤人,应当出汗,不出汗者,热邪内郁,一定会发热。发热不汗出者,不可以用发汗解表法,如误用发汗,就会发热,烦躁,失声,此为肺液枯竭,肺气喘满,为不治之证。

伤暑,夜卧不安,烦躁,谵语,舌赤,脉数,此为暑邪干心也,黄连半夏石膏甘草汤主之。

邹解：暑邪犯心证：夜卧不安,烦躁,谵语,舌赤,脉数。暑热伤人,邪犯心,暑热与心火相交,煎熬心精,症见夜卧不安,烦躁,谵语,舌赤,脉数。

黄连半夏石膏甘草汤方

黄连三两 半夏半升 石膏一斤(碎,棉裹) 甘草二两(炙)
上四味,以水五升,煮取三升,去滓,温服一升,日三服。

邹解：方以黄连苦寒,清心火,消暑热；石膏辛微寒,清暑热；半夏辛平,散热外出;甘草甘平,益气养阴,解暑温。

太阳中暍,发热,恶寒,身重疼痛,其脉弦细芤迟,小便已,洒洒然毛耸,手足逆冷;小有劳身即热,口开,前板齿燥;若发汗,则恶寒甚;加温针,则发热甚;数下之,则淋甚;白虎加桂枝人参芍药汤主之。

邹解: 中暍为暑热所伤,故见发热;更感寒邪,首犯太阳,经气不利,故恶寒,身体疼痛;暑热伤精血而脉弦细芤,寒气阻滞经脉而脉迟。小便后排出水液,阴津不足,寒热交错,阴阳气不相顺接,故毛孔怕冷,手足逆冷;劳则耗气,阳气外浮而身热,身热而张口喘息,暑热伤阴而齿燥。如果误用汗法,则伤及气阴,不能御寒,症见恶寒加重;如果用温针,温助暑热,使发热加重;如果过用下法会更伤阳气,影响膀胱气化而导致严重的小便淋沥。

白虎加桂枝人参芍药汤方

知母六两　石膏一斤(碎,棉裹)　甘草二两(炙)　粳米六合　桂枝一两　人参三两　芍药二两

上七味,以水八升,煮米熟,汤成,温服一升,日三服。

邹解: 方以白虎汤清热解暑,加桂枝辛温助阳,发散寒邪;知母苦寒,清热,主消渴,热中,除邪气,益气养阴;石膏辛微寒,清热,发散暑邪;人参甘微寒,益气养阴,清热除暑;芍药苦寒,清暑热;粳米甘苦平,清热解暑,养阴;甘草甘平,益气养阴,解暑热。

伤暑,脉弱,口渴,大汗出,头晕者,人参石膏汤主之。

邹解: 暑热伤人,消灼气阴,而见头晕,大汗出,口渴,脉弱。

人参石膏汤方

人参三两　石膏一斤(碎,棉裹)　竹叶一把　黄连一两　半夏半升(洗)

上五味,以水六升,煮取三升,去滓,温服一升,日三服。

邹解:方以人参甘微寒,益气养阴,清暑热;石膏辛微寒,清热散暑,养肺阴;黄连苦寒,清热解暑;竹叶苦平,益气止渴,清暑热邪气;半夏味辛平,发散暑热,治头眩,止汗。

伤暑者,头不痛,头痛者风也,头重者湿也。

邹解:暑热伤人,头不痛。如果有头痛,为复感风邪;如果有头沉重,则为复感湿邪。

热病脉证并治第八

热之为病,有外至,有内生。外至可移,内有定处,不循经序,舍于所合,与温相似,根本异源,传经化热,伏气变温,医多不晓,认为一体,如此杀人,莫可穷极。为子条记,传与后贤。

邹解:热病有内生,有外至。热病传变,舍于所合之脏,与温病相似,不循经络传变。仲景所论之热有外热和内热。外热即《黄帝内经》所论之火,暑、温、热皆属热病,而《素问·热论》云:“今夫热病者,皆伤寒之类也。”这就要求我们详加区别。内热之病,常见脏腑之热有心火为病可为热,肝火上炎可为热,胃火可为热等。《素问·至真要大论》指出了火、热的病机:“诸热瞀瘛,皆属于火……诸禁鼓栗,如丧神守,皆属于火……诸逆冲上,皆属于火;诸胀腹大,皆属于热;诸躁狂越,皆属于火……诸病有声,鼓之如鼓,皆属于热;诸病胕肿,疼酸惊骇,皆属于火;诸转反戾,水液浑浊,皆属于热……诸呕吐酸,暴注下迫,皆属于热。”说明了火、热发病之变化。

此篇以下所论皆为外至之热,没有论述内生之热,而且热邪外犯,直接乘于五脏发病。

热病,面赤,口烂,心中痛,欲呕,脉洪而数,此热邪干心也,黄连黄芩泻心汤主之。

邹解：火热之邪犯心，与心火相交，症见面赤，口烂，心中痛，欲呕，脉洪而数；火热之邪太过，心火扰脾土，脾胃不和而欲呕。

黄连黄芩泻心汤方

黄连三两　黄芩二两
上二味，以水二升，煮取一升，分温再服。

邹解：方以黄连、黄芩苦寒，清心火，泻热邪。

热病，身热，左胁痛，甚则狂言乱语，脉弦而数，此热邪乘肝也，黄连黄芩半夏猪胆汁汤主之。

邹解：火热之邪外犯，乘于肝脏受邪，症见发热，左胁痛，甚则狂言乱语，脉弦而数。

黄连黄芩半夏猪胆汁汤方

黄连二两　黄芩三两　半夏一升　猪胆大者一枚(取汁)
上四味，以水六升，先煮三物，取三升，去滓，纳胆汁和合，令相得，分温再服。

邹解：以黄连、黄芩苦寒清热，半夏辛平发散热邪，猪胆汁咸、苦、寒，清泻热邪。《神农本草经》载豚卵，不载猪胆汁。《证类本草》云：猪"胆主伤寒热渴。臣禹锡等谨按大便不通通用药云：猪胆，微寒。"《素问·脏气法时论》云"大豆、豕肉、栗、藿皆咸。"而胆汁苦，因此猪胆汁应该咸、苦、寒。

热病，腹中痛，不可按，体重，不能俯仰，大便难，脉数而大，此热邪乘脾也，大黄厚朴甘草汤主之。

邹解：外来火热之邪乘脾，影响脾的运化功能，症见腹中痛，不可按，身体沉重，不能俯仰，大便难，脉数而大。

大黄厚朴甘草汤方

大黄四两　厚朴六两　甘草三两
上三味，以水五升，煮取二升，服一升，得大便利，勿再服。

邹解：方以大黄苦寒泻下热邪，厚朴苦温助心温脾并佐制大黄苦寒，甘草甘平健脾益气。

热病，口渴，喘，嗽，痛引胸中，不得太息，脉短而数，此热邪乘肺也，黄连石膏半夏甘草汤主之。

邹解：邪热乘肺，热邪留恋，煎熬津液而口渴，脉短而数；肺气不宣而咳嗽，肺气不降而喘；肺气不利，宣发肃降功能失常，而见痛引胸中，不得太息。

黄连石膏半夏甘草汤方

黄连一两　石膏一斤(碎,棉裹)　半夏半升(洗)　甘草三两
上四味，以水六升，煮取三升，去滓，温服一升，日三服。

邹解：方以黄连苦寒清热；石膏辛微寒，宣肺清热；半夏辛平，降肺气散热邪，下气，治咳逆；甘草甘平，解热毒，健脾补肺。

热病，咽中干，腰痛，足热，脉沉而数，此热邪移肾也，地黄黄柏黄连半夏汤主之。

邹解：热邪移肾，可见腰痛，足热，脉沉；邪热伤及肾精而咽干，邪热留恋而脉数。

地黄黄柏黄连半夏汤方

地黄半斤 黄柏六两 黄连三两 半夏一升(洗)
上四味,以水八升,煮取三升,去滓,温服一升,日三服。

邹解: 方以地黄甘寒养脾阴以制肾热,培土克水法;黄柏、黄连苦寒清热;半夏辛平散热邪。

湿病脉证并治第九

湿气为病,内外上下,四处流行,随邪变化,各具病形,按法诊治,勿失纪纲。湿气在上,中于雾露,头痛,项强,两额疼痛,脉浮而涩者,黄芪桂枝茯苓细辛汤主之。

邹解: 湿邪为患,内、外、上、下都可发病,到处流行,根据邪气所在位置不同,病情各有不同,以法诊治,不要失于纲领。
湿气在上,是感受雾露之湿,阻碍气机,症见头痛,项强,两额疼痛,脉浮而涩。

黄芪桂枝茯苓细辛汤方

黄芪三两 桂枝二两 茯苓三两 细辛一两
上四味,以水五升,煮取三升,去滓,温服一升,日三服。

邹解: 方以黄芪甘微温,健脾益气,祛湿邪;桂枝辛温,补肺气,以肃降水气;茯苓甘平,健脾益气,渗湿;细辛辛温,补肺,助水气肃降,治头痛,风湿。

湿气在下,中于水冷,从腰以下重,两足肿,脉沉而涩者,桂枝茯苓白术细辛汤主之。

邹解：水冷之气伤人，湿气从下而生，阻遏肾阳，症见腰以下重，两足浮肿，脉沉而涩。

桂枝茯苓白术细辛汤方

桂枝三两　茯苓四两　白术三两　细辛二两

上四味，以水六升，煮取二升，去滓，温服一升，日再服。

邹解：方以桂枝、细辛辛温补肺，助水气肃降，通调水之上源；茯苓甘平，健脾益气，白术苦温，助心火以温脾土，治寒湿痹，燮理中焦水道；此为治下从上、中之法。

湿气在外，因风相搏，流于经络，骨节烦疼，卧不欲食，脉浮缓，按之涩，桂枝汤微发其汗，令风湿俱去；若恶寒，身体疼痛，四肢不仁，脉浮而细紧，此为寒气，并桂枝麻黄各半汤主之。

邹解：风湿相搏，湿气在外，流注经络，经气不利，症见骨节疼痛，脉浮缓，按之涩；骨节疼痛，不能行走而卧床；卧床日久，脾气不运，致胃气不和，故不欲食。用桂枝汤微微发汗，使风湿俱去；如果有寒气，风、寒、湿相搏，症见身体疼痛，四肢不仁，脉浮而细紧。

桂枝汤方

桂枝三两(去皮)　芍药三两　甘草二两(炙)　生姜三两(切)　大枣十二枚(劈)

上五味，㕮咀。以水七升，微火煮取三升，去滓，适寒温，服一升。服已，须臾，啜热稀粥一升余，以助药力，温覆令一时许，遍身漐漐微似有汗者益佳，不可令如水流漓，病必不除。若一服汗出病差，停后服，不必尽剂。若不汗，更服依前法；又不汗，后服小促其间，半日许令三服尽；若病重者一日一夜服，周时观之。服一剂尽，病证犹在者，更作服；若汗不出，乃服至二三剂。禁生冷粘(黏)滑、肉面、五辛、酒酪、臭恶等物。

邹解：以桂枝汤微微发汗，祛风除湿。仲景详细交代了服药方法。

粘滑：应为黏滑。

麻黄汤方

麻黄三两(去节) 桂枝三两(去皮) 甘草一两(炙) 杏仁七十枚(去皮尖)

上四味，以水九升，先煮麻黄，减二升，去上沫，纳诸药，煮取二升半，去滓，温服八合，覆取微似汗，不须啜粥，余如桂枝法将息。

邹解：麻黄汤也为发汗之法，要微微出汗，不要用热粥助药力，否则会致大汗出，风去而湿不去，其他用法同桂枝汤。

覆取微似汗，原文为复取微似汗，考虑仲景一贯用法改，考虑传抄错误。

桂枝麻黄各半汤方

即桂枝汤三合，麻黄汤三合，并为六合，顿服之，将息如桂枝法。

邹解：用桂枝汤、麻黄汤各自如法煎药后，各取三合，一并服药。此非将桂枝汤、麻黄汤的药物各减半放在一起煎煮，而是各自煎煮后，分别取量，临证要鉴别应用。

湿气在内，与脾相搏，发为中满，胃寒相将，变为泄泻。中满宜白术茯苓厚朴汤；泄泻宜理中汤；若上干肺，发为肺寒，宜小青龙汤；下移肾，发为淋漓，宜五苓散；流于肌肉，发为黄肿，宜麻黄茯苓汤；若流于经络，与热气相乘，则发痈脓；脾胃素寒，与湿久留，发为水饮，与燥相搏，发为痰饮，治属饮家。

邹解：湿气在内，阻碍脾气运化，症见中满；如胃素有寒气，寒湿伤脾，变为泄泻；寒湿乘肺，发为肺寒；寒湿移肾，肾阳不展，膀胱气化不利，则小便淋沥不尽；寒湿流注肌肉，脾气运化不利，不能荣养，色黄而肿胀；寒湿流于经络，又遇热邪，寒湿热交结，发为痈疽脓疡；湿邪久留,脾胃素有虚寒,脾不能运化水湿,病发水饮;水饮与燥气相交,化为痰饮,从水饮病治之。

白术茯苓厚朴汤方

白术三两　茯苓四两　厚朴二两(炙,去皮)
上三味,以水五升,煮取一升五合,去滓,分温再服。

邹解:此为治中满方。方以茯苓甘平,健脾益气,运化水湿;白术、厚朴苦温,助心火健脾气,虚则补其母,治寒湿痹。

麻黄茯苓汤方

麻黄二两(去节)　茯苓三两　白术三两　防己一两　赤小豆一升
上五味,以水七升,先煮麻黄,再沸,去上沫,纳诸药,煮取三升,去滓,温服一升,日三服。

邹解:此为寒湿流注肌肉方。以麻黄、白术苦温,温心火助脾土,虚则补其母,发汗,祛湿;茯苓甘平,健脾益气化湿;防己辛平,助肺肃降,通调水道,利大小便,除湿邪;赤小豆《神农本草经》列在大豆黄卷条下,"主下水,排痈肿脓血。"《证类本草》云:"味甘、酸,平,无毒。主下水,排痈肿脓血,寒热,热中,消渴,止泄,利小便,吐逆,卒疝,下胀满。"赤小豆,甘平,用其健脾利水,排痈消肿。

理中汤方

人参三两　干姜三两　白术三两　甘草三两(炙)
上四味,以水八升,煮取三升,去滓,温服一升,日三服。

邹解:此为治寒湿泄泻方。以人参甘微寒,健脾益气,运化水湿;干姜辛温,散脾胃寒气;白术苦温,养心火,健脾阳,虚则补其母;甘草甘平,补脾益气,调和胃气。

小青龙汤方

麻黄三两(去节) 芍药三两 细辛三两 桂枝三两(去皮) 干姜三两 半夏半升(洗)
甘草三两 五味子半升

上八味,以水一斗,先煮麻黄,减二升,去上沫,纳诸药,煮取三升,去滓,
温服一升,日三服。

邹解:此方治疗寒湿乘肺。方以麻黄苦温,解表发汗,祛寒湿;芍
药苦寒敛阴,以防麻黄发散太过;细辛、桂枝、干姜辛温,治肺寒湿气;
半夏辛平,发散肺内寒湿之邪;甘草健脾益气,调和胃气;五味子酸温,
主益气养阴,防辛散太过,此为助木抑金法。

五苓散方

猪苓十八铢(去皮) 泽泻一两六铢 茯苓十八铢 桂枝半两(去皮) 白术十八铢
上五味,捣为散,以白饮和服方寸匕,日三服,多饮暖水,汗出愈。

邹解:此为寒湿移肾方。以猪苓甘平,健脾益气,化湿利水道;泽
泻甘寒,益气力,治寒湿,行水;茯苓甘平,健脾益气,运化水湿;桂枝辛
温发表,温阳散寒;白术苦温,养心火健脾阳以化寒湿,虚则补其母。方
以助土克水法为主。

太阳病,关节疼痛而烦,脉沉而细者,此名湿痹;湿痹之候,其人小便不
利,大便反快,但当利其小便。

邹解:太阳经受病,因关节疼痛而烦,此乃寒湿为病,邪犯太阳经,
故关节疼痛,脉沉而细;寒湿痹阻膀胱而小便不利;寒湿伤脾,则大便
快。治以通利小便,温通膀胱气化为法。

湿家之为病,一身尽疼,发热,身色如熏黄。

邹解：湿为阴邪，阻碍气机，气机不利而全身都疼痛；湿性缠绵，郁久化热而身热不扬；湿热熏蒸，阻碍脾气运化，不能营养肌肉而色见熏黄。

湿家，其人但头汗出，背强，欲得被覆向火，若下之早，则哕，胸满，小便不利，舌上滑苔者，以丹田有热，胸中有寒，渴欲得水，而不能饮，口燥烦也。

邹解：湿邪为患，阻遏阳气，气逆上头，迫津外出，症见但头汗出；湿邪阻碍太阳经气而见背部僵硬；湿为阴邪，阻遏阳气，体寒欲得被覆向火。如果过早应用下法，会干呕、胸满，小便不利，舌苔白滑，此为胸中有寒气，丹田有热气的原因。寒热错杂，表现出渴欲得水，而不能饮水，口中烦乱不适。

湿家下之，额上汗出，微喘，小便利者死；若下利不止者亦死。

邹解：湿邪为患严重，阻遏阳气不展，阳气上冒，额上汗出；胸阳不展而微喘；膀胱气化不利，小便清长不止，预后不好；脾肾阳衰，泄泻不止，预后也不好。

问曰：风湿相搏，一身尽疼，法当汗出而解，值天阴雨不止，医云此可发汗，汗之病不愈者何也？师曰：发其汗，汗大出者，但风气去，湿气在，是故不愈也。若治风湿者，发其汗，但微微似欲出汗者，风湿俱去也。

邹解：风湿相搏，阻碍气机，全身都疼痛，法当汗出而缓解；适逢阴雨天气，医者说可以发汗治疗，发汗后病不痊愈，这是为何？师曰：发汗令汗大出，可以祛风，但湿气仍在，故不愈。所以治疗风湿为病，以微微似欲汗出，让风湿同时消除。

湿家病，身上疼痛，发热，面黄而喘，头痛，鼻塞而烦，其脉大，自能饮食，腹中和无病，病在头中寒湿，故鼻塞，纳药鼻中，则愈。

邹解：湿邪为患，阻遏阳气，气机不利，身体疼痛；湿遏日久化热，症见头痛、发热、鼻塞、面黄、微喘、脉大。如果饮食自如，说明胃气和,脾胃功能正常,对身体没有大的妨碍;如果湿邪在头部,再感受寒气,寒湿困阻于上,引起鼻塞,用外治法把药放在鼻中,可以治愈。

鼻塞方

蒲灰 细辛 皂荚 麻黄

上四味,等分为末,调和,纳鼻中少许,嚏则愈。

邹解:方以蒲灰甘温(蒲黄甘平,烧灰后得火变温),益气助阳,散头中寒湿;细辛辛温散寒,主咳逆,头痛,祛湿;皂荚辛咸温,散寒祛湿,温阳;麻黄苦温,主伤寒头痛,发表,出汗,止咳逆上气,除寒,治头部寒湿。

湿家,身烦疼,可与麻黄加术汤发其汗为宜,慎不可以火攻之。

邹解:湿邪为患,阻遏阳气,气机不利,则身体疼痛,可以用麻黄加术汤发汗治疗,不可以用温热助火的方法治疗。

麻黄加术汤方

麻黄三两(去节) 桂枝二两(去皮) 甘草一两(炙) 白术四两 杏仁七十个(去皮尖)

上五味,以水九升,先煮麻黄,减二升,去上沫,纳诸药,煮取二升半,去滓,温服八合,覆取微汗,不得汗再服,得汗,停后服。

邹解:方以麻黄苦温,解表发汗,表散湿气;桂枝辛温解表,补肺气以通调水道,利水湿;白术苦温,助心火以补脾气,虚则补其母,温脾利湿;甘草甘平,益气健脾,化湿。

病者一身尽疼,发热,日晡所剧者,此名风湿。此病伤于汗出当风,或久伤取冷所致也,可与麻黄杏仁薏苡甘草汤。

邹解:风湿,伤于汗出受风,或久伤受冷,湿与风寒相搏,患者全身都疼痛；发热，日晡时发作剧烈为湿邪特点。

日晡：下午3点到5点。

麻黄杏仁薏苡甘草汤方

麻黄一两　杏仁二十枚(去皮尖)　薏苡一两　甘草一两(炙)

上四味，以水六升，先煮麻黄，去上沫，纳诸药，煮取三升，去滓，温服一升，日三服。

邹解：方以麻黄苦温，解表发汗，表散湿气；杏仁甘温，健脾温阳，助肺气宣发肃降，化湿利水；薏苡仁甘微寒，益气健脾养阴，治风湿痹，下气；甘草味甘平，益气健脾，助脾运化水湿。

风湿，脉浮，身重，汗出，恶风者，防己黄芪汤主之。

邹解：风湿病，风湿相加，阻碍脾气，不能运化水湿而身重；风重于湿，阴阳不和，风湿阻碍肺脾气机而汗出，恶风，脉浮。

防己黄芪汤方

防己二两　甘草一两(炙)　白术一两　黄芪二两　生姜一两　大枣十二枚(劈)

上六味，以水一斗，煮取五升，去滓，再煎取三升，温服一升，日三服；喘者，加麻黄五分；胃中不和者，加芍药三分；气上冲者，加桂枝三分；下有陈寒者，加细辛三分；服后当如虫行皮中，从腰下如冰，后坐被上，又以一被绕之，温，令有微汗，差。

邹解：方以防己辛平，助肺宣发肃降，除风湿邪，利大小便；黄芪甘微温，益气健脾，运化水湿，祛风；白术苦温，助心火健脾土以运化水湿；甘草甘平，益气健脾，调和阴阳，助脾运化水湿。

伤寒八九日，风湿相搏，不能自转侧，不呕，不渴，脉浮虚而涩者，桂枝附子汤主之；若大便坚，小便自利者，白术附子汤主之。

邹解：伤寒八、九日，寒邪再传阳明，再感受风湿，没有呕吐、口渴的阳明经症状，表现风湿相搏之机，表里俱有邪，邪在表而不能自转侧，脉浮；邪在里脉虚而涩。如果大便坚硬，小便自利，说明邪气在胃腑。

桂枝附子汤方

桂枝四两(去皮)　附子二枚(炮)　甘草二两(炙)　生姜三两(切)　大枣十二枚(劈)
上五味，以水六升，煮取三升，去滓，分温三服。

邹解：此方以表里俱治，发表为主。方以桂枝、生姜辛温发表，祛风除湿；附子辛温通阳，逐在里的风、寒、湿邪，主风寒湿邪气，温中；甘草、大枣甘平，补中益气，健脾运湿。

白术附子汤方

白术一两　附子一枚(炮)　甘草二两(炙)　生姜一两半　大枣六枚(劈)
上五味，以水三升，煮取一升，去滓，分温三服，一服觉身痹，半日许再服，三服都尽，其人如冒状，勿怪，即术附并走皮中，逐水气，未得除耳。

邹解：方以白术苦温助心，健脾运湿，虚则补其母；附子辛温通阳，逐在里的风、寒、湿邪；生姜辛温解表，祛风除湿；甘草、大枣甘平，补中益气，健脾运湿。

三剂药后，患者身上像有东西套住的感觉，不要在意，这是术附发水气在皮腠，水湿未除的缘故。

风湿相搏，骨节疼烦，掣痛，不得屈伸，近之则痛剧，汗出，短气，小便不利，恶风，不欲去衣，或身微肿者，甘草附子汤主之。

邹解：此证必有寒。风湿相搏，与寒气交结，故骨节疼烦，掣痛，不得屈伸，近之则痛剧；正邪交争而汗出，湿遏阳气，寒凝经脉而汗出，短气，小便不利，恶风，不欲去衣，或身微肿。

甘草附子汤方

甘草二两(炙) 附子二枚(炮去皮) 白术二两 桂枝四两

上四味,以水六升,煮取三升,去滓,温服一升,日三服。初服得微汗则解;能食,汗出,复烦者,服五合;恐一升多者,服六七合为佳。

邹解:方以桂枝、附子辛温通阳,祛风,解表里寒湿;白术苦温助心,健脾运湿,虚则补其母;甘草甘平,补中益气,健脾运湿。

伤燥病脉证并治第十

伤燥,肺先受之,出则大肠受之,移传五脏,病各异形,分别诊治,消息脉经。

邹解:燥邪伤人,肺先受病;肺与大肠相表里,肺燥传变,大肠受邪;燥邪为病,可以移传五脏,症状各有不同;要分清后诊治,通调经脉。

燥病,口渴,咽干,喘,咳,胸满痛甚则唾血,脉浮短而急,此燥邪干肺也,竹叶石膏杏子甘草汤主之;若移于大肠,则大便难,口渴,欲饮热,脉急大,在下者,麻仁白蜜煎主之。

邹解:燥邪伤及阴津,故口渴、咽干;燥邪犯肺,耗伤肺阴血,症见喘,咳,胸满痛甚则唾血,脉浮短而急;燥邪移于大肠,伤津耗液,故大便难,口渴欲热饮,脉急大。

竹叶石膏杏子甘草汤方

竹叶一把 石膏半斤 杏仁三十枚(去皮尖) 甘草二两

上四味,以水五升,煮取三升,去滓,温服一升,日三服。

邹解: 竹叶苦平,益气止渴,主咳逆上气,治口渴,咽干,咳,喘;石膏辛微寒,养肺阴润燥,主心下逆气惊喘,口干苦焦,不能息;杏仁甘温,健脾温肺,主咳逆上气;甘草甘平,益气健脾,养阴润肺。

麻仁白蜜煎方

麻仁一升 白蜜六合

上二味,以水四升,先煮麻仁,取一升五合,去滓,纳蜜,微沸,和合,令小冷,顿服之。

邹解: 麻仁味甘平,补中益气,润肠通便;白蜜甘平,益气补中,养阴润燥,治口渴欲热饮。

燥病,口烂,气上逆,胸中痛,脉大而涩,此燥邪乘心也,栀子连翘甘草栝蒌汤主之。

邹解: 燥邪乘心,燥火相交,口烂,气上逆,胸中痛,脉大而涩。

栀子连翘甘草栝蒌汤方

栀子十四枚(劈) 连翘二两 甘草二两 栝蒌根四两

上四味,以水七升,煮取三升,去滓,温服一升,日三服。

邹解: 栀子、栝蒌根苦寒,连翘苦平,清心火燥邪,治口烂,热气上逆,胸中痛;甘草甘平,益气,养阴,润燥。

燥病,目赤,口苦,咽干,胁下痛,脉弦而数,此燥邪乘肝也,黄芩牡丹皮栝蒌半夏枳实汤主之。

邹解: 燥邪乘肝,引肝气上逆,化为燥火,症见目赤,口苦,咽干,胁下痛,脉弦而数。

黄芩牡丹皮栝蒌半夏枳实汤方

黄芩三两　牡丹皮二两　栝蒌实大者一枚(捣)　半夏半升(洗)　枳实二枚

上五味,以水五升,煮取三升,去滓,温服一升,日三服。

邹解:方以黄芩苦平、牡丹皮苦辛寒,清火润燥;栝蒌、枳实苦寒,养阴润燥清火;半夏辛平,宣燥降肝气,为助金克木之法。

燥病,色黄,腹中痛不可按,大便难,脉数而滑,此燥邪乘脾也,白虎汤主之。

邹解:燥邪乘脾,伤及脾阴,不能荣养则色黄;燥扰脾气,火燥内盛,引起腹中痛不可按,大便难,脉数而滑。

白虎汤方

知母六两　石膏一斤(碎,棉裹)　甘草二两(炙)　粳米六合

上四味,以水一斗,煮米熟,汤成去滓,温服一升,日三服。

邹解:方以知母苦寒,养心阴助脾阴,虚则补其母;石膏辛微寒,清燥热,主腹中坚痛;甘草甘平,健脾和胃,解燥毒;粳米甘苦平,益气养阴,清热润燥。

燥病,咽干,喉痛,少腹急痛,小便赤,脉沉而急,此燥邪移肾也,地黄黄柏茯苓栝蒌汤主之。

邹解:燥邪移肾,煎熬肾阴,症见咽干、喉痛、脉沉;燥扰命火,相火妄动,而见腹急痛,小便赤,脉急。

地黄黄柏茯苓栝蒌汤方

地黄六两　黄柏三两　茯苓三两　栝蒌根四两

上四味,以水六升,煮取三升,去滓,温服一升,日三服。

邹解:方以地黄甘寒,养脾阴以克肾燥,并补阴精;黄柏、栝蒌根苦寒,清燥火,养阴精,补虚安中;茯苓甘平,利小便,健脾益气以制相火,培土制水法。

伤风脉证并治第十一

风为百病之长,中于面,则下阳明,甚则入脾;中于项,则下太阳,甚则入肾;中于侧,则下少阳,甚则入肝;病变不一,慎毋失焉。

邹解:《素问·风论》云:"风者,百病之长也。"风邪袭面,邪入阳明经,重则进入脾脏;侵袭颈项,邪入太阳经,重则进入肾脏;风邪侵袭两胁,邪入少阳经,重则进入肝脏;病情变化不一样,不得有失。

风病,头痛,多汗,恶风,腋下痛,不可转侧,脉浮弦而数,此风邪干肝也,小柴胡汤主之;若流于腑,则口苦,呕逆,腹胀,善太息,柴胡枳实芍药甘草汤主之。

邹解:风邪入肝,肝气上逆而头痛,脉数;风邪循肝经而动,则腋下痛,不可转侧,脉弦;风性轻扬外浮,伤及卫气则恶风,多汗,脉浮;风邪入胆,肝胆不和,则口苦,呕逆,腹胀,善太息。

小柴胡汤方

柴胡半斤 黄芩三两 人参三两 半夏半升(洗) 甘草三两(炙) 生姜三两(切) 大枣十二枚(劈)

上七味,以水一斗二升,煮取六升,去滓,再煎取三升,温服一升,日三服。

邹解:方治风邪入肝证。以柴胡苦平、黄芩苦寒,清心以泻肝,实则泻其子;半夏辛平、生姜辛温,发散风邪,助金克木;人参味甘微寒,健脾养阴,除邪气;甘草、大枣甘平,益气养阴,调和营卫。人参、甘草、大枣合用,健脾益气,助土抑木,以治风木乘土。

柴胡枳实芍药甘草汤方

柴胡八两 芍药三两 枳实四枚(炙) 甘草三两(炙)
上四味,以水一斗,煮取六升,去滓,再煎取三升,温服一升,日三服。

邹解: 方治风邪入胆证。以柴胡苦平,芍药、枳实苦寒,以清肝胆,实则泻其子;甘草甘平健脾益气养阴,助土抑木,以治风木乘土。

风病,胸中痛,胁支满,膺背肩胛间痛,嗌干,善噫,咽肿,喉痹,脉浮洪而数,此风邪乘心也,黄连黄芩麦冬桔梗甘草汤主之。

邹解: 风邪乘心,《素问·脏气法时论》云:"心病者,胸中痛,胁支满,胁下痛,膺背肩甲间痛,两臂内痛。"风邪扰动心火,胸中痛,胁支满,膺背肩胛间痛,脉浮洪而数;风火上炎灼津,症见嗌干,善噫,咽肿,喉痹。

黄连黄芩麦门冬桔梗甘草汤方

黄连一两(半) 黄芩三两 麦门冬二两 桔梗三两 甘草二两(炙)
上五味,以水六升,煮取三升,去滓,温服一升,日三服。

邹解: 方以黄连苦寒、黄芩苦平,清心火,抑风邪,实则泻其子;桔梗辛微温,散风火邪气,主胸胁痛;麦门冬、甘草甘平,益气养阴,主心腹,结气伤中,解风火毒邪。

风病,四肢懈惰,体重,不能胜衣,胁下痛引肩背,脉浮而弦涩,此风邪乘脾也,桂枝去桂加茯苓白术汤主之;若流于腑,则腹满而胀,不嗜食,枳实厚朴白术甘草汤主之。

邹解：风邪乘脾，影响脾气运化，症见四肢懈惰，身体沉重，不能穿衣服，胁下痛牵引肩背，脉浮而弦涩；风邪入胃，致脾胃不和，腹满而胀，厌食。

桂枝去桂加茯苓白术汤方

芍药三两　甘草二两(炙)　茯苓三两　白术三两　生姜三两(切)　大枣十二枚(劈)

上六味，以水八升，煮取三升，去滓，温服一升，日三服。

邹解：方治风邪乘脾证。以茯苓甘平，健脾益气，助运化；生姜辛温发表，散风邪；芍药苦平、白术苦温，补心火实脾气，虚则补其母，主邪气，止痛，祛风；大枣甘平，益气养阴，主心腹邪气，四肢重，安中养脾。

枳实厚朴白术甘草汤方

枳实四枚(炙)　厚朴二两(炙去皮)　白术三两　甘草一两(炙)

上四味，以水六升，煮取三升，去滓，温服一升，日三服。

邹解：方治风邪入胃证。以枳实苦寒，白术、厚朴苦温、寒温并用，和胃祛风，开胃气；甘草甘平，益气养阴，和胃气。

风病，咳而喘息有音，甚则唾血，嗌干，肩背痛，脉浮弦而数，此风邪乘肺也，桔梗甘草枳实芍药汤主之；若流于大肠，则大便燥结，或下血，桔梗甘草枳实芍药加地黄牡丹汤主之。

邹解：风邪乘肺，《素问·脏气法时论》云："肺病者，喘咳逆气，肩背痛。"风扰肺气，肺气宣发失常，症见咳嗽而喘息有音，肩背痛，脉浮而数；风伤肺阴而嗌干；风气盛，伤肺络可唾血，脉弦；肺与大肠相表里，风邪入大肠，扰动肠液而大便燥结，伤及肠络而便血。

桔梗甘草枳实芍药汤方

桔梗三两 甘草二两 枳实四枚 芍药三两

上四味,以水六升,煮取三升,去滓,温服一升,日三服。

邹解:方治风邪乘肺证。以桔梗辛微温,宣肺气,发散风邪;枳实苦寒,芍药苦平,养心阴以补肺阴,并祛风邪;甘草益气养阴,培土生金。

桔梗甘草枳实芍药加地黄牡丹汤方

桔梗三两 甘草二两 枳实四枚 芍药三两 地黄三两 牡丹皮二两

上六味,以水六升,煮取三升,去滓,温服一升,日三服。

邹解:方治风流大肠证。以桔梗辛微温,宣肺利肠,发散风邪;枳实苦寒,芍药苦平,清心润肺滋肠,并祛风邪;甘草益气养阴,培土生金,润肠;地黄甘寒,养脾阴以润肺滋肠;牡丹苦辛寒,祛风,润肺,滋肠,除大便燥结。

风病,面目浮肿,脊痛不能正立,隐曲不利,甚则骨痿,脉沉而弦,此风邪乘肾也,柴胡桂枝汤主之。

邹解:风邪乘肾,肾为水之下源,风扰肾气,水道不利而见面目浮肿;肾主骨,肾虚则脊痛不能正立,甚则骨痿,脉沉;肾藏精,主男女二阴,风邪扰肾而隐曲不利,脉弦。

柴胡桂枝汤方

桂枝一两半 芍药一两半 甘草一两(炙) 柴胡四两 半夏二合半 人参一两半 黄芩一两半 生姜一两半 大枣六枚(擘)

上九味,以水七升,煮取三升,去滓,温服一升,日三服。

邹解：方以桂枝、生姜辛温，半夏辛平，发散风邪，助肺气以生肾气，虚则补其母；芍药、柴胡苦平，平心火调肾气，消面目浮肿；人参甘微寒，甘草、大枣甘平，益气养阴，培土制水。

寒病脉证并治第十二

寒之为病，肾先受之，其客于五脏之间，脉引而痛；若客于八虚之室，则恶血住留，积久不去，变而成著，可不慎欤！

邹解：寒之为病，肾先受之。寒邪可以侵犯五脏，寒凝经脉而疼痛；如果寒邪客于八虚之室（即血室），寒凝胞络形成瘀血，久留不去，致病情严重。《素问·奇病论》云："胞络者系于肾。"仲景对六气为病以五脏为中心进行辨证论治，此篇探讨五脏受寒之临证表现。

寒病，骨痛，阴痹，腹胀，腰痛，大便难，肩背颈项引痛，脉沉而迟，此寒邪干肾也，桂枝加葛根汤主之；其著也则两腘痛，甘草干姜茯苓白术汤主之。

邹解：寒邪伤肾，肾气虚，肾主骨，主二阴，症见骨痛，阴痹，腹胀，腰痛，大便难，肩背颈项引痛，脉沉而迟。

桂枝加葛根汤方

桂枝三两(去皮) 芍药三两 甘草二两(炙) 生姜三两(切) 大枣十二枚(劈) 葛根四两

上六味，先以水七升，煮葛根，去上沫，纳诸药，煮取三升，去滓，温服一升，日三服，不须啜粥，余如桂枝将息及禁忌法。

邹解：方以桂枝、生姜辛温，解表散寒，温助肺气以助肾气，虚则补其母；芍药苦平，清心，主疝瘕，止痛，利小便，益气；葛根、甘草、大枣甘平，培土制水，主诸痹，起阴气，下利，益气养阴。

甘草干姜茯苓白术汤方

甘草二两（炙）　白术二两　干姜四两　茯苓四两

上四味，以水五升，煮取三升，去滓，温服一升，日三服。

邹解： 方以干姜辛温，散寒温阳；茯苓、甘草甘平，培土制水；白术苦温，助心火制肾寒，治寒痹于肾。

寒病，两胁中痛，寒中行善掣节，逆则头痛，耳聋，脉弦而沉迟，此寒邪乘肝也，小柴胡汤主之；其著也，则两腋急痛，不能转侧，柴胡黄芩芍药半夏甘草汤主之。

邹解： 寒邪侵袭肝脏，肝经凝滞，症见两胁中痛，脉弦而沉迟；肝气携寒气上逆，阻滞经脉而头痛，耳聋；如果寒邪重，肝经拘急，则两腋急痛，不能转侧。

小柴胡汤方（见伤风）

柴胡黄芩芍药半夏甘草汤方

柴胡四两　黄芩三两　芍药二两　甘草二两（炙）　半夏二两

上五味，以水五升，煮取三升，去滓，分温三服。

邹解： 方以半夏辛平，助金克木，发散寒气；柴胡、芍药苦平，黄芩苦寒，清心火以制肝气上逆，实则泻其子；甘草甘平，益气养阴，培土抑木。

寒病，胸胁支满，膺背肩胛间痛，甚则喜悲，时发眩仆而不知人，此寒邪乘心也，通脉四逆汤主之；其著也，则肘外痛，臂不能伸，甘草泻心汤主之。

邹解：寒邪侵犯心脏，《素问·脏气法时论》云："心病者，胸中痛，胁支满，胁下痛，膺背肩甲间痛，两臂内痛。"寒邪扰心，蒙蔽心火，而致胸胁支满，膺背肩胛间痛；心主神明，心阳被遏而致突然头晕，跌倒不省人事；心火被蒙，心气不足，故喜悲。《灵枢·本神》云："心气虚则悲。"如果寒气重，寒凝心经，则肘外痛，臂不能伸。

通脉四逆汤方

甘草二两(炙) 附子大者一枚(生用，破) 干姜三两 人参二两

上四味，以水三升，煮取一升二合，去滓，分温再服。

邹解：方治寒邪乘心证。以附子、干姜辛温通阳散寒，温通心阳；人参甘微寒、甘草甘平，益气养阴。

甘草泻心汤方

甘草四两(炙) 黄芩三两 干姜三两 半夏半升(洗) 人参三两 黄连一两 大枣十二枚(劈)

上七味，以水一斗，煮取六升，去滓，再煎取三升，温服一升，日三服。

邹解：方以干姜辛温、半夏辛平，通阳散寒，人参甘微寒，甘草、大枣甘平，益气健脾，健运四肢，治臂不能伸；黄芩苦平，黄连苦寒，清心泻火，以防寒去火扰。

寒病，腹满肠鸣，食不化，飧泄，甚则足痿不收，脉迟而涩，此寒邪乘脾也，理中汤主之；其著也，则髀枢强痛，不能屈伸，枳实白术茯苓甘草汤主之。

邹解：寒邪侵袭脾脏，伤及脾阳，故腹满肠鸣，食不化，飧泄，甚则足痿不收，脉迟而涩。如果寒邪重，凝滞经脉，脾主四肢，而见髀枢强痛，不能屈伸。

理中汤方

人参三两　干姜三两　甘草三两　白术三两

上四味,以水八升,煮取三升,去滓,温服一升,日三服。

邹解:方以干姜辛温,通阳散寒;人参甘微寒,甘草甘平,益气,养阴,健脾;白术苦温,助心火以温脾土,虚则补其母。

枳实白术茯苓甘草汤方

枳实四枚　白术三两　茯苓三两　甘草一两(炙)

上四味,以水六升,煮取三升,去滓,分温三服。

邹解:方以白术苦温,助心火以温脾土,虚则补其母;茯苓、甘草甘平,益气健脾;枳实苦寒,养心阴以助脾阴,从阴引阳,平调脾阴脾阳,除寒结,止利,长肌肉,利五脏,益气轻身。

寒病,喘,咳,少气,不能报息,口唾涎沫,耳聋,嗌干,此寒邪乘肺也,脉沉而迟者,甘草干姜汤主之;其著也,则肘内痛,转侧不便,枳实橘皮桔梗半夏生姜甘草汤主之。

邹解:寒邪侵袭肺脏,肺气不宣,而致喘咳;寒凝经脉则口唾涎沫;肺气虚则少气不能报息,耳聋,嗌干,脉沉而迟。《素问·脏气法时论》云:"肺病者,喘咳逆气……虚则少气不能报息,耳聋嗌干。"如果寒邪重,凝滞肺经,而见肘内痛,转侧不便。

甘草干姜汤方

甘草四两(炙)　干姜二两(炮)

上二味,以水三升,煮取一升五合,去滓,分温再服。

邹解:方以干姜辛温,助肺发散寒邪;甘草甘平,补脾气,益肺气,培土生金,虚则补其母。

枳实橘皮桔梗半夏生姜甘草汤方

枳实四枚　橘皮二两　桔梗三两　半夏半升(洗)　生姜三两(切)　甘草二两(炙)

上六味,以水八升,煮取三升,去滓,温服一升,日三服。

邹解:方以橘皮、生姜辛温,桔梗辛微温,半夏辛平,通阳散寒,温通肺经;枳实苦寒,养心阴以助脾阴,除寒结,止利,长肌肉,利五脏,益气轻身;甘草甘平,补脾气益肺气,培土生金,虚则补其母。

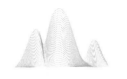

伤寒杂病论卷第六

辨太阳病脉证并治上

太阳之为病,脉浮,头项强痛,而恶寒。

邹解：太阳之为病,指足太阳膀胱经发病。《素问·热论》云："伤寒一日,巨阳受之,故头项痛腰脊强。"《伤寒例》云："尺寸俱浮者,太阳受病也,当一二日发。以其脉上连风府,故头项痛,腰脊强。"仲景在《伤寒例》对此条做出了解释,与此条互为一体。

《伤寒杂病论》卷六至卷十一,是仲景在继承《素问·热论》理论的基础上,创新发展六经六气发病规律及治疗方法,形成了丰富的伤寒病临床理论。

仲景在"寒病脉证并治"中指出了："寒之为病,肾先受之,其客于五脏之间,脉引而痛。"详细论述了五脏受寒的发病特点和治疗方法。而《平脉法第一》云："风寒所中,先客太阳。"论述了伤寒病的不同感邪途径。如果从经络相互络属关系分析,二者是一致的。《灵枢·经脉》云："肾足少阴之脉……贯脊,属肾,络膀胱。""膀胱足太阳之脉……络肾属膀胱。"足少阴肾经属肾络膀胱,足太阳膀胱经属膀胱络肾,因此寒邪侵袭,先犯太阳经,如果从五脏讨论,则肾先受之。

需要进一步指出的是,寒邪为病,各有不同。感于天时之寒邪,如太阳寒水司天,或六气主客为太阳寒水,或岁运为太羽,或岁运为少宫,因五运六气运动而产生的寒邪病因,对所有的人发病会尽皆相似,虚寒体质的人更易感邪。感邪后或犯六经,或犯于肾,或犯于肺,以临床实际为准。而因天气突然变化(如早晚温凉,突发冷空气、淋雨等),饮食生冷,接触寒冷环境,涉冷水,当今所用空调等引起的寒邪为患,也要根据病情表现,具体问题具体分析。《素问·热论》对六经感寒理论作专篇论述,仲景《伤寒杂病论》做了创新发挥,五脏受寒仲景也做了详细论述。可以看出,仲景以五脏为中心进行辨机论治的六气是天之六气所化六淫;而以六经辨机论治的六气是人之三阴三阳,即藏于六经之中的六气:太阳、阳明、少阳、太阴、少阴、厥阴。六经伤寒揭示的是寒邪在六经传变过程中与经中六气相互作用人体出现的各种变化。

太阳病,发热,汗出,恶风,脉缓者,名为中风。

太阳病,或已发热,或未发热,必恶寒,体痛,呕逆,脉阴阳俱紧者,名曰伤寒。

邹解:以上两条论述了太阳中风与太阳伤寒,二者是两种不同的疾病。以发热,汗出,恶风,脉缓,为中风;以恶寒,体痛,呕逆,脉紧,为伤寒。

从病因来看:中风即伤于风邪,伤寒即伤于寒邪。《平脉法第一》云:"寸口脉浮而紧,浮则为风,紧则为寒。"《难经·五十八难》曰:"伤寒之脉,阴阳俱甚而紧涩。"

从病机分析:中风伤卫,伤寒伤营。《平脉法第一》云:"风则伤卫,寒则伤营。"仲景从营卫理论论病机。

从症状分析:太阳经伤于风邪而恶风,卫气外浮,迫津外出而汗出;正邪交争而发热;脉浮缓为风伤卫气的表现,脉缓说明气血、卫气和。《平脉法第一》云"气血和者,则脉缓",又云"卫气和,名曰缓"。太阳经感受寒邪,必有恶寒,这是寒邪特点决定的;寒邪收引,凝滞经脉而身体疼痛;凝滞营气而呕逆,因为营气源于胃,营气凝滞可致胃气不和;脉阴阳俱紧为营气凝滞,经脉收引的表现。

脉阴阳指寸口部位,寸为阳,尺为阴。《平脉法第一》云:"脉分寸关尺,寸脉分经以候阳,阳者气之统也;尺脉分经以候阴,阴者血之注也,故曰阴阳。关上阴阳交界,应气血升降,分经以候中州之气。"而《平脉法第二》云:"脉有阴阳,何谓也?师曰:凡脉大、浮、数、动、滑,此名阳也;凡脉沉、涩、迟、弦、微,此名阴也。"作者分析,《平脉法第一》多为仲景撰著的内容,与《伤寒杂病论》内容关系紧密,而《平脉法第二》则多为仲景引用《平脉辨证》内容。

伤寒一日,太阳受之,脉若静者,为不传;颇欲吐,若躁烦,脉数急者,此为传也。

伤寒二三日,阳明、少阳证不见者,此为不传也。

邹解: 以上两条提出了太阳病传与不传的问题。首先需要明确传的是什么?是病传?邪传?还是气传?显然是邪传,邪随气而传。我们知道,六经中有六气,与风、寒、暑、湿、燥、火六气不同,是六经经气,没有经气的流动,邪气无以传变,六经经气中包含先天之气、后天之气(饮食水谷化生的营卫之气、呼吸之气),还包括天地之气等,仲景没有明确指出六经经气。

太阳经感受寒邪第一天,脉阴阳俱紧,是为脉静,表明寒邪没有传变;若出现了营卫不和,引动胃气不和而欲吐,正邪交争而烦躁、脉急数,这就是邪气要传经的表现。

那么,传经之邪为寒邪还是热邪?《素问·水热穴论》云:"人之伤于寒,传而为热。"热是寒邪与正气交争的产物。

感受寒邪的第二三天,没有见到阳明、少阳经症状,为不传。

"证"通"症",仲景的"病脉证并治"是为"病脉症并治"。

太阳病,发热而渴,不恶寒者,为温病;若发汗已,身灼热者,名曰风温。风温为病,脉阴阳俱浮,自汗出,身重,多眠睡,鼻息必鼾,语言难出。若被下者,小便不利,直视失溲;若被火者,微发黄色,剧则如惊痫,时瘛疭;若火熏之,一逆尚引日,再逆促命期。

邹解: 太阳经,感受温热邪气而发热,邪热煎熬津液而口渴,没有恶寒,这是温病。

如果发汗后,身体仍然灼热,这是风温。太阳经感受风温邪气,寸、尺脉俱浮,这是卫气抗邪的表现;卫气携津液外出而自汗出,营卫不和而身重,温邪蒙蔽清窍而睡眠多;温热邪气扰肺气劫肺阴而见鼻息鼾,语言难出。《难经·四十难》曰:"肺主声。"

如果误用下法,会伤及肾气,致小便不利,直视,失溲;如果误用火攻,脾气外浮,皮肤微黄;甚者,火热之药与温热之邪交结,会出现惊痫、瘛疭的症状。《素问·至真要大论》云:"诸热瞀瘛,皆属于火……诸病胕肿,疼酸惊骇,皆属于火。"如果用火攻之法误治还可以活命有期,再误治就命不久了。

仲景此论提出了温邪侵犯太阳经而致温病、风温的症状及误治后表现及预后,结合前论太阳经中风,说明仲景以六经定病位,论述了广义的伤寒。《难经·五十八难》曰:"伤寒有五,有中风,有伤寒,有湿温,有热病,有温病,其所苦各不同。"

病有发热恶寒者,发于阳也;无热恶寒者,发于阴也。发于阳七日愈,发于阴六日愈,以阳数七,阴数六故也。

邹解:《灵枢·营卫生会》云:"卫气行于阴二十五度,行于阳二十五度,分为昼夜,故气至阳而起,至阴而止……故太阴主内,太阳主外,各行二十五度,分为昼夜。夜半为阴陇,夜半后而为阴衰,平旦阴尽而阳受气矣。日中为阳陇,日西而阳衰,日入阳尽而阴受气矣。夜半而大会,万民皆卧,命日合阴。平旦阴尽而阳受气。如是无已,与天地同纪。"因此,就受邪时间而论,平旦至日入为阳时,日入至平旦为阴时。病有发热、恶寒症状,受邪于阳时;病不发热而恶寒,受邪于阴时。《素问·生气通天论》云:"故阳气者,一日而主外。平旦人气生,日中而阳气隆,日西而阳气已虚,气门乃闭。"

阳数七、阴数六的问题:伤寒六经传变,每经病传一天,应为六天,如果病发于白天,经七天传变;如果病发于夜晚,要六天传变。此即病发于阳时七日愈,发于阴时六日愈。这是因为邪气传经要从阴经出阳,风寒邪气白天侵犯太阳,经过六天的传变后,到第七天从太阳经出,故要经过七天;而风寒邪气夜间侵犯太阳,则到次日晨便传阴经,再回到太阳经正好六天。《素问·热论》云:"其不两感于寒者,七日巨阳病衰,头痛少愈。"

仲景提到了阳数、阴数,阳数七、阴数六与天地之数契合,天为阳,地为阴,奇数为阳,偶数为阴,《易·系辞上》云:"天一地二,天三地四,天五地六,天七地八,天九地十。"深化了伤寒传变规律与天地同纪,故称:"以阳数七,阴数六故也。"

太阳病头痛，至七日以上自愈者，以行其经尽故也。若欲作再经者，针足阳明，使经不传则愈。

邹解：《素问·热论》论述了六经病的传变规律，也是以六日病邪在厥阴，七日病邪或再传太阳或病愈，体现了天地阴阳消长规律。所以，太阳经发病，头痛到第七天自愈的，是邪气在六经传变结束了的原因。如果不愈，邪气欲再传，则要针足阳明，鼓舞阳气，阻止邪气传经，也能痊愈。

太阳病欲解时，从巳至未上。

邹解：太阳病欲解时，从巳至未上，这是仲景的创新理论。太阳经病欲缓解，时间在上午9时至下午3时。此时为一日阳气最盛之时，足太阳膀胱经为巨阳，一身阳气之表，此时段之盛阳温化足太阳经气，可以促进邪气消退。

病欲解时顺应了一天阴阳之气的运行规律，六经中流动的是三阴三阳六气，欲解时是六气在一天之中最旺的时间。《素问·生气通天论》云："故阳气者，一日而主外。平旦人气生，日中阳气隆，日西而阳气已虚，气门乃闭。"《素问·金匮真言论》亦云："平旦至日中，天之阳，阳中之阳也；日中至黄昏，天之阳，阳中之阴也；合夜至鸡鸣，天之阴，阴中之阴也；鸡鸣至平旦，天之阴，阴中之阳也，故人亦应之。"

《伤寒论》三阴三阳有其深层的物质基础，是人体内的六气，与一天之中天气的阴阳气之盛衰相应，各经发病皆解于各经气所旺之时，此乃天人相应之理。

风家，表解而不了了者，十二日愈。

邹解：感受风邪，用解表法仍未痊愈者，到了第十二日会自愈。

病人身大热，反欲得衣者，热在皮肤，寒在骨髓也。
病人身大寒，反不欲近衣者，寒在皮肤，热在骨髓也。

邹解：病人身体发热很重，反而需要加穿衣服，这是邪热在皮肤，寒气在骨髓；病人身体感觉非常寒冷，但却不愿意穿衣服，这是寒在皮肤,热在骨髓的原因。

太阳中风,阳浮而阴弱。阳浮者热自发,阴弱者汗自出。啬啬恶寒,淅淅恶风,翕翕发热,鼻鸣,干呕者,桂枝汤主之。

邹解: 太阳经感受风邪,寸脉浮、尺脉弱,《难经·五十八难》曰:"中风之脉,阳浮而滑,阴濡而弱。"寸脉浮说明卫气外浮,正邪交争而发热;尺脉弱说明营血不足,阳气迫津液外出,故汗自出。感受寒邪则恶寒,感受风邪则恶风,正邪交争而发热,风寒扰肺则鼻鸣,营卫不和致胃气不和则干呕。方用桂枝汤。

啬啬、淅淅、翕翕为形容词,用以形象描述恶寒、恶风、发热的特征。啬啬,形容蜷缩的样子。淅淅,《灵枢·百病始生》云:"毛发立则淅然",形容寒冷的样子。翕翕,形容微微发热的样子。

桂枝汤方

桂枝三两(去皮) 芍药三两 甘草二两(炙) 生姜三两(切) 大枣十二枚(劈)

上五味,㕮咀。以水七升,微火煮取三升,去滓,适寒温,服一升。服已须臾,啜热稀粥一升余,以助药力,温覆令一时许,遍身漐漐微似有汗者益佳,不可令如水流漓,病必不除。若一服汗出,病差,停后服,不必尽剂。若不汗,更服依前法。又不汗,后服小促其间,半日许,令三服尽;若病重者,一日一夜服,周时观之。服一剂尽,病证犹在者,更作服;若汗不出,乃服至二三剂。禁生冷、粘(黏)滑、肉面、五辛、酒酪、臭恶等物。

邹解: 方以桂枝、生姜辛温,发散风寒;芍药苦平,养营血;甘草、大枣甘平和胃气,调营卫。诸药合用,发汗解表,调和营卫。

太阳病,头痛,发热,汗出,恶风,桂枝汤主之。(方见前)

邹解: 太阳经受风寒而恶风,寒气在经而头痛,正邪交争而发热,阳气迫津液外出而汗出,方用桂枝汤。

太阳病,项背强儿儿,及汗出,恶风者,桂枝加葛根汤主之。

邹解：太阳经感受风寒而恶风，寒邪在经而项背强，阳气迫津液外出而汗出，方用桂枝加葛根汤。

桂枝加葛根汤方

葛根四两 芍药二两 桂枝二两(去皮) 甘草二两(炙) 生姜三两(切) 大枣十二枚(劈)

上六味，以水一斗，先煮葛根，减二升，去上沫，纳诸药，煮取三升，去滓，温服一升，覆取微似汗，不须啜粥，余如桂枝法将息及禁忌。

邹解：方以桂枝汤发汗解表，调和营卫；葛根甘平，健脾益气，和胃，调营卫，通经络。

太阳病，下之后，其气上冲者，可与桂枝汤。方用前法。若不上冲者，不可与之。

邹解：太阳经发病，用下法后，胃气上冲者，是表未解，营卫不和，可用桂枝汤。如果没有胃气上冲，则没有营卫不和的情况，不能用桂枝汤。

太阳病三日，已发汗，若吐，若下，若温针，仍不解者，此为坏病，桂枝汤不可与也。观其脉证，知犯何逆，随证治之。

桂枝汤本为解肌，若其人脉浮紧，发热，汗不出者，不可与也。常须识此，勿令误也。

邹解：太阳经有病三天，已经用了汗法，没有缓解；如果再用吐法、下法、针灸，仍然不缓解者，这是坏病，不能用桂枝汤。要观其脉证，知犯何逆，随证治之。

桂枝汤本为发表解肌之剂，如果病人脉浮紧，发热汗不出，说明风寒在表，正邪交争而发热，但阳气郁里，不能迫津液外出，故不可用桂枝汤解表。要常常记住，不能失误。

若酒客病，亦不可与桂枝汤，得之必呕，以酒客不喜甘故也。

喘家作，桂枝汤加厚朴、杏子与之佳。

凡服桂枝汤，吐者，其后必吐脓血也。

邹解：如果喜欢饮酒的人患太阳病，也不能用桂枝汤，服之一定会呕吐，因为方中有大量甘味药物，喜欢饮酒的人胃中湿热壅滞，甘味药物助湿生热，所以喜欢饮酒的人不能用甘味药物。

哮喘发作，桂枝汤加厚朴、杏仁效果好。

凡服桂枝汤吐者，都是胃内湿热壅滞，湿热得甘味会助湿生热，日久必化为脓血而吐脓血。

太阳病，发汗，遂漏不止，其人恶风，小便难，四肢微急，难以屈伸者，桂枝加附子汤主之。

邹解：太阳经受病，以发汗法，致阳气外漏，汗出不止；阳虚而恶风，膀胱气化无力则小便难，足太阳膀胱经阳气不足则四肢微急，难以屈伸。

桂枝加附子汤方

桂枝三两(去皮) 芍药三两 甘草二两(炙) 生姜三两(切) 大枣十二枚(劈) 附子一枚(炮,去皮,破八片)

上六味，以水七升，煮取三升，去滓，温服一升，日三服。将息如桂枝汤法。

邹解：方以桂枝、附子、生姜辛温通阳，温补阳气；芍药苦平，养营血，通心阳，利小便，益气；甘草、大枣甘平，养营阴，和营卫。

太阳病，下之后，脉促，胸满者，桂枝去芍药汤主之。

邹解：太阳经受病，用下法后，表邪内陷，与正气交争而脉急促；寒下伤及阳气，表寒内陷于胸，气不行而满。

脉促为脉急之意。

《平脉法第二》云："脉来数，时一止复来者，名曰促。"《平脉法第二》又云："脉阴阳俱促，当病血，为实。"与本论不同，说明《平脉法第二》为《平脉辨证》内容，仲景运用了促脉概念，但没用其病机。

桂枝去芍药汤方（即桂枝汤原方去芍药）

上四味，以水七升，煮取三升，去滓，温服一升，日三服。将息如桂枝汤法。

邹解： 方以桂枝、生姜辛温散寒，温通阳气，甘草、大枣甘平，和胃气，调营卫。去苦平之芍药，意在防其补营血而壅气机。

太阳病，下之后，其人恶寒者，桂枝去芍药加附子汤主之。

邹解： 太阳经受寒，用下法后，伤及阳气，故恶寒。

桂枝去芍药加附子汤方

桂枝三两　甘草二两（炙）　生姜三两（切）　大枣十二枚（劈）附子一枚（炮，去皮，破八片）

上五味，以水七升，煮取三升，去滓，温服一升，日三服，将息如桂枝汤法。

邹解： 方以桂枝、附子、生姜辛温散寒，温通阳气，补中阳；甘草、大枣甘平，和胃气，调营卫。

太阳病，得之八九日，如疟状，发热，恶寒，热多，寒少，其人不呕，清便欲自可，一日二三度发。脉微缓者，为欲愈也；脉微而恶寒，此阴阳俱虚，不可更发汗、更吐下也。面色反有热色者，未欲解也，以其不能得小汗出，身必痒，宜桂枝麻黄各半汤。

邹解： 太阳经受病，八九天之后，正邪交争，症状像疟疾；正气盛而邪气减弱，故热多寒少；患者胃气和则不呕，寒邪困脾缓解，大便稀将正常，每天排便2~3次；卫气由虚转实，气血渐和，表现脉微缓。《平脉法第一》云："气偏衰者，则脉微……气血和者，则脉缓。"《平脉法第二》云："寸口脉微而缓，微者卫气疏，疏则其肤空；缓者卫气实，实则谷消而水化也。"这是病将痊愈的表现。

卫气虚而脉微，阳气不足而加寒邪则恶寒，这是阴阳双虚的表现，不能再行汗、吐、下之法了。

如果患者面色红赤，是病不缓解之象，如果不能用轻微的发汗解表法，邪气郁闭在肌腠，身体必然会瘙痒，适用桂枝麻黄各半汤。

桂枝麻黄各半汤方（麻黄汤见后卷）

即桂枝汤三合，麻黄汤三合，并为六合，顿服之，将息如桂枝汤法。

太阳病，初服桂枝汤，反烦不解者，先刺风府、风池，却与桂枝汤。

邹解：太阳经受病，开始服用了桂枝汤，反烦躁不缓解，这是太阳经气不通，刺风府、风池以温通太阳经气，再服桂枝汤。

太阳病，服桂枝汤后，大汗出，脉洪大者，与白虎汤；若形似疟，一日再发者，宜桂枝二麻黄一汤。

邹解：太阳经受病，服桂枝汤后，大汗出，脉洪大者，这是发汗太过，虽然伤及气阴，但邪气盛，正邪交争剧烈，洪为热气盛，《平脉法第二》云："大为气强。"用白虎汤治疗。如果寒热往来如疟疾之症状，一天之内反复发作，这是正邪都强的表现，用桂枝二麻黄一汤。

白虎汤方

知母六两 石膏一斤（碎，棉裹）甘草二两（炙）粳米六合
上四味，以水一斗，煮米熟汤成，去滓，温服一升，日三服。

邹解：方以知母苦寒清热，益气养阴；石膏辛微寒，发散风寒，养阴；甘草甘平，益气养阴；粳米甘苦平，益气养阴，清热除烦。

桂枝二麻黄一汤方

即桂枝汤二升，麻黄汤一升，合为三升，每服一升，日三服，将息如桂枝

汤法。

邹解：以桂枝汤发散风寒，调和营卫；麻黄汤驱逐寒气，扶助正气。

太阳病，服桂枝汤后，大汗出，大烦渴，脉洪大者，白虎加人参汤主之。

邹解：太阳经受病，服桂枝汤后，大汗出，大烦渴，脉洪大者，这是因为发汗太过而汗出，伤及气阴而烦渴，正邪俱盛而脉洪大，用白虎加人参汤。

白虎加人参汤方

即白虎汤加人参三两。

邹解：方以知母苦寒清热，益气养阴；石膏辛微寒，发散风寒，养阴；甘草甘平，益气养阴；粳米甘、苦，平，益气养阴，清热除烦；加人参甘微寒，益气养阴，清烦热。

太阳病，发热恶寒，热多寒少，脉微弱者，此无阳也，不可发汗，脉浮大者，宜桂枝二越婢一汤方。

邹解：太阳经受病，正邪交争而发热恶寒，热多寒少；如果脉微弱，说明阳气耗竭，此时不可以发汗。

如果脉象浮大，《平脉法第二》云："寸口脉浮而大，浮为虚，大为实。"此为正虚邪实之机，用桂枝二越婢一汤方。

桂枝二越婢一汤方

桂枝十八铢(去皮) 芍药 麻黄 甘草各十八铢(炙) 大枣四枚(劈) 生姜一两二铢(切) 石膏二十四铢(碎,棉裹)

上七味，以水六升，先煮麻黄，去上沫，纳诸药，煮取三升，去滓，温服一升，日三服。

邹解：方以桂枝、生姜辛温解表，温补阳气；石膏辛微寒，发散风寒热邪；麻黄苦温，发表，出汗，除寒热，去邪热气，治中风伤寒；芍药苦平清热，除邪气，益气；甘草、大枣甘平益气养阴，调和阴阳。

太阳病，服桂枝汤，或下之，仍头项强痛，翕翕发热，无汗，心下满，微痛，小便不利者，桂枝去桂加茯苓白术汤主之。

邹解：太阳经受病，或服桂枝汤发汗解表，或用下法，仍然有头项强痛，翕翕发热，无汗，心下满，微痛，小便不利，这是因为寒邪不解，太阳经气不利而头项强痛；正邪交争而发热；伤及阳气不能携津液外出而无汗；寒邪内陷而心下满、微痛；寒邪阻滞，影响膀胱气化而小便不利。用桂枝去桂加茯苓白术汤。

桂枝去桂加茯苓白术汤方

芍药三两　甘草二两(炙)　生姜三两(切)　大枣十二枚(劈)　茯苓三两　白术三两

上六味，以水八升，煮取三升，去滓，温服一升，日三服。

邹解：方以生姜辛温发散寒气；白术苦温散心下寒气，温中，除热；茯苓甘平，主胸胁逆气，心下结痛，寒热烦满，利小便；甘草、大枣甘平调和营卫。

伤寒，脉浮，自汗出，小便数，心烦，微恶寒，脚挛急，反与桂枝汤欲攻其表，此误也，得之便厥，咽中干，烦躁，吐逆者，作甘草干姜汤与之，以复其阳；若厥愈，足温者，更作芍药甘草汤与之，其脚即伸；若胃气不和，谵语者，少与调胃承气汤；若重发汗，复加烧针者，四逆汤主之。

邹解：伤寒脉浮，《平脉法第二》云："浮为虚。"卫气虚，不能敛阴，故自汗出；卫气虚不能阻寒气内入，寒邪入里而化热，故心烦，小便数；寒阻太阳经脉而微恶寒，脚挛急。如果用桂枝汤发汗解表，这是误治。用了桂枝汤就会导致阴阳气不相顺接而厥逆；里热伤阴而咽中干，烦躁；寒热错杂致胃气上逆而吐，用甘草干姜汤治疗，以恢复阳气。如果厥逆治愈了，足部有了温度，用芍药甘草汤，就缓解了足部经脉拘挛而能伸展。如果胃气不和，里热内盛而致谵语，则要少给点调胃承气汤。

如果再发汗,又加上了温针,阳气更伤,要用四逆汤。

仲景在此提出了发汗误治伤阳的各种表现与治法。

甘草干姜汤方

甘草四两(炙) 干姜二两(炮)

上二味,以水三升,煮取一升五合,去滓,分温再服。

邹解:方以干姜辛温,散寒通阳;甘草益气养阴,和胃气。

芍药甘草汤方

芍药四两 甘草四两(炙)

上二味,以水三升,煮取一升五合,去滓,分温再服。

邹解:方以芍药苦平,清里热,益气养营,缓急舒经;甘草益气养阴,调和营卫。

调胃承气汤方

甘草一两(炙)芒硝半斤 大黄四两(酒洗)

上三味,以水三升,煮二物,取一升,去滓,纳芒硝,更上微火一两沸,顿服之。

邹解:方以甘草益气养阴,和胃气;大黄、芒硝苦寒,攻下寒热,荡涤肠胃,除邪气。

四逆汤方

人参二两 甘草二两(炙) 干姜一两半 附子一枚(炮,去皮,破八片)

上四味,以水三升,煮取一升二合,去滓,分温再服,强人可大附子一枚,干姜三两。

邹解: 方以干姜、附子辛温通阳;人参甘微寒,益气养阴,清虚热;甘草甘平,益气养阴,除邪气。

问曰:太阳病,其证备,按桂枝法治之而增剧,厥逆,咽中干,烦躁,吐逆,谵语,其故何也?师曰:此阳旦证,不可攻也,寸口脉浮,浮为风,亦为虚,风则生热,虚则挛急。误攻其表则汗出亡阳,汗多则液枯,液枯则筋挛,阳明内结则烦躁谵语,用甘草干姜以复其阳,甘草芍药以救液,调胃承气以止其谵语,此坏病之治,必随脉证也。

邹解: 太阳经受病,症状完全符合,用桂枝汤发汗解表反而病情加重,出现了厥逆,咽中干,烦躁,吐逆,谵语,这是为何?师曰:这是阳旦证,不可以发汗治疗。寸口脉浮,浮为风,也为虚,风则生热,虚则挛急。误治则发表汗出而亡阳,出汗多则液枯,液枯则筋挛,阳明里实热结则烦躁谵语,用甘草干姜以复其阳,甘草芍药以救液,调胃承气以止其谵语,此坏病之治,一定要随脉证。

阳旦证,发热不潮,汗出,咽干,昏睡不安,夜半反静者,宜地黄半夏牡蛎酸枣仁汤主之;若口渴,烦躁,小便赤,谵语者,竹叶石膏黄芩泽泻半夏甘草汤主之。

邹解: 阳旦证,阳虚中风,正邪交争而发热不潮,汗出;汗出伤阴而咽干;阴阳不足,风热内扰而昏睡不安;夜半阴盛,使风热暂静,故夜半而安,用地黄半夏牡蛎酸枣仁汤治疗。如果风热内盛而伤阴,致口渴,小便赤;阳明里实热结则烦躁,谵语,用竹叶石膏黄芩泽泻半夏甘草汤治疗。

地黄半夏牡蛎酸枣仁汤方

地黄六两 半夏半升 牡蛎二两 酸枣仁三两
上四味,以水四升,煮取二升,去滓,分温再服。

邹解：地黄甘寒，益气养阴，治伤中，除寒热积聚；半夏辛平，主伤寒，寒热，心下坚，下气，利咽，止汗；牡蛎咸平，除里热内盛；酸枣仁酸平，主心腹寒热，邪结气聚，助木克土。

竹叶石膏黄芩泽泻半夏甘草汤方

竹叶两把　石膏半斤(棉裹)　黄芩三两　泽泻二两　半夏半升　甘草二两

上六味，以水五升，煮取三升，去滓，温服一升，日三服。

邹解：方以竹叶、黄芩苦平，清内盛风热，益气止渴，补虚下气；石膏辛微寒，主中风寒热，心下逆气，口干，不能息；泽泻甘寒，益气，清小便热，泻风热内盛，行阳明里实热结，以治烦躁、谵语；半夏辛平，发散风寒内热，下气，治阳明里实；甘草甘平，益气养阴，调和胃气。

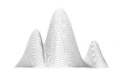

伤寒杂病论卷第七

太阳病,项背儿强儿儿,无汗,恶风者,葛根汤主之。

邹解:太阳经受病,风寒邪犯,太阳经气不利而头项、背部紧束;卫气被郁,营卫不和而无汗、怕风,用葛根汤。

儿儿,形容头项、背部紧束的样子。

葛根汤方

葛根四两 麻黄三两(去节) 桂枝三两(去皮) 芍药二两 甘草二两(炙) 生姜三两(切) 大枣十二枚(劈)

上七味,以水一斗,先煮麻黄、葛根,减二升,去上沫,纳诸药,煮取三升,去滓,温服一升,覆取微似汗,余如桂枝法将息及禁忌,诸汤皆仿此。

邹解:方以葛根、甘草甘平,健脾益气,调和营卫;麻黄苦温,主中风伤寒,发表,出汗;桂枝、生姜辛温,发散风寒,发汗解表,通阳气;芍药苦平,益气养营,缓急。

太阳与阳明合病者,必自下利,葛根汤主之。若不下利,但呕者,葛根加半夏汤主之。

邹解:太阳经与阳明经同时受病,寒伤太阳、阳明,脾阳虚寒,必然会有大便稀溏,用葛根汤。如果脾阳不虚,没有大便稀溏,胃气不和而呕吐,用葛根加半夏汤。

葛根加半夏汤方

葛根四两　麻黄三两(去节)　桂枝三两(去皮)　芍药二两　甘草二两(炙)　生姜三两(切)　大枣十二枚(劈)　半夏半升(洗)

上八味,以水一斗,先煮葛根、麻黄,减二升,去上沫,纳诸药,煮取三升,去滓,温服一升,覆取微似汗,余如桂枝法。

邹解: 方以葛根、甘草、大枣甘平,健脾益气,和胃气;麻黄苦温,主中风伤寒,发表,出汗;桂枝、生姜辛温,发散风寒,发汗解表,通阳气;芍药苦平,益气养营,缓急;半夏辛平,泻肺气以行阳明寒热,实则泻其子,下气,主心下坚,肠鸣。

太阳病,桂枝证,医反下之,利遂不止,脉促者,热未解也;喘而汗出者,葛根黄连黄芩甘草汤主之。

邹解: 太阳经受病,桂枝汤证,医者误用下法,腹泻不止,脉急促,为热陷于里而未解。肺虚热邪壅滞而喘;营卫不和,阳气外浮而汗出;用葛根黄连黄芩甘草汤。

葛根黄连黄芩甘草汤方

葛根半斤　黄连三两　黄芩三两　甘草二两(炙)

上四味,以水八升,先煮葛根,减二升,去上沫,纳诸药,煮取二升,去滓,分温再服。

邹解: 方以葛根、甘草甘平,益气健脾,肺虚补其母,并调和营卫;黄芩、黄连苦寒,清里热。

太阳病,头痛,发热,身疼,腰痛,骨节疼痛,恶风,无汗而喘者,麻黄汤主之。

邹解: 太阳经受病,风寒犯经而头痛、腰痛、骨节疼痛;正邪交争而发热;风寒外袭,营卫不和而恶风、无汗;风寒化热壅肺而喘,用麻黄汤。

麻黄汤方

麻黄三两(去节) 桂枝二两(去皮) 甘草一两(炙) 杏仁七十个(去皮尖)

上四味,以水九升,先煮麻黄,减二升,去上沫,纳诸药,煮取二升半,去滓,温服八合,覆取微似汗,不须啜粥,余如桂枝汤法将息。

邹解: 方以麻黄苦温,主中风伤寒头痛,发表,出汗,去邪热气,止咳逆上气,除寒热;桂枝辛温,主上气咳逆,利关节,补中益气;杏仁甘温,健脾补肺,虚则补其母,祛风散寒,主咳逆上气;甘草甘平,益气养阴,主寒热邪气。

可见仲景完全应用了《神农本草经》性味、主治。

太阳与阳明合病,喘而胸满者,不可下也,宜麻黄汤。(方见上)

邹解: 太阳经与阳明经同时受病,肺气虚、内热壅而喘,寒邪滞胸而致气壅而满,不能用下法,宜用麻黄汤。

太阳病,十日已去,脉浮细而嗜卧者,外已解也,设胸满,胁痛,与小柴胡汤;脉但浮者,与麻黄汤。(方见上)

邹解: 太阳经受病,十天已过,脉浮为虚。《平脉法第二》云:"浮为虚。"细为少阴病脉。《伤寒例》云:"尺寸俱沉细者,少阴受病也。"《素问·热论》云:"十一日少阴病衰。"此时外邪已解,身体虚弱,阳气不足。

假设胸满、胁痛,这是因为中阳不足,虚寒内生而胸满;胁痛为少阳病症,说明合并少阳感邪,给予小柴胡汤。《伤寒杂病论·辨太阳病脉证并治中》云:"伤寒与中风,有柴胡证,但见一证便是,不必悉具。"

如果只有脉浮,说明仍有风邪侵袭,《平脉法第二》云:"浮为风虚。"既有虚,也有风,用麻黄汤。

小柴胡汤方

柴胡半斤 黄芩三两 人参三两 甘草三两(炙) 生姜三两(切) 大枣十二枚(劈)

半夏半升(洗)

上七味，以水一斗二升，煮取六升，去滓，再煮取三升，温服一升，日三服。

邹解：方以柴胡、黄芩苦平，补心，健脾，益气，去寒热邪气；生姜辛温，半夏辛平，发散风邪；人参甘微寒，益气养阴，扶助正气；甘草、大枣甘平，益气养阴，扶正祛邪，调和营卫。

柴胡、黄芩当代以之为清热剂，《神农本草经》云其苦平，二药皆入心，合温性药物则温通心阳，配寒性药物则清心热；柴胡当代还以之为疏肝剂，乃肝气实泻其子之法。

太阳伤寒，脉浮紧，发热，恶寒，身疼痛，不汗出而烦躁者，大青龙汤主之；若脉微弱，汗出恶风者，不可服之，服之则厥逆，筋惕肉眴，此为逆也。

邹解：太阳经伤寒，邪气在表与正气相争而脉浮，寒则收引，故脉紧；正邪交争而发热，感受寒邪而恶寒，寒凝经脉而身体疼痛，寒气郁闭阳气不能外达而无汗，阳气郁结于内化热而烦躁，用大青龙汤。

如果脉微弱，《平脉法第二》云"微者卫气不行"，又云"微者卫气衰"。阳气携津液外出而汗，卫气衰为恶风，不可服大青龙汤。如果服之，会出现阴阳气不相交接而厥逆，肌肉筋脉颤动，这是逆治了的原因。

《平脉法第二》云："浮则无血，紧则为寒。"此证脉浮非无血，而是邪气在表，卫气在外相争，侧证《平脉法第二》为《平脉辨证》内容。

大青龙汤方

麻黄六两(去节) 桂枝二两(去皮) 甘草二两(炙) 杏仁四十枚(去皮尖) 生姜三两(切) 大枣十二枚(劈) 石膏如鸡子黄大(碎)

上七味，以水九升，先煮麻黄，减二升，去上沫，纳诸药，煮取三升，去滓，温服一升，取微似汗，汗多者，温粉粉之，一服汗出停后服，若复服汗多亡阳遂虚，恶风，烦躁，不得眠也。

邹解：方以麻黄苦温，主太阳伤寒，解表发汗，除寒热；桂枝辛温，解表发汗，发散寒邪；石膏辛微寒，发散寒邪，解表清热；杏仁甘温，健脾，补肺散寒，虚则补其母；甘草甘平，益气养阴，调和营卫。

此方一剂汗出，要停药。否则会因为出汗过多而亡阳气致虚，出现恶风，烦躁，不能睡眠的症状。

太阳中风，脉浮缓，身不疼，但重，乍有轻时，无少阴证者，大青龙汤发之。（方见上）

邹解：太阳经感受风邪，风邪在表则脉浮，气血和则脉缓。《平脉法第一》云："气血和者，则脉缓。"风邪束表则身重而不疼，常能自行缓解，没有少阴证，用大青龙汤。

《平脉法第二》云："缓者胃气有余。"显然《平脉法第二》不是仲景所撰，而是抄录的《平脉辨证》内容。

伤寒，表不解，心下有水气，干呕，发热而咳，或渴，或利，或噎，或小便不利，少腹满，或喘者，小青龙汤主之。

邹解：伤寒表邪不解，心下有水气，寒邪与水气交结，胃气不和而干呕，正邪交争而发热，脾胃虚寒而致肺气不利咳嗽，经云"五脏六腑皆令人咳，非独肺也"。水气遇寒凝滞不化而口渴；脾胃虚寒致便溏；寒气收引食道而噎食；寒邪侵犯太阳经气，膀胱气化不利而小便不利；膀胱虚寒而少腹满；寒邪壅肺而喘。都可用小青龙汤。

小青龙汤方

麻黄三两(去节) 芍药三两 细辛三两 桂枝三两 干姜三两 甘草三两 五味子半升 半夏半升(洗)

上八味，以水一斗，先煮麻黄，减二升，去上沫，纳诸药，煮取三升，去滓，温服一升，日三服；若渴去半夏，加栝蒌根三两；若微利，若噎者，去麻黄，加附子一枚；若小便不利，少腹满者，去麻黄，加茯苓四两；若喘者，加杏仁半升，去皮尖。

邹解：方以麻黄苦温、芍药苦平，温中散寒以化水气；干姜、细辛、桂枝辛温，半夏辛平，散寒；五味子酸温，助木克土，治脾胃水寒互结，主咳逆上气；甘草益气和胃。

如果口渴，去半夏以减少其发散伤津，加栝蒌根苦寒，主消渴。若微利，若噎者，去麻黄，加附子辛温助阳散寒。如果膀胱虚寒、气化不利而致小便不利，少腹满者，去麻黄，加茯苓甘平益气健脾，以助膀胱气化，助土克寒水之法。如果寒邪壅肺而喘，加杏仁甘温助脾温肺，虚则补其母。

伤寒，心下有水气，咳而微喘，发热不渴，服汤已渴者，此寒去欲解也。小青龙汤主之。（方见上）

邹解：伤寒，心下有水气，寒水相搏，胃中寒水致肺气虚寒而咳嗽、微喘，寒气郁而化热，水气得化而不渴。喝了热汤之后，助热灼津而口渴，这是寒邪消退，病将缓解之象，用小青龙汤。

太阳病，外证未解，脉浮弱者，当以汗解，宜桂枝汤。（见上卷）

邹解：太阳经受病，表证没解除，卫气虚则脉浮弱，应当发汗解表，用桂枝汤。

太阳病，下之微喘者，表未解故也，桂枝加厚朴杏子汤主之。

邹解：太阳经受病，用下法后，表证未解，肺气上逆而微喘，用桂枝加厚朴杏子汤。

桂枝加厚朴杏子汤方

桂枝三两 芍药三两 甘草二两（炙） 生姜三两（切） 大枣十二枚（劈） 厚朴二两 杏仁五十枚（去皮尖）

上七味，以水七升，微火煮取三升，去滓，温服一升，覆取微似汗。

邹解：方以桂枝汤发汗解表，加杏仁甘温，健脾，益气，补肺，虚则补其母，治咳逆上气；厚朴苦温，温心火，克肺寒，助火克金法，主中风,伤寒。

太阳病,外证未解,不可下也,下之为逆;欲解外者,宜桂枝汤。(方见上卷)

太阳病,先发汗不解,而复下之,脉浮者不愈;浮为在外,而反下之,故令不愈,今脉浮,故知在外,当须解外则愈,宜桂枝汤。(方见上卷)

邹解: 太阳经受邪,表证没解除,不能用下法,解表用桂枝汤。

如果太阳经受病,用发汗法没解,又用了下法,脉浮不愈。脉浮表明病邪在表,误用下法,所以不愈。《平脉法第一》云:"寸口脉浮为在表。"《平脉法第二》云:"浮为风虚。"

太阳病,脉浮紧,无汗,发热,身疼痛,八九日不解,表证仍在,此当发其汗;服药已,微除,其人发烦,目瞑,剧者必衄,衄乃解,所以然者,阳气重故也,麻黄汤主之。(方见上)

太阳病,脉浮紧,发热,身无汗,自衄者愈。

邹解:《平脉法第一》云:"寸口脉浮而紧,浮则为风,紧则为寒。风则伤卫,寒则伤营。营卫俱病,骨节烦疼,当发其汗也。"太阳经受病八九天,邪仍在表,营卫俱感邪而身体疼痛,正邪交争而发热,阳气郁闭而无汗,应该用汗法。发汗后,邪气微除,病人出现烦躁不愿睁眼,重者会出现鼻衄,鼻衄后就缓解了,这是因为阳气郁闭的原因,用麻黄汤。

太阳经感受风寒,营卫俱受邪,正邪交争而发热,阳气郁闭而无汗,如有鼻衄,邪随血出,可以自行缓解。

二阳并病,太阳初得病时,发其汗,汗先出不彻,因转属阳明;续自微汗出,不恶寒,若太阳病证不罢者,不可下,下之为逆,如此可小发其汗;设面色缘缘正赤者,阳气怫郁在表也,当解之熏之;若发汗不彻,彻不足言,阳气怫郁不得越,当汗之不汗,则其人烦躁,不知痛处,乍在腹中,乍在四肢,按之不可得,更发汗,则愈;若其人短气,但坐者,以汗出不彻故也,何以知汗出不彻?以脉涩故知之也。

邹解: 太阳经、阳明经都有病邪,太阳经刚受邪时,给予汗法,出汗后邪气没有尽出，因而邪传阳明经，患者仍然会微微自汗出，不恶寒。

如果太阳经症状仍在，不能用下法，下之就是逆治，此时可以稍微发汗。

假如患者面色慢慢地变红赤，是阳气郁闭在表的表现，当用解表法、药熏法治疗。

如果用发汗法不彻底，邪气仍留，阳气郁闭不能发越，应该出汗而不出汗，那么，病人表现烦躁，到处不舒服，再用汗法就痊愈了。

如果病人气短，不愿活动，是发汗不彻底的原因。怎么知道发汗不彻底呢？诊其脉涩就知道了。《平脉法第一》云："血偏衰者，则脉涩。"又云："其脉涩者，营气微也。"《平脉法第二》云："寸口脉微而涩，微者卫气不行，涩者营气不逮……寸口脉微而涩，微者卫气衰，涩者营气不足。"

脉浮紧者，法当汗出而解，若身重心悸者，不可发汗，须自汗出乃愈，所以然者，尺中脉微，此里虚也，须里实津液自和，便自汗出愈。

邹解：感受风寒，营卫俱病，脉浮紧，应当发汗出而解除邪气。如果身体沉重、心悸，不能发汗，必须自汗出才能痊愈，这是因为患者尺脉微，为里虚，需要里实、阴阳自和，自汗出而痊愈。《平脉法第一》云："气偏衰者，则脉微。"又云："问曰：病有不战不汗出而解者，何也？答曰：其脉自微，此以曾发汗、若吐、若下、若亡血，以内无津液，此阴阳自和，必自愈，故不战不汗出而解也……脉微而解者，必大汗出也。"

脉浮紧者，法当身疼痛，宜以汗解之，假令尺中迟者，不可发汗，所以然者，以营气不足，血弱故也。

邹解：感受风寒，营卫俱病，脉浮紧，应当身体疼痛，应该发汗解表。假如尺脉迟，不能发汗，这是因为营气不足，血虚的原因。《平脉法第二》云："阴脉迟涩，故知亡血也。"

脉浮者，病在表，可发汗，宜麻黄汤。（方见上）
脉浮而紧者，可发汗，宜麻黄汤。（方见上）

邹解：脉浮为风，病邪在表，可用汗法，宜麻黄汤。

脉浮而紧，为感受风寒，病邪在表，可用汗法，宜麻黄汤。

病人常自汗出者，此为营气和，卫气不谐也，所以然者，营行脉中，卫行脉外，卫气不共营气和谐故也，复发其汗则愈，宜桂枝汤。(方见上卷)

邹解：自汗出，为营气和，卫气不和，这是因为营行脉中，卫行脉外，营卫不和所致。再用汗法可愈，服桂枝汤。

病人脏无他病，时发热自汗出而不愈者，此卫气不和也，先其时发汗则愈，宜桂枝汤。(方见上卷)

邹解：病人五脏无病，时有发热，自汗出而不愈，这是卫气不和。在发热之前用汗法就可以痊愈，服桂枝汤。

伤寒，脉浮紧，不发汗，因致衄者，麻黄汤主之。(方见上)

邹解：感受风寒，阳气郁闭而不出汗，可以导致鼻衄，不能自愈者，用麻黄汤。

伤寒，不大便六、七日，头痛有热者，与承气汤。其小便清者，知不在里，仍在表也，当须发汗，宜桂枝汤。(方见上卷)

邹解：感受寒邪而头痛；正邪交争而发热；邪气入里化热而内实，六七日不大便；用承气汤。如果小便清，邪不在里而仍然在表，要用汗法，服桂枝汤。

伤寒，发汗已解，半日许复烦，脉浮紧者，可更发汗，宜桂枝汤。(方见上卷)

邹解：感受寒邪，发汗邪解，半天后又不舒服，脉浮紧，为风寒再入，可以再用汗法，服桂枝汤。

凡病若发汗，若吐，若下，若亡血，亡津液，阴阳自和者，必自愈。

邹解：所有的疾病，如果用汗、吐、下法，如果亡血、亡津液，但阴阳自和者,一定会自愈。

《平脉法第一》云:"其脉自微,此以曾发汗,若吐,若下,若亡血,以内无津液,此阴阳自和,必自愈。"

大汗之后,复下之,小便不利者,亡津液故也,勿治之,久久小便必自利。

邹解:发汗之后,再用下法,小便不利,是亡津液的原因,不用治疗,时间久了,小便一定自行恢复。

大下之后,复发汗,其人必振寒,脉微细,所以然者,内外俱虚故也。

邹解:重用攻下之后,再发汗,病人必振寒,脉微细,这是内外阳气都虚的原因。《平脉法第一》云:"气偏衰者,则脉微。"又云:"假令寸口脉微,名曰阳不足。"

下之后,复发汗,昼日烦躁不得眠,夜而安静,不呕,不渴,无表证,脉沉而微,身无大热者,干姜附子汤主之。

邹解:攻下之后,再发汗,白天阳气外泄而烦躁不眠,夜晚阴盛而安静,没有呕吐、口渴及表证,不发热,阳气虚而脉沉微,用干姜附子汤治疗。

干姜附子汤方

干姜一两(炮) 附子一枚(破八片,炮)
上二味,以水三升,煮取一升,去滓,顿服。

邹解:方以干姜、附子辛温通阳。

发汗后,身疼痛,脉沉迟者,桂枝去芍药加人参生姜汤主之。

邹解:发汗后,表邪未解,营卫俱病,身体疼痛;发汗后伤及阴阳,寒气仍在,则脉沉迟。《平脉法第一》云:"阴阳气血,则脉迟。"又云:"迟为无阳。"《平脉法第二》云:"迟者营中寒。"用桂枝汤去芍药,加人参、生姜。

桂枝去芍药加人参生姜汤方

桂枝三两(去皮) 甘草二两(炙) 大枣十二枚(劈) 人参三两 生姜四两(切)

上五味,以水一斗二升,煮取三升,去滓,温服一升,日三服。

邹解:《平脉法第一》云:"营卫俱病,骨节烦疼,当发其汗也。"方以大剂生姜、桂枝辛温通阳,发散寒气;人参甘微寒,益气养阴;甘草、大枣甘平,益气养阴,调和营卫。

发汗若下后,不可更行桂枝汤;汗出而喘,无大热者,可与麻黄杏仁甘草石膏汤。

邹解:发汗再用下法,不能再用桂枝汤。阴随阳越而汗出,邪气入肺而喘,如无大热,可以用麻黄杏仁甘草石膏汤。

麻黄杏仁甘草石膏汤方

麻黄四两(去节) 杏仁五十个(去皮尖) 甘草二两(炙) 石膏半斤(碎,棉裹)

上四味,以水七升,先煮麻黄,减二升,去上沫,纳诸药,煮取二升,去滓,温服一升,日再服。

邹解:方以麻黄苦温,主中风伤寒,发表,去邪热气,止咳逆上气,除寒热;杏仁甘温,主咳逆上气;石膏辛微寒,散邪清郁热,主逆气惊喘,不能息;甘草甘平,益气养阴,和胃气,助土生金。

发汗过多,其人叉手自冒心,心下悸欲得按者,桂枝甘草汤主之。

邹解:发汗过多,阳气外泄,手心冒汗,心悸不止,用桂枝甘草汤。

桂枝甘草汤方

桂枝四两(去皮) 甘草二两(炙)

上二味,以水三升,煮取一升,去滓,顿服。

邹解：桂枝辛温，通阳；甘草甘平，益气养阴，培补中气。

发汗后，其人脐下悸者，欲作"奔豚"也，茯苓桂枝甘草大枣汤主之。

邹解：发汗之后，伤及阳气，肾气上冲而脐下悸，欲作奔豚状。《灵枢·邪气脏腑病形》云："肾脉急甚为骨癫疾；微急为沉厥、奔豚、足不收、不得前后。"《难经·五十六难》曰："肾之积，名曰贲豚，发于少腹，上至心下，若豚状，或上或下，无时，久不已，令人喘逆，骨痿少气。"

茯苓桂枝甘草大枣汤方

茯苓半斤 桂枝四两 甘草二两(炙) 大枣十五枚(劈)

上四味，以甘澜水一斗，先煮茯苓，减二升，纳诸药，煮取三升，去滓，温服一升，日三服。

作甘澜水法，取水二斗，置大盆内，以杓扬之，水上有珠子五六千颗相逐，取用之。

邹解：方以茯苓、甘草、大枣甘平，益气健脾，培土制水，以制肾气上逆；桂枝辛温通阳。

奔豚病，从少腹上冲咽喉，发作欲死，复还止者，皆从惊恐得之。
奔豚，气上冲胸，腹痛，往来寒热，奔豚汤主之。

邹解：奔豚病，从少腹上冲咽喉，发作欲死，反复发作有时停止，都是从惊恐而得，致肾气上冲而致。《素问·阴阳应象大论》云："恐伤肾。"

病发奔豚，肾气上冲于胸部，阳气上越则发热，不能温煦于下而腹痛、怕冷，故见往来寒热，用奔豚汤治疗。

奔豚汤方

甘草二两(炙) 芎䓖二两 当归二两 黄芩二两 芍药二两 半夏四两 生姜四两

葛根五两　桂枝三两

上九味,以水二斗,煮取五升,温服一升,日三服,夜二服。

邹解：方以甘草、葛根甘平,当归甘温,益气健脾,培土制水,以制肾气上逆；川芎、生姜辛温,半夏辛平,共助肺气以生肾气,虚则补其母,并温中散寒、下气；黄芩、芍药苦平,清火以制水气。共调气上冲胸、腹痛、往来寒热。

发汗后腹胀满者,厚朴生姜半夏甘草人参汤主之。

邹解：发汗后,津液失,阳气伤,中阳虚寒而腹胀满,《灵枢·胀论》云："厥气在下,营卫留止,寒气逆上,真邪相攻,两气相搏,乃合为胀也。"

厚朴生姜半夏甘草人参汤方

厚朴半斤(炙,去皮)　生姜半斤(切)　半夏半升(洗)　甘草二两(炙)　人参一两

上五味,以水一斗,煮取三升,去滓,温服一升,日三服。

邹解：方以厚朴苦温,生姜辛温,半夏辛平相合而温中阳,除胀满；人参甘微寒、甘草甘平,益气养阴,调和营卫。

伤寒,若吐,若下后,心下逆满,气上冲胸,起则头眩,脉沉紧,发汗则动经,身为振振摇者,茯苓桂枝白术甘草汤主之。

邹解：伤寒,如果用吐、下法之后,伤及中阳,虚寒内生,可以出现心下逆满,气上冲胸,站起头眩的症状；脉沉为虚,脉紧为寒；如果用汗法,则伤及足太阳膀胱经气,营卫不和,出现身体震颤摇动。用茯苓桂枝白术甘草汤治疗。

茯苓桂枝白术甘草汤方

茯苓四两　桂枝三两　白术二两　甘草二两(炙)

上四味,以水六升,煮取三升,去滓,分温三服。

邹解:方以茯苓、甘草甘平,健脾益气,养阴,调和营卫;桂枝辛温,通阳散寒,白术苦温,通心阳,共补中阳。

发汗,病不解,反恶寒者,虚故也,芍药甘草附子汤主之。

邹解:发汗后,疾病不缓解,反而恶寒,是阳气虚的原因,用芍药甘草附子汤治疗。

芍药甘草附子汤方

芍药三两 甘草三两(炙) 附子一枚(炮,去皮,破八片)
上三味,以水五升,煮取一升五合,去滓,分温三服。

邹解:方以附子辛温,散寒温阳,芍药苦平,益气、除寒热邪气;甘草益气养阴,除寒热邪气。

发汗,若下之,病仍不解,烦躁者,茯苓四逆汤主之。

邹解:发汗后,如果再用下法,病情仍然不缓解,阴阳两伤,气阴不足,虚阳内扰而烦躁,用茯苓四逆汤治疗。

茯苓四逆汤方

茯苓四两 人参二两 附子一枚(生用,去皮,破八片) 甘草二两(炙) 干姜一两半
上五味,以水五升,煮取三升,去滓,温服七合,日三服。

邹解:方以茯苓、甘草甘平,人参甘微寒,共用以益气养阴,清虚热,解烦躁;附子、干姜辛温通阳。

发汗后,恶寒者,虚故也;不恶寒,但热者,实也,当和胃气,与调胃承气汤。(方见上卷)

邹解：发汗后，恶寒，阳气虚的原因。如果不恶寒，只发热，是里实，要和胃气，用调胃承气汤。

太阳病，发汗后，大汗出，胃中干，烦躁不得眠，欲得饮水，少少与之，令胃气和则愈；若脉浮，小便不利，微热，消渴者，五苓散主之。

邹解：太阳经受病，发汗后，大汗出，伤阳耗阴，故胃中干；虚阳内扰而烦躁不得眠；阴津不足而欲得饮水；少少与之饮水，令胃气和则愈。

如果脉浮，说明气阴虚；膀胱气化不及而小便不利；气阴不足，虚热内生而微热，汗出伤津而消渴。用五苓散治疗。

五苓散方

猪苓十八铢(去皮) 泽泻一两六铢 白术十八铢 茯苓十八铢 桂枝半两

上五味，捣为散，以白饮和服方寸匕，日三服，多饮暖水，汗出愈，如法将息。

邹解：方以猪苓、茯苓甘平，健脾益气，主烦满，消渴，利小便；泽泻甘寒，清虚热，益气，利小便；白术苦温，助心阳，除热，消食；桂枝辛温通阳，助膀胱气化。

太阳病，发汗已，脉浮弦，烦渴者，五苓散主之。(方见上)

邹解：太阳经受病，发汗后邪气已解，脉浮为虚，说明虚阳外越；脉弦为阴虚，《平脉法第二》云："凡脉沉、涩、迟、弦、微，此名阴也。"烦为虚阳扰动，渴为阴津不足，用五苓散治疗。

伤寒汗出而渴，小便不利者，五苓散主之；不渴者，茯苓甘草汤主之。

邹解：伤寒，发汗后伤津而口渴；伤阳而致膀胱气化不及，小便不利；用五苓散治疗。口不渴为阴津未伤，用茯苓甘草汤治疗。

茯苓甘草汤方

茯苓二两 桂枝二两 甘草一两（炙） 生姜三两（切）
上四味，以水四升，煮取二升，去滓，分温三服。

邹解：方以茯苓、甘草健脾益气，养阴；桂枝、生姜辛温通阳，助膀胱气化。

中风发热，六七日不解而烦，有表里证，渴欲饮水，水入则吐者，名曰水逆，五苓散主之。（方见上）

邹解：伤风后正邪交争而发热，至六七天不解，则风邪在第七八天再传太阳经，出现烦躁，《伤寒例》云："伤寒传经在太阳，脉浮而急数，发热，无汗，烦躁。"里证未解，表证又见，津液受伤而渴欲饮水；胃气不和而水入则吐，称为水逆。用五苓散治疗。

未持脉时，病人叉手自冒心，师因试教令咳，而不咳者，此必两耳聋无所闻也。所以然者，以重发汗虚故也。

邹解：在没有诊脉前，病人手心冒汗，医者让其咳嗽而不能，一定是两个耳朵听不见了。这是因为反复发汗，阴精、阳气都虚的原因。《素问·脉解》云："所谓浮为聋者，皆在气也。"《素问·生气通天论》亦云："阳气者，烦劳则张，精绝，辟积于夏，使人煎厥。目盲不可以视，耳闭不可以听，溃溃乎若坏都，汩汩乎不可止。"

发汗后，饮水多，必喘；以水灌之，亦喘。
发汗后，水药不得入口为逆，若更发汗，必吐下不止。

邹解：发汗后，气阴两伤，饮水过多，或用水灌之，虚阳上越而喘。
发汗后，水药不能入口是胃气逆，如果再发汗，一定会呕吐不止。

发汗后及吐下后，虚烦不得眠。若剧者，必反覆颠倒，心中懊憹，栀子干姜汤主之。若少气者，栀子甘草豉汤主之；若呕者，栀子生姜豉汤主之。

邹解：发汗后、吐下后，气阴两伤，虚阳内扰，症见虚烦；阳不入阴而不得眠。如果病重者,寒热错杂,必反复发作胃内嘈杂,用栀子干姜汤治疗。如果气短,用栀子甘草豉汤。如果呕吐,用栀子生姜豉汤。

栀子干姜汤方

栀子十四枚(劈) 干姜二两

上二味,以水三升半,煮取一升半,去滓,分温二服,进一服得吐者,止后服。

邹解:方以栀子苦寒,清虚热;干姜辛温通阳。

栀子甘草豉汤方

栀子十四枚(劈) 甘草二两(炙) 香豉四合(棉裹)

上三味,以水四升,先煮栀子、甘草,取二升半,纳豉,煮取一升半,去滓,分二服,温进一服,得吐者,止后服。

邹解:方以栀子、香豉苦寒,清虚热;甘草甘平,益气,健脾,和胃。

香豉在《神农本草经》不载,《名医别录》云:"味苦,寒,无毒。主治伤寒、头痛、寒热、瘴气、恶毒、烦躁、满闷、虚劳、喘吸、两脚疼冷,又杀六畜胎子诸毒。"后世以其有淡豉、咸豉,《本草纲目》云:"有淡豉、咸豉,治病多以淡豉汁及咸者。"

栀子生姜豉汤方

栀子十四枚(劈) 生姜五两 香豉四合(棉裹)

上三味,以水四升,先煮栀子、生姜,取二升半,纳豉,煮取一升半,去滓,分二服,温进一服,得吐者,止后服。

邹解：方以栀子、香豉苦寒，清虚热；生姜辛温力强，《神农本草经》干姜条云："生者尤良。"寒热并用以和胃止呕，治胃中寒热嘈杂。

发汗，若下之，而烦热，胸中窒者，栀子豉汤主之。

邹解：发汗后，如果再用下法，阳气受伤，虚热内扰，气机不畅，出现烦热、胸中憋闷，用栀子豉汤治疗。

栀子豉汤方

栀子十四枚(劈) 香豉四合(棉裹)

上二味，以水四升，先煮栀子，得二升半，纳豉，煮取一升半，去滓，分为二服，温进一服，得吐者，止后服。

邹解：方以栀子、香豉苦寒，清虚热。

伤寒五六日，大下之后，身热不去，心中结痛者，未欲解也，栀子豉汤主之。

邹解：伤寒五六日，大下之后，伤及阳气，虚热内生，而身热不去；热结而心中结痛；这是邪气还未解除，用栀子豉汤治疗。

伤寒下后，心烦，腹满，卧起不安者，栀子厚朴枳实汤主之。

邹解：伤寒给予下法后，伤及阴精、阳气，虚热内生而心烦、卧起不安；阳气不足而腹满，用栀子厚朴枳实汤治疗。

栀子厚朴枳实汤方

栀子十四枚(劈) 厚朴四两(炙，去皮) 枳实四枚(水浸，炙，令黄)

上三味，以水三升半，煮取一升半，去滓，分二服，温进一服，得吐者，止后服。

邹解：方以栀子、枳实苦寒，清虚热，除寒热结，益气养阴；厚朴苦温，温中阳，主伤寒，寒热，惊悸气。

伤寒，医以丸药大下之，身热不去，微烦者，栀子干姜汤主之。(方见上)
凡用栀子汤，若病人大便旧微溏者，不可与之。

邹解：伤寒，医者用丸药大下之，伤及脾阳阴津，虚热内扰而身热不去、微烦，用栀子干姜汤治疗。

凡是用栀子汤，如果病人既往有大便微稀，是脾阳虚弱，不可以用。

太阳病发汗，汗出不解，其人仍发热，心下悸，头眩，身𥆡动，振振欲擗地者，真武汤主之。

邹解：太阳经受病用汗法，汗出后病不缓解，正邪交争而发热；发汗后伤及营阴而心悸；营阴伤而气上逆头晕；伤及阴津阳气，营卫不和而身体微微震颤摇动，站立不稳，像要倒地的感觉。用真武汤治疗。

真武汤方

茯苓三两　芍药三两　生姜三两(切)　白术二两　附子一枚(炮，去皮，破八片)
上五味，以水八升，煮取三升，去滓，温服七合，日三服。

邹解：方以茯苓甘平，益气养阴，调和营卫，主胸胁逆气，惊邪，恐悸，心下结痛，寒热烦满，口焦舌干；芍药苦平、白术苦温，主风寒，止汗，除热，益气；附子、生姜辛温，散寒通阳。

咽喉干燥者，不可发汗。
淋家不可发汗，发汗必便血。
疮家虽身疼痛，不可发汗，汗出则痉。
衄家不可发汗，汗出必额上陷，脉当紧，直视不能眴，不得眠。
亡血家不可发汗，发汗则寒栗而振。

邹解：咽喉干燥者，为阴津不足，不可发汗。

淋病患者，津液流失，不可发汗；发汗会亡液伤及阴血，必便血。

疮病患者虽身疼痛，不可发汗，《素问·至真要大论》云："诸痛痒疮，皆属于心。"出汗后伤及营血，血不养筋而引起的筋脉拘急病证。

衄血患者不可发汗，阴血以伤，汗出伤津脱阳，导致头部阴津阳气不足而额上部凹陷；发汗伤阳，寒自内生则脉紧，《平脉法第一》云："紧则为寒。"额上为厥阴肝经所行，《灵枢·经脉》云："足厥阴肝经上出额"；肝血虚而双眼直视不能眨；虚热内扰，阳不能入于阴而不得眠。

大失血的患者，不可发汗，发汗则阴津更失，阳气随失，内寒生而寒战。

汗家重发汗，必恍惚心乱，小便已阴痛，与禹余粮丸。

邹解： 出汗多的人用汗法，气阴更伤，伤阳耗液，《素问·宣明五气》云："五脏化液，心为汗。"虚热内生而心神不安，神志恍惚；津液不足，会使小便之后阴部疼痛。用禹余粮丸。

禹余粮丸方

禹余粮四两　人参三两　附子二枚　五味子三合　茯苓三两　干姜三两
上六味，蜜为丸，如梧桐子大，每服二十丸。

邹解： 禹余粮甘寒、人参甘微寒，益气养阴，清虚热；茯苓甘平，益气养阴；附子、干姜辛温通阳；五味子酸温，主益气，补不足，强阴，益男子精。

病人有寒，复发汗，胃中冷，必吐逆。

邹解： 病人体内有寒气，再发汗，伤阳会使胃中寒冷，胃气不和而呕吐、呃逆。

伤寒，未发汗，而复下之，此为逆也；若先发汗，治不为逆。本先下之，而反汗之，为逆；若先下之，治不为逆。

邹解：伤寒没有发汗解表，而是反复用下法，这是逆治；如果先发汗，再用下法，治疗为正法。本应用下法，而用了汗法，为逆治；如果先用下法，再用汗法，也是正治。

伤寒，医下之，续得下利清谷不止，身疼痛者，急当救里；后身疼痛，清便自调者，急当救表；救里宜四逆汤，救表宜桂枝汤。(方见上卷)

邹解：伤寒，医者用下法后，导致患者不停地泻下不消化的寒凉食物，这是脾阳受伤，内寒自生；寒凝经脉而身体疼痛；这要赶紧救里。其后身体仍然疼痛，清稀的大便恢复正常者，要赶紧解表。救里宜四逆汤；救表宜桂枝汤。

太阳病，先上(下)而不愈，因复发汗，以此表里俱虚，其人因致冒，冒家汗自出愈，所以然者，表和故也，里未和然后复下之。

邹解：太阳经受病，先用下法而不痊愈，而再发汗，因此造成了表里都虚，病人因此致冒病。冒病患者自汗出会痊愈，这是因为表和的原因；里未和，然后再给下法。

先上而不愈，应为先下而不愈。冒，《说文解字》云："冒，冡(蒙)而前也。从冃，从目。"蒙昧不清之意。

太阳病未解，脉阴阳俱微者，必先振栗汗出而解；但阳脉微者，先汗出而解；若阴脉实者，下之而解；若欲下之，宜调胃承气汤。(方见上卷)

邹解：太阳经受病没有缓解，寸、关脉俱微，为阳气郁闭，卫气不行，阳气郁闭而出现寒战，以发汗法通阳气，疏卫气，会使病缓解。《平脉法第一》云脉"微而解者，必大汗出也"。只有寸脉微的，先用汗法而痊愈；如果关脉实，用下法而愈。如果要用下法，宜用调胃承气汤。

阴阳脉，《平脉法第一》云："脉分寸关尺，寸脉分经以候阳，阳者气之统也；尺脉分经以候阴，阴者血之注也，故曰阴阳。"

太阳病，发热汗出者，此为营弱卫强，故使汗出；欲救邪风者，宜桂枝汤。(方见上卷)

邹解：太阳经受病，发热汗出的，这是营气弱卫气强，所以要发汗。要除邪风，用桂枝汤。

伤寒五六日，中风，往来寒热，胸胁苦满，嘿嘿不欲食饮，心烦喜呕，或胸中烦而不呕，或渴，或腹中痛，或胁下痞硬，或心下悸，小便不利，或不渴，身有微热而咳者，小柴胡汤主之。

邹解：此条看似少阳经受病的表现，但病发伤寒五六日，《伤寒例》云："少阴受病也，当五六日发。"此时没有少阴经的症状表现，而是感受了风邪，时下伤寒传变五六日，正气已虚，正邪交争而往来寒热；虚寒内生而胸胁苦满，脾阳不足而嘿嘿不欲饮食；虚热内扰而心烦；虚寒内生而致胃气不和，不时地呕吐；或者虚热内扰而胸中烦，胃气和而不呕；或者阴津不足而口渴；或者下焦虚寒而腹中痛；或者气壅胁下而痞硬；或者伤及营阴而心下悸；或者膀胱气化不利而小便不利；或者阴津未伤而不渴；虚热扰肺而咳嗽。用小柴胡汤治疗。

小柴胡汤方

柴胡半斤　黄芩三两　人参三两　半夏半升(洗)甘草三两(炙)生姜三两(切) 大枣十二枚(劈)

上七味，以水一斗二升，煮取六升，去滓，再煎取三升，温服一升，日三服。若胸中烦而不呕者，去半夏、人参，加栝蒌实一枚；若渴，去半夏，加人参合前成四两半，栝蒌根四两；若腹中痛者，去黄芩，加芍药三两；若胁下痞硬，去大枣，加牡蛎四两；若心下悸、小便不利者，去黄芩，加茯苓四两；若不渴，外有微热者，去人参，加桂枝三两，温覆微汗愈；若咳者，去人参、大枣，加五味子半升，去生姜，加干姜二两。

邹解：方以柴胡、黄芩苦平，清热，去寒热邪气；生姜辛温、半夏辛平，通阳散风，发寒热，主胸满，咳逆，温中，逐风；人参甘微寒，益气养阴，扶助正气，清热，止惊悸，除邪气；甘草、大枣甘平，发心腹寒热邪气，和胃气，补气，养津液，扶正祛邪。

如果胸中烦而不呕者，去半夏、人参以免助胸中虚热，加栝蒌实苦寒清热,主身热,烦满,补虚安中。

如果口渴,去半夏以免通阳伤阴,加量人参益气养阴,栝蒌根苦寒清热,主消渴。

如果腹中痛,去黄芩以免其清热伤阳,加芍药主邪气腹痛。二者皆为苦平,之所以换药,仲景考虑了二药主治不同。

若胁下痞硬,去大枣以免壅滞胃气;加牡蛎味咸平,助水生木,除胁下气壅痞硬。

如果心下悸,小便不利,去黄芩苦平免伤营阴,影响膀胱气化;加茯苓甘平,主胸胁逆气,惊邪,恐悸,心下结痛,利小便。

如果不渴,外有微热,去人参以免助热生津,加桂枝辛温发散卫阳,温覆微汗,使邪气外出,痊愈。

如果有咳嗽,为虚热扰肺,去人参、大枣以免补土生肺热;去生姜以免发散太过,加干姜温阳,仲景已经区别了生姜、干姜的不同作用。加五味子味酸温,主益气,咳逆上气,补不足,强阴。

血弱气虚,腠理开,邪气因入,与正气相搏,结于胁下,正邪纷争,往来寒热,休作有时,嘿嘿不欲饮食;脏腑相连,其痛必下,邪高痛下,故使呕也,小柴胡汤主之。服柴胡汤已,渴者,属阳明也,以法治之。(方见上)

邹解: 血弱气虚,腠理开,邪气因入,与正气相搏,结于胁下,正邪交争,往来寒热,休作有时;寒热错杂,胃气不和而嘿嘿不欲饮食。脾胃脏腑相连,寒气致疼痛一定在下部,邪气在上,寒气在下,脾胃不和而致呕吐。用小柴胡汤治疗。

服完小柴胡汤,口渴,症属阳明胃,以阳明法论治。

太阳病六七日,脉迟浮弱,恶风寒,手足温,医二三下之,不能食,胁下满痛,面目及身黄,颈项强,小便难者,与柴胡汤,后必下重,本渴而饮水呕者,柴胡不中与也,食谷者哕。

邹解: 太阳经受病六七天后,寒邪再传,寒凝营气则脉迟,《平脉法第二》云:"迟者营中寒。"卫气衰微则脉弱,《平脉法第二》云:"弱者卫气微。"气血虚则脉浮,《平脉法第二》云:"浮为虚。"营卫气血虚,故恶风寒;气血虽虚而流通,则手足温;医者接二连三下之,脾阳受伤而不能食;伤及厥阴经阳气则胁下满痛,面目及身黄;寒气侵犯足太阳膀胱经则颈项强;膀胱气化不利则小便难。用柴胡汤后,药偏寒凉必使下利加重;本来阴亏口渴,阴阳俱虚而饮水,致寒热错杂而胃失和降引起呕吐,是用柴胡汤不合适,吃谷物会使胃气上逆而干呕。

伤寒四五日,身热,恶风,颈项强,胁下满,手足温而渴者,小柴胡汤主之。(方见上)

邹解:伤寒四五天,少阳经受风而恶风,正邪交争而身热,太阳经受寒而颈项强,寒凝胁下而满,气血流通则手足温,阴津不足而口渴,用小柴胡汤治疗。

伤寒,阳脉涩,阴脉弦,法当腹中急痛,先与小建中汤,不差者,与小柴胡汤。(方见上)

邹解:伤寒,寸脉涩为营血虚,《平脉法第一》云:"血偏衰者,则脉涩。"又云:"其脉涩者,营气微也。"尺脉弦为寒,应当腹部拘急疼痛,寒凝经脉所致,先用小建中汤;如果没有治愈,用小柴胡汤。

小建中汤方

桂枝三两 芍药六两 甘草二两 生姜三两(切) 大枣十二枚(劈) 胶饴一升

上六味,以水七升,先煮五味,取三升,去滓,纳饴,更上微火消解,温服一升,日三服,呕家不可用,以甜故也。

邹解:方以桂枝、生姜辛温散寒;芍药苦平,主邪气腹痛,除血痹,止痛;甘草、大枣甘平,补中益气,调和营卫。

伤寒与中风,有柴胡证,但见一证便是,不必悉具。凡柴胡汤病证而误下之,若柴胡证不罢者,复与柴胡汤,必蒸蒸而振,却复发热,汗出而解。

邹解：伤寒与伤风，见到柴胡汤证的一个症状就可以应用柴胡汤，不必所有症状都具备。

凡是柴胡汤病证而误用下法，如果柴胡证仍有，再用柴胡汤，一定会有蒸汽阵阵的感觉，再发热汗出而痊愈。

伤寒二三日，心中悸而烦者，小建中汤主之。（方见上）

邹解：伤寒二三天，阴津、阳气被耗，虚热内生，心悸、烦躁；用小建中汤治疗。

太阳病，过经十余日，反二三下之，后四五日，柴胡证仍在者，先与小柴胡。呕不止，心下急，郁郁微烦者，为未解也，与大柴胡汤下之则愈。

邹解：太阳经受病，过经十几天，接二连三地用下法后四五天，柴胡证仍在，先用小柴胡汤。如果用后寒热错杂，胃气上逆而呕吐不止，虚热内生而心下（胃脘处）嘈杂，微微烦躁，此为病邪没解除，用大柴胡汤下之则痊愈。

大柴胡汤方

柴胡半斤 黄芩三两 芍药三两 半夏半升（洗） 生姜五两（切） 枳实四枚（炙） 大枣十二枚（劈） 大黄二两

上八味，以水一斗二升，煮取六升，去滓，再煎，温服二升，日三服。

邹解：方以柴胡、黄芩、芍药苦平清热，主心腹，去肠胃中结气，邪气腹痛，破坚积寒热；大黄、枳实苦寒清热，除寒热结，破积聚，荡涤肠胃；生姜辛温、半夏辛平，散寒温中；大枣甘平，健脾和胃。

伤寒十三日不解，胸胁满而呕，日晡所发潮热，已而微利，此本柴胡证，下之以不得利，今反利者，知医以丸药下之，非其治也。潮热者，实也，宜先服小柴胡汤以解外，后以柴胡加芒硝汤主之。

邹解：伤寒十三天，邪气再传经，病情仍未缓解，日晡时发潮热，之后微微腹泻。这本是柴胡证，用下法要以不腹泻为法，现出现了腹泻，这是医者用丸药泻下，不得法的原因。潮热为里实。要先服小柴胡汤以解外邪，后用柴胡加芒硝汤治疗。

柴胡加芒硝汤方

柴胡二两十六铢　黄芩一两　人参一两　甘草一两(炙)　生姜一两(切)　芒硝二两　大枣四枚　半夏二十铢

上八味，以水四升，煮取二升，去滓，纳芒硝，更煮微沸，分温再服，不解更作。

邹解： 方以柴胡、黄芩苦平清热，去肠胃中结实，破坚积；芒硝苦寒攻下，清实热，涤里实，推陈致新，除邪气；生姜辛温，散寒温中；人参甘微寒，清热，益气养阴；甘草甘平，益气养阴，健脾和胃。

伤寒十三日，过经，谵语者，以有热也，当以汤下之。若小便利者，大便当硬，而反下利，知医以丸药下之，非其治也，若自下利者，脉当微厥，今反和者，此为内实也，调胃承气汤主之。(方见上卷)

邹解： 伤寒十三天，邪气过经，患者谵语，这是里热的原因，应以汤药攻下。如果小便利，大便应该硬，但是大便却稀溏，这是医者用丸药泻下，不得法的原因。如果患者没有用下法而自行腹泻，脉象应该出现微微厥逆之象，而现在脉象反而平和，这是里实，用调胃承气汤治疗。

太阳病不解，热结膀胱，其人如狂，血自下，下者愈。其外不解者，尚未可攻，当先解外。外解已，但少腹急结者，乃可攻之，宜桃仁承气汤。

邹解： 太阳经病不缓解，热邪结于膀胱，病人像要发狂，自行尿血，尿血后病愈。外邪如果没有解除，还不能攻下，应当先解表。解表后，仍然有少腹急结者，这是里热瘀血，方可以攻下，用桃仁承气汤。

桃仁承气汤方

桃仁五十个(去皮尖) 大黄四两 桂枝二两 甘草二两(炙) 芒硝二两

上五味,以水七升,煮四味,取二升,去滓,纳芒硝,更上火微沸,下火,先食温服五合,日三服,当微利。

邹解:桃仁苦平,主瘀血,血闭瘕邪;大黄苦寒,攻下清热,除寒热结,破积聚;芒硝苦寒攻下,清实热,涤里实,推陈致新,除邪气;桂枝辛温,散解表邪,温通足太阳膀胱经气;甘草益气养阴,调和诸药。

伤寒八九日,下之,胸满,烦惊,小便不利,谵语,一身尽重,不可转侧,柴胡加龙骨牡蛎汤主之。

邹解:伤寒八九日,用下法,损伤阳气阴津,虚阳内生而寒,故见胸满;阴虚生内热,而烦;气下而惊。《素问·举痛论》云:"惊则气下。"虚寒而致膀胱气化不利,症见小便不利;里热实而谵语;气血虚弱,营卫不和,而见一身尽重,不可转侧。用柴胡加龙骨牡蛎汤。

柴胡加龙骨牡蛎汤方

柴胡四两 龙骨一两半 黄芩一两半 生姜一两半 人参一两半 桂枝一两半 茯苓一两半 半夏二合半 大黄二两 牡蛎一两半 大枣六枚(劈) 铅丹一两半

上十二味,以水八升,煮取四升,纳大黄,切如棋子,更煮一二沸,去滓,温服一升,日三服,夜一服。

邹解:方以柴胡、黄芩苦平清热;大黄苦寒,攻下清热,除寒热结,破积聚;龙骨甘平,主心腹,癥瘕坚结,惊痫癫疾狂走,心下结气;牡蛎咸平,主伤寒寒热,惊恚怒气;桂枝辛温,散解表邪,温通足太阳膀胱经气;半夏辛平,主伤寒,寒热,心下坚,下气;铅丹辛微寒,散热邪,主惊痫癫疾,除热下气;人参甘微寒、大枣甘平,益气养血,止惊悸,除邪气;大枣调和诸药。

伤寒,腹满,谵语,寸口脉浮而紧,关上脉弦者,此肝乘脾也,名曰纵,刺期门。

伤寒,发热,啬啬恶寒,大渴欲饮水,其腹必满;自汗出,小便不利,寸口脉浮而涩,关上弦急者,此肝乘肺也,名曰横,刺期门。

邹解: 伤寒,寒阻中阳而腹满,里热内实而谵语,风寒在表则寸口脉浮而紧,关上弦为肝气上逆。《平脉法第一》云:"肾沉心洪,肺浮肝弦;此自经常,不失铢分。"又云:"肝者木也,名厥阴,其脉微弦濡弱而长,是肝脉;肝病自得濡弱者,愈也;假令得纯弦脉者,死。何以知之? 以其脉如弦直,此是肝脏伤,故知死也。"关上弦非死证,纯弦脉,而是肝气实,上逆的表现,用针刺法刺期门。

期门,《黄帝内经》《难经》不表,《针灸甲乙经》云其为肝募。《针灸甲乙经·腹自期门上直两乳侠不容两傍各一寸五分下行至冲门凡十四穴第二十二》云:"期门,肝募也,在第二肋端,不容傍各一寸五分,上直两乳,足太阴厥阴、阴维之会,举臂取之,刺入四分,灸五壮。"

募俞在《黄帝内经》只有一处,《素问·奇病论》云:"胆虚,气上溢而口为之苦。治之以胆募俞,治在《阴阳十二官相使》中。"《阴阳十二官相使》已失传,仲景可能运用了此书。

《平脉法第二》云:"水行乘火,金行乘木,名曰纵;火行乘水,木行乘金,名曰横。"纵为相克,横为相侮,从仲景所论,纵为肝乘脾,横为肝乘肺,沿用了《平脉辨证》内涵。

伤寒,正邪交争发热,啬啬恶寒;伤阴而大渴,欲饮水;寒气伤阳而腹满;阳不敛阴而自汗出;阳虚膀胱气化不利则小便不利;血虚则寸口脉浮涩,《平脉法第二》云:"浮为风虚。"《平脉法第一》云:"其脉涩者,营气微也。"关上弦急,为肝气上逆,有热,刺期门。

太阳病二日,烦躁,反熨其背而大汗出,火热入胃,胃中水竭,躁烦,必发谵语,十余日振栗,自下利者,此为欲解也。若其汗从腰以下不得汗,欲小便不得,反呕,欲失溲,足下恶风,大便硬,小便当数,而反不数又不多,大便已,头卓然而痛,其人足心必热,谷气下流故也。

邹解：太阳经受病二日，虚热内扰而烦躁；反而用温热火物敷其背部，助虚阳外越，携阴津而大汗出；火热进入胃中，消灼津液，致胃中水竭，烦躁；里热内盛必发谵语；十几天后，脾阳虚而寒战，大便稀，这是病欲缓解的表现。如果有汗出，但腰部以下不出汗，想小便而不能；呕吐，大便控制不住，脚下怕风；大便干硬；小便次数应该多，如小便次数反而不多，尿量又少；大便之后，头突然疼痛；病人足心一定热，这是脾阳虚，不能运化水谷，谷气下流的原因。

太阳病中风，以火劫发汗，邪风被火热，血气流溢，失其常度，两阳相熏灼，其身发黄，阳盛则欲衄，阴虚小便难，阴阳俱虚竭，身体则枯燥，但头汗出，剂颈而还，腹满微喘，口干咽烂，或不大便，久则谵语，甚者至哕，手足躁扰，捻衣摸床，小便利者，其人可治。宜人参地黄龙骨牡蛎茯苓汤主之。

邹解：太阳经感受风邪而发病，用火疗法发汗，风邪受到火热，携带气血流失，气血运行失常，风邪与火热两阳相灼，致身体发黄。阳气盛则欲衄血，阴虚则膀胱液少而小便难，阴阳俱虚竭，身体则枯燥。阳气上升，患者只有头部出汗，到颈部就不出汗了；腹部阳气不足，表现腹满而微微像喘息一样的活动；火热邪风随阳气上腾，煎熬津液，致口干咽烂；火热邪风壅滞胃肠，有的不大便；久则里热内盛而谵语，严重的会致胃气不和出现超乎寻常的干呕；里热蒸腾于外而见手足躁扰，捻衣摸床；如果膀胱气化正常，小便正常，病人可治。宜用人参地黄龙骨牡蛎茯苓汤治疗。

人参地黄龙骨牡蛎茯苓汤方

人参三两 地黄半斤 龙骨三两 牡蛎四两 茯苓四两
上五味，以水一斗，煮取三升，分温三服。

邹解：方以人参、茯苓、龙骨甘平，益气养阴，除邪气，治口焦舌干，惊痫癫疾狂走；地黄甘寒，清里热，主伤中，除寒热积聚；牡蛎咸平，助水清火。

伤寒,脉浮,医以火迫劫之,亡阳,必惊狂,卧起不安者,桂枝去芍药加牡蛎龙骨救逆汤主之。

邹解:伤寒风虚而脉浮,《平脉法第二》云:"浮为风虚。"医者用火法治疗,使患者亡阳阴脱;阴阳脱失,火气内攻,必然会发惊狂;火热内扰而起卧不安。用桂枝去芍药加牡蛎龙骨救逆汤治疗。

桂枝去芍药加牡蛎龙骨救逆汤方

桂枝三两 甘草二两(炙) 生姜三两(切) 大枣十二枚(劈) 牡蛎五两(熬) 龙骨四两

上六味,以水一斗二升,煮取三升,去滓,温服一升,日三服。

邹解:方以桂枝、生姜辛温通阳;牡蛎咸平,助水清火;龙骨甘平,主惊痫、癫疾、狂走;甘草、大枣甘平,益气养阴。

形似伤寒,其脉不弦紧而弱,弱者必渴,被火必谵语;弱而发热,脉浮者,解之,当汗出愈。

邹解:疾病症状像伤寒,病人脉没有寒邪弦紧之象,而表现气血虚弱之弱脉。气血虚脉弱,必有阴津不足而口渴,如果受到火攻必发谵语。气血虚而脉弱,正邪交争而发热,正邪交争在表,治疗应当用汗法,汗出而痊愈。

太阳病,以火熏之,不得汗,其人必躁,到经不解,必清血,名为火邪。

邹解:太阳经受病,用火法治疗,不能出汗,火热内扰,煎熬津液,病人必然躁动;火热到经,而邪气不解除,一定要清血热。火热入经而致患者躁动,称为火邪。

脉浮,热甚,反以火灸之,此为实,实以虚治,因火而动,必咽燥,唾血。

邹解:虚风在表,发热严重,脉象浮,反用火灸,此为实热。实者使其虚,病因为火,火邪上扰,必然会出现咽喉干燥,唾液带血。

微数之脉,慎不可灸,因火为邪,则为烦逆,追虚逐实,血散脉中,火气虽微,内攻有力,焦骨伤筋,血难复也。

邹解：脉微而数,为气虚有热,《平脉法第一》云："气偏衰者,则脉微……阳迫气血,则脉数。"一定要谨慎,不能用灸法。因为火邪能导致烦躁气逆,使气虚更虚,实热更实,使血在经脉中无序。火气虽微弱,但在内,邪有力量,煎熬津液,火灼筋骨,损伤筋脉,灼血不能恢复。

脉浮,宜以汗解,用火灸之,邪无从出,因火而盛,病从腰以下必重而痹,名火逆也。欲自解者,必当先烦,烦乃有汗而解,何以知之？脉浮故也。

邹解：脉浮,为风。《平脉法第一》云："浮为风。"宜用发汗解表法。如果用火灸,邪无出路。风邪受火而盛,风火上逆,下部阳虚,致病人腰以下必沉重而痹阻,这也是火逆。

烧针令其汗,针处被寒,核起而赤者,必发奔豚,气从少腹上冲心者,灸其核上各一壮,与桂枝加桂汤。

邹解：用烧针的方法使患者发汗,针处受寒,局部起红色硬结,一定会发作奔豚。表现为气从少腹上冲心的患者,灸少腹和硬结各一壮,用桂枝加桂汤。

桂枝加桂汤方

桂枝五两 芍药三两 生姜三两(切) 甘草二两(炙) 大枣十二枚(劈)
上五味,以水七升,煮取三升,去滓,温服一升,日三服。

邹解：方以桂枝加量、生姜辛温散寒；芍药苦平清火,主邪气腹痛；甘草、大枣甘平,益气养阴,调和营卫。

火逆,下之,因烧针烦躁者,桂枝甘草龙骨牡蛎汤主之。

邹解：火逆,用下法,因为烧针而致内热燥扰而烦躁,用桂枝甘草龙骨牡蛎汤治疗。

桂枝甘草龙骨牡蛎汤方

桂枝一两 甘草二两(炙) 龙骨二两 牡蛎二两(熬)

上四味,以水五升,煮取三升,去滓,温服一升,日三服。甚者加人参三两。

邹解：方以桂枝辛温通阳,牡蛎咸平,助水克火;龙骨、甘草甘平,益气养阴,主心腹,惊,除寒热邪气。

太阳伤寒者,加温针,必惊也。

邹解：太阳经受寒,加用温针,寒热内扰,必致气乱而惊。《素问·举痛论》云:"惊则气乱……惊则心无所倚,神无所归,虑无所定,故气乱矣。"

太阳病,当恶寒发热,今自汗出,反不恶寒发热,关上脉细数者,以医吐之过也。一二日吐之者,腹中饥,口不能食;三四日吐之者,不喜糜粥,欲食冷食,朝食暮吐,此为小逆;若不恶寒,又不欲近衣者,此为内烦;皆医吐之所致也。

邹解：太阳经受病,受寒而正邪交争,应当恶寒发热。现患者自汗出,反不恶寒发热,关上脉细数者,这是阴虚有热的表现,是医者用吐法之误,因吐伤阴,阴虚内热而致。太阳经受病一二日用吐法,会使腹中有饥饿感,但不能饮食,这是早期用吐法致胃气上逆的原因;太阳经受病三四日用吐法,患者不愿吃热粥,喜欢吃冷食,早晨吃晚上吐,这是胃气小逆,其原因是邪气入里化热,吐后伤阴也致内热,故欲冷食;冷食经过一天的腐熟化热,因而朝食暮吐。如果患者不恶寒,又不愿穿衣服,这是里热内扰。这些都是医者用吐法所致。

病人脉数,数为热,当消谷,今引食而反吐者,此以发汗令阳气微,膈气虚,脉乃数也,数为客热,故不能消谷,以胃中虚冷故吐也。

邹解: 病人脉数,数为有热,应当食欲旺盛,今吃饭后反而呕吐,这是因为发汗令阳气虚,膈气虚,邪热致脉数。数为有邪热,之所以不能消化食物,是因为胃中虚冷,寒热错杂致胃气上逆而吐。

太阳病,过经十余日,心中温温欲吐,胸中痛,大便反溏,腹微满,郁郁微烦,先其时,自极吐下者,与调胃承气汤;若不尔者,不可与之;若但欲呕,胸中痛,微溏者,此非柴胡证,所以然者,以呕故知极吐,下也。(调胃承气汤方见上卷)

邹解: 太阳经受病,过经十余天,胃中烦乱不舒想呕吐,胸部疼痛,大便反而稀溏,腹部稍微胀满,心情微微烦躁,这是虚寒内生,邪热内扰,寒热错杂,胃气上逆的原因。在这些症状出现之前,呕吐已经达到极端,用下法,用调胃承气汤,如果不是这样的情况,不可以用。如果只是想吐,胸部疼痛,微微便稀,这不是柴胡证,之所以这样,因为呕吐,所以知道这是呕吐至极,要用下法。

太阳病六七日,表证仍在,脉微而沉,反不结胸,其人发狂者,以热在下焦,少腹当硬满,小便自利者,下血乃愈。所以然者,以太阳随经,瘀热在里故也。抵当汤主之。

邹解: 太阳经受病六七天,表证仍在,卫气虚,还有里证,故脉微而沉。《平脉法第一》云:"气偏衰者,则脉微。"又云:"沉为在里。"《平脉法第二》云:"微者卫气衰。"病人反不结胸(结胸,《伤寒杂病论·辨太阳病脉证并治下》云"按之痛,寸脉浮,关脉沉,名曰结胸也",又云"何谓结胸?师曰:病发于阳而反下之,热入于里,因作结胸"),病人发狂者,是因为热在下焦。患者少腹当硬满,小便自利者,便血乃愈,这是因为太阳经气正常,瘀热在里的原因。用抵当汤治疗。

抵当汤方

水蛭三十个(熬) 虻虫三十个(去翅足,熬) 桃仁二十个(去皮尖) 大黄三两(酒洗)

上四味,以水五升,煮取三升,去滓,温服一升,不下更服。

邹解:水蛭咸平清里热,活血化瘀,主逐恶血瘀血,破血瘕积聚;虻虫味苦微寒、桃仁苦平,清热,活血化瘀,主逐瘀血,破下血积、坚痞、癥瘕,通利血脉;大黄苦寒清热,主下瘀血、血闭,破癥瘕积聚,攻逐下焦瘀热。

太阳病,身黄,脉沉结,少腹硬,小便不利者,为无血也;小便自利,其人如狂者,血证谛也,抵当汤主之。(方见前)

伤寒,有热,少腹满,应小便不利,今反利者,为有血也,当下之,可不余药,宜抵当丸。

邹解:太阳经受病,里热内蕴而身黄;邪气在里脉沉结。《平脉法第一》云:"沉为在里。"《平脉法第二》云:"脉来缓,时一止复来者,名曰结。"血虚内热,膀胱里热,煎熬津液而致少腹硬,小便不利者。如果小便自利,说明热不在膀胱;其人像要发狂,这是下焦瘀热,用抵当汤治疗。

伤寒有热邪,少腹胀满,热邪煎熬膀胱津液,应当小便不利。现在小便反而通利,是下焦里热瘀血,当用下法,不可以用其他方药,应当用抵当丸。

抵当丸方

水蛭二十个(熬) 虻虫二十个(去翅足,熬) 桃仁二十五个(去皮尖) 大黄三两(酒洗)

上四味,捣分四丸,以水一升,煮一丸,取七合服之。晬时当下血,若不下者,更服。

邹解:水蛭咸平清里热,活血化瘀,主逐恶血瘀血,破血瘕积聚;虻虫味苦微寒、桃仁苦平,清热,活血化瘀,主逐瘀血,破下血积坚痞癥瘕,通利血脉;大黄苦寒清热,主下瘀血、血闭,破癥瘕积聚,攻逐下焦瘀热。

此方用药与抵当汤完全相同,只是减少了水蛭、虻虫用量,增加了桃仁用量,且做成丸剂,以治其人如狂,而不是发狂。可见仲景对剂量、剂型的把握。

太阳病,小便利者,以饮水多,必心下悸;小便少者,必苦里急也。

邹解: 太阳经受病,不影响膀胱气化,而小便正常者,如果饮水过多,会致水气凌心而心悸;如果膀胱气化不利,小便量少,水蓄膀胱而内急。

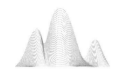

辨太阳病脉证并治下

问曰：病有脏结，有结胸，其状何如？师曰：寸脉浮，关脉小细沉紧者，名曰脏结也。按之痛，寸脉浮，关脉沉，名曰结胸也。

邹解：仲景提出了脏结病、结胸病，并从脉象加以区别。

脏结：血结于五脏，血虚而见寸脉浮，《平脉法第二》云："浮则无血。"血虚内寒而关脉小细沉紧。脉细小为血虚，血虚生内寒，故脉紧，《平脉法第二》云"紧则为寒"；脉沉为病在里，里为脏，《平脉法第一》云"沉为在里"，又云："凡里有病者，脉当沉细"。

结胸：外感风邪，化热入于里而寸脉浮；阴阳格拒，胸阳不展，虚寒内生而按之痛，脉沉。本篇下文云："病发于阳而反下之，热入于里，因作结胸。"又云："太阳病，脉浮而动数，浮则为风，数则为热，动则为痛，头痛发热，微盗汗出，而反恶寒者，表未解也，医反下之，动数变迟，膈内拒痛，胃中空虚，客气动膈，短气，躁烦，心中懊恼，阳气内陷，心下因硬，则为结胸。"

仲景把脏结、结胸放在太阳病篇论治，而且脏结、结胸均为寸脉浮，似乎二者都是感受风邪，但五脏结无一因风致结，且仲景明确指出，脏结皆血为之，故脏结之寸脉浮为五脏内结，气血结聚不通，血不能荣养的表现，应用了《平脉辨证》（《平脉法第二》）理论；结胸之寸脉浮，则是因为外感风邪而致，这是二者最根本的区别，注意鉴别。

可以看出，仲景讲脏结，是为与结胸做鉴别。仲景进一步探讨了五脏结虚实证治，属于杂病而非伤寒，这是仲景做的鉴别诊断，这或许也是王叔和撰次《伤寒论》

左侧竖排：伤寒杂病论卷第八

把五脏结相关内容全部删除了的原因。如此，我们也理解了王叔和为什么要撰次《伤寒论》《金匮要略》。同时，仲景以《平脉辨证》理论为指导做五脏结证治，理法方药应用《黄帝内经》《神农本草经》的高度，后世医家尚无人能及，更加证明了桂林古本《伤寒杂病论》为仲景唯一真本，也证明仲景不会做出十三个稿本。

何谓脏结？师曰：脏结者，五脏各具，寒热攸分，宜求血分，虽有气结，皆血为之。假令肝脏结，则两胁痛而呕，脉沉弦而结者，宜吴茱萸汤。若发热不呕者，此为实，脉当沉弦而急，桂枝当归牡丹皮桃仁枳实汤主之。

邹解： 脏结，五脏都有，辨别寒热，从血分论治，虽然有气结，都是血结所为。结：聚积之意。

以肝脏结为例，肝血结聚则两胁疼痛，肝气上逆，木乘土而呕吐；气血结聚在脏，里虚内寒而脉沉；肝气逆为脉弦，用吴茱萸汤，这是肝脏结虚证。

如果肝气与血结交争而发热，没有肝气上逆而不呕吐，这是肝脏结实证，邪结在脏而脉沉，气血结聚而脉弦，邪热内生而脉急，用桂枝当归牡丹皮桃仁枳实汤治疗。

吴茱萸汤方

吴茱萸一升　人参三两　生姜六两　大枣十二枚（劈）
上四味，以水七升，煮取二升，去滓，温服七合，日三服。

邹解： 此为肝脏结虚证方。以吴茱萸、生姜辛温，通阳散血结，下气，止痛，除血痹；人参甘微寒，益气养阴；大枣甘平，健脾养血。

桂枝当归牡丹皮桃仁枳实汤方

桂枝三两（去皮）　当归二两　牡丹皮三两　桃仁二十枚（去皮尖）　枳实二两
上五味，以水八升，煮取三升，去滓，温服一升，日三服。

邹解：此为肝脏结实证方。以桂枝辛温、当归甘温，通阳散血结；牡丹皮苦辛寒、枳实苦寒，活血清热，除寒热结、癥坚、瘀血；桃仁苦平，清热活血，主瘀血，血闭瘕邪。

心脏结，则心中痛，或在心下郁郁不乐，脉大而涩，连翘阿胶半夏赤小豆汤主之。若心中热痛而烦，脉大而弦急者，此为实也，黄连阿胶半夏桃仁茯苓汤主之。

邹解：心脏结，心血结于心，气血不通则心中痛；心主血，血不养心则可能心下郁闷不乐；脉大为心脉，涩为心血结而血虚。《平脉法第一》云："心者火也，名少阴，其脉洪大而长，是心脉也。"又云："其脉涩者，营气微也。"这是心脏结虚证。

如果心中热痛而烦，是心血结聚，气血不通，里热内生；脉大而弦急，这是心血结而心火实。为心脏结实证。

连翘阿胶半夏赤小豆汤方

连翘二两　阿胶一两半　半夏半升（洗）　赤小豆三两

上四味，以水四升，先煮三物，取二升，去滓，纳胶烊消，温服七合，日三服。

邹解：此为心脏结虚证方。以连翘苦平，清心热，主结热；阿胶甘平，健脾养血，主心腹内崩，劳极；半夏辛平通阳，主心下坚；赤小豆甘平，健脾利水，主下水，排痈肿脓血。

黄连阿胶半夏桃仁茯苓汤方

黄连三两　阿胶二两　半夏半升（洗）桃仁二十枚（去皮尖）茯苓三两

上五味，以水五升，先煮四味，取二升，去滓，纳胶烊消，温服一升，日再服。

邹解：此为心脏结实证方。以黄连苦寒，清心热除烦；阿胶甘平，健脾养血，主心腹内崩，劳极；半夏辛平通阳，主心下坚；桃仁苦平，清热活血，化血结，主瘀血；茯苓甘平，益气健脾。

肺脏结，胸中闭塞，喘，咳，善悲，脉短而涩，百合贝母茯苓桔梗汤主之。若咳而唾血，胸中痛，此为实，葶苈栝蒌桔梗牡丹汤主之。

邹解：肺脏结，肺血结聚而致胸中闭塞，肺气不降而喘，肺气不宣而咳嗽，肺虚而善悲，《素问·宣明五气》说："精气……并于肺则悲。"肺气不足而脉短，肺血虚而脉涩，用百合贝母茯苓桔梗汤治疗，这是肺脏结虚证。

如果咳而唾血，胸中痛，这是肺脏结实证，肺血结，气血不通而胸中痛；血结化热，肺气上逆，损伤脉络而咳嗽、唾血；用葶苈栝蒌桔梗牡丹汤治疗。

百合贝母茯苓桔梗汤方

百合七枚(洗,去沫)　贝母三两　茯苓三两　桔梗二两

上四味，以水七升，煮取三升，去滓，温服一升，日三服。

邹解：此为肺脏结虚证方。以百合、茯苓甘平，健脾养阴，虚则补其母，补中益气，主胸胁逆气，忧恚，咳逆；桔梗辛微温、贝母辛平，宣肺通阳，散血结，主胸痛。

葶苈栝蒌桔梗牡丹汤方

葶苈三两(熬)　栝蒌实大者一枚(捣)　桔梗三两　牡丹皮二两

上四味，以水六升，煮取三升，去滓，温服一升，日三服。

邹解：此为肺脏结实证方。以葶苈子辛寒，散热开血结，降肺气，主癥瘕积聚，结气，破坚；栝蒌实苦寒清热，清心以制肺热；牡丹皮苦辛

寒,清肺热,主寒热,邪气,除癥坚,瘀血;桔梗辛微温,通阳散血结,主胸痛。以辛味药入肺,寒温并用,清热,通阳散结,相制而用。

脾脏结,腹中满痛,按之如覆杯,甚则腹大而坚,脉沉而紧,白术枳实桃仁干姜汤主之。若腹中胀痛,不可按,大便初溏后硬,转失(矢)气者,此为实,大黄厚朴枳实半夏甘草汤主之。

邹解:脾脏结,血结致气血不通而腹痛,血虚生内寒而腹满;血结气滞而腹部按之如覆杯,甚则腹大而硬;邪结在里,脾阳虚而脉沉,阳虚生寒而脉紧,《平脉法第一》云:"紧则为寒。"用白术枳实桃仁干姜汤治疗。这是脾脏结虚证。

如果腹中胀痛,不可按,这是脾血结,气血壅滞不通而腹中胀痛,不可按;血结滞气,脾阳不展而大便初溏;气血交结,血虚生内热,而致大便后硬;热扰于脾而转矢气,这是脾脏结实证,用大黄厚朴枳实半夏甘草汤治疗。

白术枳实桃仁干姜汤方

白术二两　枳实二两　桃仁二十枚(去皮尖)　干姜一两
上四味,以水五升,煮取二升,去滓,分温再服。

邹解:此为脾脏结虚证方。以白术苦温,助心火,温脾寒,虚则补其母;干姜味辛温,通阳散寒,主温中;桃仁苦平,化血结,主瘀血;枳实苦寒,养心血以助脾土,虚则补其母,除寒热结;枳实、白术寒温并用,健脾散寒养血。

大黄厚朴枳实半夏甘草汤方

大黄三两　厚朴三两　枳实三两　半夏一升　甘草一两(炙)
上五味,以水六升,煮取三升,去滓,温服一升,日三服。

邹解：此为脾脏结实证方。以大黄苦寒清热，主下瘀血，寒热，破癥瘕积聚；厚朴苦温，助心火以资脾阳，虚则补其母，主寒热，血痹；枳实苦寒清热，除寒热结；半夏辛平，通阳散结，实则泻其子；甘草甘平，主热邪气，和脾。以枳实、厚朴寒温并用，清热散血结，相制为用。

肾脏结，少腹硬，隐隐痛，按之如有核，小便乍清乍浊，脉沉细而结，宜茯苓桂枝甘草大枣汤。若小腹急痛，小便赤数者，此为实，宜桂枝茯苓枳实芍药甘草汤。

邹解：肾脏结，肾气与精血结聚，气血阻滞不通，精血不足而化热，肾阳虚而生内寒，寒热与血结交争致少腹硬，隐隐痛，按之如有核，小便时清时浊；血虚而脉细，气血结聚于肾而脉沉，用茯苓桂枝甘草大枣汤。这是肾脏结虚证。

如果小腹急痛，小便赤数者，这是血结化热，为肾脏结实证，用桂枝茯苓枳实芍药甘草汤。

茯苓桂枝甘草大枣汤方

茯苓半斤　桂枝四两　甘草二两(炙)　大枣十五枚(劈)

上四味，以甘澜水一斗，先煮茯苓，减二升，纳诸药，煮取三升，去滓，温服一升，日三服。

邹解：此为肾脏结虚证方。以桂枝通阳散血结；茯苓、甘草、大枣甘平，健脾养血，培土制水。

桂枝茯苓枳实芍药甘草汤方

桂枝三两(去皮)　茯苓二两　枳实二两　芍药三两　甘草一两(炙)

上五味，以水六升，煮取三升，去滓，温服一升，日三服。

邹解：此为肾脏结实证方。以桂枝通阳，散血结；茯苓、甘草甘平，健脾养血，培土制水；芍药苦平、枳实苦寒清热，主邪气腹痛，除血痹，止痛，除寒热结。

脏结，无阳证，不往来寒热，其人反静，舌上苔滑者，不可攻也；饮食如故，时时下利，舌上白苔滑者，为难治。

邹解：脏结，如果无阳证，阳虚而不往来寒热，病人反而安静，舌苔滑，不可以用下法。

如果胃气和，脾阳虚，饮食如故，时时下利，舌苔白滑，是难治之证。

何谓结胸？师曰：病发于阳而反下之，热入于里，因作结胸。病发于阴，而早下之，因作痞。所以成结胸者，误下故也。

邹解：仲景在此对结胸病、痞病做出了鉴别，并指出了结胸在于误用下法。

结胸病，头项强，如柔痉状者，下之则和，宜大陷胸丸。

邹解：结胸病，源起于误用下法，病发于阳，邪热入里，气结于胸。头项强为太阳经主症，因于寒，足太阳膀胱经受邪；像柔痉的表现，用下法可以缓解，用大陷胸丸。

《说文解字》："痉，强急也。"痉病，临床表现为发热、头摇、口噤、身体强直等。《伤寒杂病论·辨痉阴阳易差后劳复病脉证并治》云："病者身热足寒，颈项强急，恶寒，时头热，面赤目赤，独头动摇，卒口噤，背反张者，痉病也。"又云："太阳病，发热，汗出，不恶寒者，若脉浮数，名柔痉。"

大陷胸丸方

大黄半斤 葶苈半斤(熬) 芒硝半斤 杏仁半斤(去皮尖，熬)
上四味，捣筛二味，纳杏仁、芒硝，合研如脂，和散，取如弹丸一枚，别捣甘遂末一方寸匙,白蜜二合,水二升,煮取一升,去滓,温顿服之,一宿乃下。如不下,更服,取下为度,禁忌如药法。

邹解: 方以大黄、芒硝、甘遂苦寒清热攻下,主寒热,破癥瘕积聚,荡涤肠胃,除邪气;葶苈子辛寒,散热理气,主癥瘕积聚,结气,寒热,破坚;杏核仁甘温通阳,宣降气机,寒温并用,开结气。

结胸证,其脉浮大者,不可下,下之则死。

邹解:《平脉法第一》云:"寸口脉浮而大,有热,心下反硬,属脏者攻之,不令发汗;属腑者不令溲数,溲数则大便硬;汗多则热甚,脉迟者,尚未可攻也。"结胸脉浮而大,为里热气结,不能用下法,如果用下法,预后不好。

结胸证悉具,烦躁者,亦死。

邹解: 结胸症状都具备,如果患者烦躁,为热甚,邪热动膈,预后不好。

太阳病,脉浮而动数,浮则为风,数则为热,动则为痛,头痛发热,微盗汗出,而反恶寒者,表未解也。医反下之,动数变迟,膈内拒痛,胃中空虚,客气动膈,短气,躁烦,心中懊憹,阳气内陷,心下因硬,则为结胸,大陷胸汤主之。若不结胸,但头汗出,余处无汗,剂颈而还,小便不利,身必发黄。五苓散主之。

邹解: 太阳病,脉浮而动数,浮则为风,数则为热,动则为痛,与《平脉法第一》论述一致,证明《平脉法第一》多为仲景所撰。风邪侵犯太阳而头痛;正邪交争而发热;风邪在表,营卫不和而微盗汗出;风热伤阳而反恶寒。

如果误用下法,伤及阳气,阴寒内生,阴阻气血,动数变迟,《平脉法第一》云:"阴阻气血,则脉迟。"膈内剧烈疼痛;寒邪伤胃而致胃中空虚;邪气在内而侵犯胸膈,致气短;热邪不解而内扰,致躁烦,心中懊憹;阳气内陷,致心下硬满,病发结胸。用大陷胸汤治疗。

如果不结胸,只有头汗出,别处无汗,到颈部而止,这是虚阳上越,携津液外出;膀胱气化不利而致小便不利;热迫虚阳,身必发黄。《神农本草经》云:"热结黄疸。"用五苓散治疗。

《平脉法第二》云:"寸口脉浮而紧,医反下之,此为大逆。浮则无血,紧则为寒;寒气相搏,则为肠鸣;医乃不知,而反饮冷水,令汗不出。水得寒气,冷必相搏,其人即饲。"此论为血虚受寒而误下所引起的变证,与仲景所论有明显的区别,注意鉴别。

大陷胸汤方

大黄六两 芒硝一升 甘遂一钱(匙)

上三味,以水六升,先煮大黄,取二升,去滓,纳芒硝,煮二沸,纳甘遂末,温服一升,得快利,止后服。

邹解:此为急下治标法。方以大黄、芒硝、甘遂苦寒,清热攻下,主寒热,大腹疝瘕,腹满,破癥瘕积聚,荡涤肠胃,除邪气。

五苓散方

猪苓十八铢(去皮) 白术十八铢 泽泻一两六铢 茯苓十八铢 桂枝半两(去皮)

上五味,为散,更于臼中杵之,白饮和方寸匙服之,日三服,多饮暖水,汗出愈。发黄者,加茵陈蒿十分。

邹解:猪苓、茯苓甘平,主胸胁逆气,利小便;白术苦温,助心阳,止汗,除热;泽泻甘寒,益气力,能行水上;桂枝辛温通阳,助膀胱气化,汗出愈。

发黄者,加茵陈蒿。茵陈苦平,主热结黄疸。

伤寒六七日,结胸热实,脉沉紧而实,心下痛,按之石硬者,大陷胸汤主之。(方见前)

伤寒十余日,热结在里,复往来寒热者,与大柴胡汤。

但结胸无大热者,此为水结在胸胁也,但头微汗出者,大陷胸汤主之。(方见前)

邹解:伤寒六七天,热与气结而里热实,寒气在内而脉沉紧,里热盛而脉实;寒、热、气交结在心下,致心下痛,按之石硬,用大陷胸汤治疗。

伤寒十几天,寒热交结在里,正邪交争出现往来寒热,用大柴胡汤。

只有结胸,而没有大热,这是水结在胸胁,虚阳上蒸而只有头微汗出,用大陷胸汤治疗。

大柴胡汤方

柴胡半斤　枳实四枚(炙)　生姜五两(切)　黄芩三两　芍药三两　半夏半升(洗)　大枣十二枚(劈)　大黄二两

上八味,以水一斗二升,煮取六升,去滓,再煎,温服一升,日三服。

邹解:方以柴胡、黄芩、芍药苦平,大黄、枳实苦寒清热,除热结;半夏辛平、生姜辛温散寒,主伤寒,寒热;大枣甘平,益气养阴。

太阳病,重发汗,而复下之,不大便五六日,舌上燥而渴,日晡所小有潮热,从心下至少腹硬满而痛不可近者,大陷胸汤主之。(方见前)

邹解:太阳经受病,反复发汗,而且再用下法,阴津不足而致五六天不大便,口渴,舌苔干燥;阳明胃燥实而见日晡时稍微潮热,从心下至少腹硬满而痛不可触摸。用大陷胸汤治疗。

小结胸病,正在心下,按之则痛,脉浮滑者,小陷胸汤主之。

邹解:小结胸病,气与里热邪气正好交结在心下,气不通则按之痛,《素问·举痛论》云"气不通,故卒然而痛";脉浮为风,滑有里热,用小陷胸汤治疗。

小陷胸汤方

黄连一两 半夏半升 栝蒌实大者一枚

上三味,以水六升,先煮栝蒌,取三升,纳诸药,煮取二升,去滓,分温三服。

邹解:方以黄连、栝蒌实苦寒,清里热;半夏辛平,主寒热,心下坚,治气与热结。

太阳病,二三日,不能卧,但欲起,心下必结,脉微弱者,此本有寒分也,反下之,若利止,必作结胸;未止者,此作协热利也。

邹解:太阳经受病二三天,不能卧,但欲起,这是结胸证,里热与气交结;脉微弱,这是身体本来有寒气,反而用下法,会致脾阳虚而腹泻,腹泻停止后,津液流失而致阴虚内热,一定会引发结胸;如果腹泻不止,寒热错杂,称为协热利。

太阳病,下之后,其脉促,不结胸者,此为欲解也;脉浮者,必结胸;脉紧者,必咽痛;脉弦者,必两胁拘急;脉细数者,头痛未止;脉沉紧者,必欲呕;脉沉滑者,协热利;脉浮滑者,必下血。

邹解:太阳经受病,用下法后,阳气盛,患者脉促,《平脉法第二》云:"脉来数,时一止复来者,名曰促。脉阳盛则促。"这是病情要缓解的表现。如果脉浮,这是下后伤阴,阴虚内热,热与气结,一定会结胸;如果脉紧,《平脉法第一》云:"紧则为寒。"寒气在内,下后伤阴,虚热内生,寒热交结,会致咽痛;如果脉弦,为肝经受寒,肝脉弦,《平脉法第一》云:"肺浮肝弦,此自经常。"一定会出现两胁拘急;脉细数者,为肝经血虚有热,故头痛不止;脉沉紧者,为里寒,《平脉法第一》云:"沉为在里。"寒气犯胃,致胃气上逆,必欲呕吐;脉沉为里寒,滑为里热,寒热错杂而致协热利;脉浮为风,滑为里热,风热灼血,必有便血。

病在阳,应以汗解之,反以冷水潠之,若灌之,其热被劫不得去,弥更益烦,肉上粟起,意欲饮水,反不渴者,服文蛤散;若不差者,与五苓散。寒实结胸,无热证者,与三物小陷胸汤,白散亦可服。(五苓散小陷胸汤方俱见前)

邹解:病发于阳,应该发汗解表,误用冷水治疗,喝冷水后,热邪被寒气郁闭,寒热内结,更加麻烦,皮肉起寒粟,下意识想喝水,反而口不渴,用文蛤散;如果不效,用五苓散。寒气与气交结也会结胸,没有热象,用三物小陷胸汤,白散也可服。

文蛤散方

文蛤五两 麻黄三两 甘草三两 生姜三两 石膏五两 杏仁五十粒(去皮尖) 大枣十二枚(劈)

上七味,为散,以沸汤和一方寸匕,汤用五合,调服,假令汗出已,腹中痛者,与芍药三两。

邹解:文蛤咸寒清热;石膏辛微寒,主寒热,口干苦焦;麻黄苦温,发表,去邪热气,除寒热,破癥坚积聚;生姜辛温散寒;杏仁甘温化寒。

沸汤在此处调和散剂,不为药。

白散方

桔梗三分 巴豆一分 贝母三分

上三味为散,更于臼中杵之,以白饮和服,强人半钱匕,羸者减之。病在膈上必吐,在膈下必利;不利进热粥一杯,利不止进冷粥一杯。

邹解:方以桔梗辛微温、贝母辛平、巴豆辛温,散寒,主伤寒,破癥瘕结聚,坚积,留饮,开通闭塞。

白饮、热粥、冷粥在此处都是调和剂,不作为药物。

太阳与少阳并病,头项强痛,或眩冒,时如结胸,心下痞硬者,当刺大椎第一间、肺俞、肝俞,慎不可发汗,发汗则谵语,脉弦大。五日谵语不止,当刺期门。

邹解:太阳经与少阳经相并受病,太阳经受寒表现头项强痛,少阳经受寒化热后阳气郁于头部可表现头晕、头昏如裹帽;寒热交结有时表现象结胸证,心下痞满而硬;应当针刺大椎第一间、肺俞、肝俞,一定不可发汗,发汗会辛温助热,热盛伤阴而谵语;少阳受病而脉弦;脉大为热甚,《平脉法第一》云:"寸口脉浮而大,有热。"如果五日仍谵语不止,为肝、胆经血热,当刺期门。

妇人中风,发热恶风,经水适来,得之七八日,热除而脉迟身凉,胸胁下满,如结胸状,谵语者,此为热入血室也,当刺期门,随其实而泄之。

邹解:妇人受风,发热恶风,正值经期,发病七八天,热退身凉,阴血盛无阳则脉迟,《平脉法第一》云"迟则阴气盛",又云"迟为无阳";风邪阻滞气机则胸胁下满;表现像结胸证,热甚谵语,这是热邪进入胞宫。应当刺期门穴,让胞宫实热得到发泄。

妇人中风,七八日,续得寒热,发作有时,经水适断者,此为热入血室,其血必结,故使如疟状,小柴胡汤主之。

邹解:妇人中风,七、八天,有寒有热,时有发作,月经正好不来了,这是热入胞宫,热与血交结,所以症状像疟状,用小柴胡汤治疗。

小柴胡汤方

柴胡半斤 黄芩三两 人参三两 半夏半升 甘草三两(炙) 生姜三两(切) 大枣十二枚(劈)

上七味,以水一斗二升,煮取六升,去滓,再煎取三升,温服一升,日三服。

邹解:方以柴胡、黄芩苦平,清热,去寒热邪气;生姜辛温、半夏辛平,通阳散风,发寒热,主胸满,咳逆,温中,逐风;人参甘微寒,益气养阴,扶助正气,清热,止惊悸,除邪气;甘草、大枣甘平,发心腹寒热邪气,和胃气,补气,养津液,扶正祛邪。

妇人伤寒发热,经水适来,昼日明了,暮则谵语,如见鬼状者,此为热入血室,无犯胃气及上二焦,必自愈。

邹解:妇人受寒,发热,正值经期刚到,白天正常,夜晚就谵语,好像见到了鬼似的,这是热入胞宫,不要侵犯胃气及上、中二焦,必会自愈。

伤寒六七日,发热微恶寒,支节烦疼,微呕,心下支结,外证未去者,柴胡桂枝汤主之。

邹解:伤寒六七天,正邪交争而发热、微恶寒;脾阳不展而四肢关节疼痛,胃气上逆而微呕;寒热错杂而心下支结,外证仍在,用柴胡桂枝汤治疗。

柴胡桂枝汤方

桂枝一两半　黄芩一两半　人参一两半　甘草一两(炙)　半夏二合半　芍药一两半　大枣六枚　生姜一两半(切)　柴胡四两

上九味,以水七升,煮取三升,去滓,温服一升,日三服。

邹解:方以桂枝、生姜辛温,半夏辛平,散寒发表;柴胡、芍药苦平清热,主心腹,去结气,寒热邪气;人参甘微寒,益气养阴清热;甘草、大枣甘平健脾,益气和胃。

伤寒五六日,已发汗而复下之,胸胁满,微结,小便不利,渴而不呕,但头汗出,往来寒热,心烦者,此为未解也,柴胡桂枝干姜汤主之。

邹解:伤寒五六天,已用汗法再用下法,阴阳两伤,厥阴经虚阳内生、寒热错杂而致胸胁满,微结;太阳经虚阳内生而膀胱气化不利,致小便不利;阴伤而口渴,营卫和而不呕;寒热错杂不解,阳气上越郁于头，携阴而出，致但头汗出，往来寒热；虚热内扰而心烦。用柴胡桂枝干姜汤治疗。

柴胡桂枝干姜汤方

柴胡半斤　桂枝三两　干姜二两　栝蒌根四两　黄芩三两　牡蛎二两(熬)　甘草二两(炙)

上七味，以水一斗二升，煮取六升，去滓，再煎取三升，温服一升，日三服。初服微烦，复服，汗出便愈。

邹解：方以柴胡、黄芩苦平清热，去结气，寒热邪气；栝蒌根苦寒清热，主消渴，身热，烦满；牡蛎咸平清热，主伤寒寒热；桂枝、干姜辛温散寒，通阳化气。

伤寒五六日，头汗出，微恶寒，手足冷，心下满，口不欲食，大便硬，脉细者，此为阳微结，必有表复有里也，脉沉者，亦在里也，汗出为阳微。假令纯阴结，不得复有外证，悉入在里，此为半在里半在外也，脉虽沉细，不得为少阴病，所以然者，阴不得有汗，今头汗出，故知非少阴也，可与小柴胡汤。设不了了者，得屎而解。(小柴胡汤见前)

邹解：伤寒五六天，头部虚阳不能敛阴而头汗出，阳虚而微恶寒，手足冷；脾阳虚而心下满，口不欲食；营血不足，阴津少而大便硬；营血虚而脉细。这是阳气虚与邪气交结，必有表，再有里；脉沉，也是在里。汗出为阳虚，阳不敛阴。

假如没有阳结，而只有阴结，即阴与邪气交结，不会再有表证，邪气都在里，这是邪气在半表半里。脉虽沉细，不会是少阴受病。因为少阴虚不能有汗，现在头汗出，故知不是少阴受病，可与小柴胡汤。假如不治疗而没有症状表现，大便后就痊愈了。

此文仲景提出了半表半里的概念，是对《黄帝内经》发病部位的创新发展。

伤寒五六日,呕而发热者,柴胡汤证具,而以他药下之,柴胡证仍在者,复与柴胡汤,此虽已下之,不为逆,必蒸蒸而振,却发热汗出而解。若心下满而硬痛者,此为结胸也,大陷胸汤主之;但满而不痛者,此为痞,柴胡不中与之,宜半夏泻心汤。(大陷胸汤见前)

邹解:伤寒五六天,胃气不和而呕,邪热在里而发热,柴胡汤证具备,而用别的方药攻下,柴胡证仍在,可再与柴胡汤。这种情况虽然已经用了下法,不为逆。患者正邪交争,必瑟瑟怕冷,再发热汗出而使疾病痊愈。

如果心下满而硬痛者,这是结胸,病发于阳而反下之,热入于里,阳虚内寒并气壅而心下满,热邪与气交结而硬痛,用大陷胸汤治疗。

只有心下满而不痛者,这是胸痞,病发于阴,而早下之,为阳虚内寒与热邪、阴气交结,寒热错杂,用柴胡汤不效,应该用半夏泻心汤。

半夏泻心汤方

半夏半升(洗) 黄芩三两 干姜三两 人参三两 甘草三两(炙) 黄连一两 大枣十二枚(劈)

上七味,以水一斗,煮取六升,去滓,再煎取三升,温服一升,日三服。

邹解:方以半夏辛平、干姜辛温,通阳散寒;黄连苦寒、黄芩苦平清热;人参甘微寒,益气养阴,清热;甘草、大枣甘平,益气养阴,调和阴阳。

太阳少阳并病,而反下之,成结胸,心下必硬。若下利不止,水浆不下,其人必烦。

邹解:太阳经、少阳经都受病,而误用下法,形成结胸,寒气与里热交结,心下必硬。如果脾阳虚而腹泻不止,不能进饮食,重寒则虚热内生,《素问·阴阳应象大论》云:"重寒则热",病人必会烦躁。

脉浮而紧,而复下之,紧反入里,则作痞,按之自濡,但气痞耳,小青龙汤主之。

邹解：患者脉浮而紧，《平脉法第一》云："浮则为风，紧则为寒"，说明患者感受风寒。而复下之，说明之前用过汗法，而再用下法，使里寒内生，故云紧反入里；寒阻气机则作痞，按之柔软，只是气痞，用小青龙汤治疗。

小青龙汤方

麻黄三两 芍药三两 细辛三两 干姜三两 甘草三两(炙) 桂枝三两 半夏半升
五味子半升

上八味，以水一斗，先煮麻黄，减二升，去上沫，纳诸药，煮取三升，去滓，温服一升，日三服；若渴去半夏，加栝蒌根三两；若微利，若嘻(噎)者，去麻黄，加附子一枚炮；若小便不利，少腹满者，去麻黄，加茯苓四两；若喘者，加杏仁半升，去皮尖。

邹解：方以麻黄苦温、芍药苦平，主中风伤寒，发表，除寒热；桂枝、干姜、细辛辛温，半夏辛平散寒，通阳温里，主胸满，逐风；五味子酸温，升阳散寒；甘草益气养阴，调和阴阳。

如果口渴，去辛平半夏以免发散太过，加栝蒌根苦寒生津，主消渴；如果微微腹泻，说明脾阳受伤，去苦温麻黄，换作辛温大热之附子，以散寒温阳；如果小便不利，少腹满，说明膀胱气化不利，下焦阳虚，去苦温麻黄，加甘平茯苓，益气健脾，主寒热烦满，利小便；如果喘，加杏仁甘温，主咳逆上气，平喘。

嘻：应为噎，考虑传抄错误。

太阳中风，下利，呕逆，表解者，乃可攻之。若其人漐漐汗出，发作有时，头痛，心下痞满，引胁下痛，干呕，短气，汗出不恶寒者，此表解里未和也，十枣汤主之。

邹解：太阳经感受风邪，脾阳虚而下利，胃气不和而呕逆，表邪如果已解，方可攻下。如果其病人漐漐汗出，时有发作，头痛，心下痞

满,引胁下痛,干呕,短气,汗出不恶寒,这是表解里未和,用十枣汤
治疗。

十枣汤方

　　芫花(熬) 甘遂 大戟
　　上三味,各等分,别捣为散,以水一升半,先煮大枣肥者十枚,取八合,去
滓,纳药末,强人服一钱匙,羸人服半钱,温服之,平旦服,若下少,病不除者,
明日更服,加半钱,得快下利后,糜粥自养。

　　邹解:芫花辛温通阳,甘遂、大戟苦寒,主腹满,急痛,积聚,吐逆,寒
温并用,调和阴阳以使里和。

　　太阳病,医发汗,遂发热恶寒,因复下之,心下痞,表里俱虚,阴阳气并竭;
无阳则阴独,复加烧针,因胸烦,面色青黄,肤𥆧者,难治;今色微黄,手足温者
易愈。

　　邹解:太阳经受病,医者用汗法,引起发热恶寒;而再用下法,引起
心下痞,导致表里俱虚,阴阳气都竭;无阳则阴寒生,再加烧针,而致热
邪内扰而胸烦,寒热错杂而面色青黄,皮肤肌肉颤动,难治;现在面色
微黄,手足温者,说明阳气恢复,容易痊愈。

　　心下痞,按之濡,其脉关上浮大者,大黄黄连黄芩泻心汤主之。

　　邹解:心下痞,按之柔软,病人脉关上浮大,为里有热,《平脉法第
一》云:"寸口脉浮而大,有热",用大黄黄连黄芩泻心汤治疗。

大黄黄连黄芩泻心汤方

　　大黄二两 黄连一两 黄芩一两
　　上三味,以麻沸汤二升渍之,须臾绞去滓,分温再服。

邹解：方以大黄、黄连苦寒，黄芩苦平，清热除痞。

以烧开的热水浸泡药物，去滓温服，为仲景用药特色。

心下痞，而复恶寒者，附子泻心汤主之。

邹解：心下痞，再感受寒邪而恶寒，用附子泻心汤治疗。

附子泻心汤方

大黄二两 黄连一两 黄芩一两 附子一枚(炮，去皮，破，别煮取汁)

上四味，切三味，以麻沸汤二升渍之。须臾绞去滓，纳附子汁，分温再服。

邹解：方以大黄、黄连苦寒，黄芩苦平，清热除痞；附子辛温散寒。

本以下之，故心下痞，与泻心汤。痞不解，其人渴，而口燥烦，小便不利者，五苓散主之。(方见前)

邹解：本来用下法，引起心下痞，用泻心汤。如果痞不缓解，病人伤阴而口渴；阴虚内热而口干而烦；阴液不足，膀胱气化不利而致小便不利。用五苓散治疗。

伤寒，汗出，解之后，胃中不和，心下痞硬，干噫食臭，胁下有水气，腹中雷鸣，下利者，生姜泻心汤主之。

邹解：伤寒，解表而汗出；解表之后，营卫不和而致胃中不和；寒热错杂与气结而致心下痞硬，干噫食臭；厥阴经阳气不展而致胁下有水气；脾阳虚，寒热错杂而致腹中雷鸣，腹泻，用生姜泻心汤治疗。

生姜泻心汤方

生姜四两 甘草三两(炙) 人参三两 干姜一两 黄芩三两 半夏半升 黄连一两

大枣十二枚(劈)

上八味,以水一斗,煮取六升,去滓,再煎取三升,温服一升,日三服。

邹解: 方以生姜、干姜辛温,半夏辛平散寒、通阳,主胸满,温中,肠澼,下利,心下坚、肠鸣;黄芩苦平、黄连苦寒清热,人参甘微寒、大枣甘平,益气养阴,清热,调和营卫。

伤寒中风,医反下之,其人下利,日数十行,谷不化,腹中雷鸣,心下痞硬而满,干呕,心烦不得安,医见心下痞,谓病不尽,复下之,其痞益甚,此非结热,但以胃中虚,客气上逆,故使硬也,甘草泻心汤主之。

邹解: 伤寒、中风,医者误用下法,致病人脾阳虚,腹泻,一天十几次,饮食不消化;寒热错杂而腹中雷鸣,心下痞硬而满;脾胃不和而干呕;里热内扰而心烦不安;诊断为心下痞,认为是病治不彻底,再用下法,痞证加重,这不是结热,只是胃中虚,邪气上逆,因而心下痞硬。用甘草泻心汤治疗。

甘草泻心汤方

甘草四两(炙) 黄芩三两 干姜三两 人参三两 半夏半升 黄连一两 大枣十二枚(劈)

上七味,以水一斗,煮取六升,去滓,再煎取三升,温服一升,日三服。

邹解: 方以甘草甘平,益气健脾,和胃;干姜辛温、半夏辛平,散寒通阳,治胸满,温中,肠澼,下利,心下坚、肠鸣;黄芩苦平、黄连苦寒清热;寒温并用,治寒热错杂诸症;人参甘微寒、大枣甘平,益气养阴,清热,调和营卫,以助甘草和胃气。

伤寒,服汤药下之,利不止,心下痞硬,服泻心汤不已,复以他药下之,利益甚,医以理中与之,利仍不止;理中者,理中焦,此利在下焦故也,赤石脂禹余粮汤主之;复不止者,当利其小便。

邹解: 伤寒,口服汤药攻下,伤及脾阳而腹泻不止;脾阳虚而内寒,损伤阴津而致阴虚内热,寒热错杂、气滞而致心下痞硬;服泻心汤后症状不缓解,再用别的方药攻下,脾阳更伤,肾阳受损,腹泻更加严重;医者用理中的方法治疗,腹泻仍然不止。理中法,在于治疗中焦,患者此时腹泻是因为下焦虚寒,用赤石脂禹余粮汤治疗。如果腹泻仍然不止,为太阳经受寒,膀胱气化不利,应当温通膀胱气化,利小便。

赤石脂禹余粮汤方

赤石脂一斤(碎) 太乙禹余粮一斤(碎)
上二味,以水六升,煮取三升,去滓,分温三服。

邹解: 赤石脂味甘平,健脾温肾,主泄利,肠澼,邪气,补髓益气;太乙禹余粮甘平,温脾土以制肾寒。助土制水法。

伤寒吐下后,发汗,虚烦,脉甚微,八九日,心下痞硬,胁下痛,气上冲咽喉,眩冒,经脉动惕者,久而成痿。

邹解: 伤寒用吐法、下法之后,气阴两虚、营卫不和而出汗,脉微弱,《平脉法第一》云:"气偏衰者,则脉微。"虚热内生而烦躁;八九天,可以出现寒热错杂、气滞而心下痞硬;厥阴经气滞可以出现胁下痛,厥阴虚寒迫气上逆而出现气上冲咽喉;少阳经受病化热、阳气郁于头部出现头晕、头昏如裹帽;寒热错杂而致经脉颤动;时间久了,就形成了痿证,《素问·痿论》云:"《本病》曰:大经空虚,发为肌痹,传为脉痿。"

伤寒,发汗,若吐,若下,解后,心下痞硬,噫气不除者,旋覆代赭汤主之。

邹解: 伤寒,用汗法,或者吐法,或者下法,疾病缓解后,出现寒热错杂、胃气壅滞而心下痞硬,嗳气不除,用旋覆代赭汤治疗。

旋覆代赭汤方

旋覆花三两 人参二两 生姜五两 代赭石一两 甘草三两(炙) 半夏半升(洗)
大枣十二枚(劈)

上七味,以水一斗,煮取六升,去滓,再煎取三升,温服一升,日三服。

邹解: 旋覆花咸温通阳,主结气,补中下气;半夏辛平,生姜辛温散
寒;代赭石苦寒清热;人参甘微寒,益气养阴,清热;甘草、大枣甘平,益
气养阴,调和营卫,和胃气。

太阳病,外证未除,而数下之,遂协热而利,利下不止,心下痞硬,表里不
解者,桂枝人参汤主之。

邹解: 太阳经受病,表证未解,而反复用下法,寒热交结导致协热
利,腹泻不停止;寒热错杂、气滞而心下痞硬;表证、里证都不能解除,
用桂枝人参汤治疗。

桂枝人参汤方

桂枝四两 甘草四两(炙) 白术三两 人参三两 干姜三两
上五味,以水九升,先煮四味,取五升,纳桂枝,更煮取三升,去滓,温服一
升,日再服,夜一服。

邹解: 方以桂枝、干姜辛温,散寒通阳;甘草甘平,健脾益气,和胃;
白术苦温,助火温土,虚则补其母;人参甘微寒,益气养阴,清热。

伤寒,大下后,复发汗,心下痞,恶寒者,表未解也,不可攻痞,当先解表,
后攻其痞,解表宜桂枝汤;攻痞宜大黄黄连黄芩泻心汤。(方见前)

邹解: 伤寒,大剂攻下之后,再用汗法,致寒热错杂、气滞而心下痞;
寒邪未解出而恶寒;不可以治痞,要先解表,再攻痞。解表用桂枝汤,
攻痞用大黄黄连黄芩泻心汤。

伤寒发热,汗出不解,心下痞硬,呕吐而不利者,大柴胡汤主之。(方见前)

邹解: 伤寒,正邪交争而发热;寒热错杂、气滞而心下痞硬;胃气上逆而呕吐,阴津不足而不大便。用大柴胡汤治疗。

病如桂枝证,头不痛,项不强,寸脉微浮,胸中痞硬,气上咽喉,不得息者,此为胸有寒也,当吐之,宜瓜蒂散。

邹解: 发病像桂枝汤证,没有头痛、项强,寸脉微浮,胸中痞硬,气上冲咽喉,呼吸不畅,这是胸有寒邪,用吐法,给予瓜蒂散。

瓜蒂散方

瓜蒂一分(熬) 赤小豆一分

上二味,各别捣筛,为散已,合治之,取一钱匙,以香豉一合,用热汤七合,煮作稀糜,去滓,取汁,和散,温顿服之,不吐者,少少加,得快吐乃止。诸亡血虚家,不可与。

邹解: 瓜蒂苦寒,病在胸腹中,皆吐下之,此为《黄帝内经》寒因寒用反治之法。赤小豆味甘酸平,主寒热,吐逆,甘平以健脾和胃,酸以柔木克土。

淡豆豉为黄豆加工后的食品,《神农本草经》载大豆黄卷,味甘平,主湿痹。筋挛,膝痛。淡豆豉出于黄豆,所以仍存甘平之性味,《名医别录》云:“味苦,寒,无毒。主治伤寒、头痛、寒热、瘴气、恶毒、烦躁、满闷、虚劳、喘吸、两脚疼冷,又杀六畜胎子诸毒。”在此方中用其健脾、和胃、清热。

病胁下素有痞,连在脐旁,痛引少腹,入阴筋者,此名脏结,死。

邹解: 患者既往胁下有痞证,连在脐旁,痛引少腹,入阴囊者,这是脏结危证。

仲景曰:“脏结者,五脏各具,寒热攸分,宜求血分,虽有气结,皆血为之。假令肝脏结,则两胁痛而呕,脉沉弦而结者。"仲景在此前论述了肝脏结的一般表现,此论所见症状,皆在足厥阴肝经循行病位,因此,此证为肝脏结危证。

伤寒,若吐,若下后,七八日不解,热结在里,表里俱热,时时恶风,大渴,舌上干燥而烦,欲饮水数升者,白虎加人参汤主之。

邹解:伤寒,如果吐后,或者攻下后,七八天不痊愈,是热邪结在里;表里都有热邪,伤气而时时恶风;伤阴而口渴严重,舌上干而且烦躁,欲饮水数升。用白虎加人参汤治疗。

白虎加人参汤方

知母六两 石膏一斤(碎) 甘草二两(炙) 粳米六合 人参二两
上五味,以水一斗,煮米熟,汤成去滓,温服一升,日三服。

邹解:方以知母苦寒清热,主消渴,热中,除邪气,补不足,益气;石膏辛微寒,发散热邪,治口干苦焦,不能息;甘草甘平,益气养阴;粳米甘苦平,清热,养阴益气;人参甘微寒,益气养阴,清热。

伤寒,无大热,口燥渴,心烦,背微恶寒者,白虎加人参汤主之。(方见前)

邹解:伤寒,寒邪较轻而背微恶寒,正邪交争而微微发热,阴津不足而口干口渴,阴虚内热而心烦,用白虎加人参汤治疗。

伤寒,脉浮,发热,无汗,其表不解,当发汗,不可与白虎汤;渴欲饮,无表证者,白虎加人参汤主之。(方见前)

邹解:伤寒,邪气在表而脉浮,《平脉法上第一》云:"寸口脉浮为在表。"正邪交争而发热,营卫和而无汗;患者表不解,要发汗,不可用白虎汤;如果伤及阴津,口渴欲饮,没有表证,用白虎加人参汤治疗。

太阳少阳并病,心下硬,颈项强而眩者,当刺大椎、肺俞、肝俞,慎不可下也,下之则痉。

邹解:太阳经与少阳经都发病,寒热交结而心下硬,邪犯太阳经而颈项强;邪犯少阳经而头晕,应当针刺大椎、肺俞、肝俞,一定不可用下法。如果误下,会伤及气阴而发痉病。

太阳与少阳合病,自下利者,与黄芩汤;若呕者,黄芩加半夏生姜汤主之。

邹解:太阳经与少阳经同时发病,小便正常,用黄芩汤;如果呕吐,用黄芩加半夏生姜汤治疗。

黄芩汤方

黄芩三两 芍药二两 甘草二两 大枣十二枚(劈)
上四味,以水一斗,煮取三升,去滓,温服一升,日再服,夜一服。

邹解:方以黄芩、芍药苦平,平调寒热;甘草、大枣甘平,益气养阴,调和营卫。

黄芩加半夏生姜汤方

黄芩三两 芍药二两 甘草二两(炙) 半夏半升(洗) 生姜一两半 大枣十二枚(劈)
上六味,以水一斗,煮取三升,去滓,温服一升,日再服,夜一服。

邹解:方以黄芩、芍药苦平,平调寒热;半夏辛平、生姜辛温散寒,以泻脾土之寒热,实则泻其子;甘草、大枣甘平,益气养阴,调和营卫,和胃气。

伤寒,胸中有热,胃中有邪气,腹中痛,欲呕者,黄连汤主之。

邹解:伤寒,邪热在胸,胃中有邪气,寒气在内而腹中痛,胃气上逆而想呕吐,用黄连汤治疗。

黄连汤方

黄连三两 甘草三两(炙) 干姜三两 桂枝三两 人参二两 半夏半升(洗) 大枣十二枚(劈)

上七味,以水一斗,煮取六升,去滓,温服一升,日三服,夜三服。

邹解: 方以黄连苦寒清热;半夏辛平,干姜、桂枝辛温散寒;人参甘、微寒,益气养阴,清热;甘草、大枣甘平,益气养阴,调和营卫,和胃。

伤寒,脉浮滑,此以里有热,表无寒也,白虎汤主之。

邹解: 伤寒,脉浮滑,这是里有热,表无寒,用白虎汤治疗。

白虎汤方

知母六两 石膏一斤(碎) 甘草二两(炙) 粳米六合

上四味,以水一斗,煮米熟,汤成,去滓,温服一升,日三服。

邹解: 方以知母苦寒清热,主热中,除邪气,补不足,益气;石膏辛微寒,发散热邪;甘草甘平,益气养阴;粳米甘苦平,清热养阴,益气。

伤寒脉结促,心动悸者,炙甘草汤主之。

邹解: 伤寒脉结促,《平脉法第二》云:"脉来缓,时一止复来者,名曰结。脉来数,时一止复来者,名曰促。"又云:"缓者胃气有余。"《平脉法第一》云:"燥短以促。"因此结促脉为寒邪、燥邪所伤,胃气实;胃热内燥,扰动心血而致心动悸。用炙甘草汤治疗。

炙甘草汤方

甘草四两(炙) 生姜三两(切) 人参二两 地黄半斤 桂枝三两 麦门冬半升 阿胶二两 麻仁半升 大枣十二枚(劈)

上九味,以清酒七升,先煮八味,取三升,去滓,纳胶烊消尽,温服一升,日三服。

邹解： 方以甘草、大枣、阿胶、麦门冬、麻仁甘平,健脾养血,益气养阴,调和营卫,和胃气；地黄甘寒,主伤中,除寒热积聚；人参益气养阴,清热润燥；生姜、桂枝辛温,通阳散寒,散肺寒以解胃气实,实则泻其子。

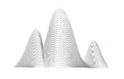

辨阳明病脉证并治

问曰：病有太阳阳明，有正阳阳明，有少阳阳明，何谓也？答曰：太阳阳明者，脾约是也；正阳阳明者，胃家实是也；少阳阳明者，发汗，利小便已，胃中燥烦实，大便难是也。

邹解： 仲景提出了太阳阳明、正阳阳明、少阳阳明的概念和区别。从三个概念的字义分析，正阳阳明应该是单纯的阳明经发病，太阳阳明、少阳阳明似乎应该与太阳经、少阳经有某些关联，但仲景没有进一步说明。少阳阳明经过发汗、利尿，说明之前邪在太阳经而要发汗，足太阳膀胱经气化不利而要利小便，造成了胃中实热，似乎与少阳经关系不大。而太阳阳明之脾约，在本篇下文云："趺阳脉浮而涩，浮则胃气强，涩则小便数，浮数相搏，大便则硬，其脾为约。"以仲景的解释，似乎也与太阳经没有关联。因此太阳阳明、正阳阳明、少阳阳明可能是仲景对阳明病三种不同表现的分类。作者认为，太阳、正阳、少阳是邪入阳明经病情三个不同的轻重程度：太阳阳明表现胃气最强，大便硬；正阳阳明胃气实，大便在难与硬之间；少阳阳明胃中有实热，大便难。以太阳、正阳、少阳区别胃中阳气的程度。

阳明之为病，胃家实是也。

邹解： 仲景指出，阳明经发病，其特点是胃气实。

问曰：何缘得阳明病？答曰：太阳病若发汗，若下，若利小便，此亡津液，胃中干燥，因转属阳明，不更衣，内实，大便难者，此名阳明也。

邹解：此论指出了阳明经发病的原因和主要症状表现。太阳经受病后，经发汗、攻下、利小便之后，津液脱失，使胃中少津液而干燥，邪气传到阳明经，表现为不解手，腹胀，大便困难。

问曰：阳明病外证云何？答曰：身热，汗自出，不恶寒，反恶热也。

邹解：此论回答了阳明经受病的外在表现，即身上发热，动则出汗，不怕冷，怕热。

问曰：病有得之一日，不发热而恶寒者，何也？答曰：虽得之一日，恶寒将自罢，即自汗出而恶热也。

问曰：恶寒何故自罢？答曰：阳明居中，主土也，万物所归，无所复传，始虽恶寒，二日自止，此为阳明病也。

邹解：阳明经感邪一日，出现不发热而恶寒的情况：阳明经虽然感邪一日，恶寒会自行消失，接着就会出现动则汗出而怕热。这是因为，阳明胃经主土，居中州，土生万物，容纳万物，邪气进入，无从再传，即使开始有寒邪而怕冷，第二天就会停止，这是阳明经发病，胃内有实热的原因。

本太阳病，初得病时发其汗，汗先出不彻，因转属阳明也。
伤寒发热，无汗，呕不能食，而反汗出濈濈然者，是转属阳明也。
伤寒三日，阳明脉大者，此为不传也。

邹解：以上三条论述了邪气传与不传阳明经的情况。本来是太阳病，如果开始患病时发汗治疗不彻底，寒邪就可以传到阳明经。

伤寒后正邪交争而发热，但没有出汗，因胃气不和出现呕吐不能吃饭，致实热内生于胃，热邪迫津外出而微微出汗，是邪气传到了阳明经。

伤寒第三天，阳明脉大，说明阳明经气强，可以阻止邪气传变，故邪气不能传到阳明经。

关于阳明脉，《平脉法第一》云："人迎脉大，趺阳脉小，其常也；假令人迎趺阳平等为逆；人迎负趺阳为大逆；所以然者，胃气上升动在人迎,胃气下降动在跌阳,上升力强故曰大,下降力弱故曰小。"《平脉法第二》云:"寸口脉浮而大,浮为虚,大为实……跌阳脉浮而大,浮为气实,大为血虚。"而人迎、跌阳属足阳明胃经,阳明脉很有可能为人迎脉和跌阳脉。

伤寒,脉浮而缓,手足自温者,是为系在太阴;太阴者,身当发黄;若小便自利者,不能发黄;至七八日,大便硬者,为阳明病也。

伤寒转属阳明者,其人濈然微汗出也。

邹解: 伤寒,病邪在表而脉浮,气血和而脉缓。《平脉法第一》云"寸口脉浮为在表",又云:"气血和者,则脉缓"。单独的手足较正常温度要高,是因为脾主四肢,邪入足太阴脾经。太阴经受寒,正邪交争而发热,影响脾运化水湿的功能,寒湿热交结会引起身体发黄,《素问·阴阳应象大论》云:"中央黄色,入通于脾。"如果膀胱气化功能正常,脾的运化水湿功能健运,小便正常,不会引起皮肤发黄。到了第七、八天,脾不能为胃转枢津液,大便变硬,成为阳明病。

伤寒邪传阳明经之后,胃热盛,迫津液外出会有微微汗出。

阳明中风,口苦,咽干,腹满,微喘,发热,恶风,脉浮而缓,若下之,则腹满,小便难也。

阳明病若能食,名中风;不能食,名中寒。

邹解: 以上两条,仲景区别了阳明经受寒与受风的鉴别要点,并论述了阳明经受风的临证表现和误治预后。

阳明经受寒与受风的鉴别在于能不能吃饭,能吃饭的为阳明经受风。因为阳明经发病的病机为胃实热,风热交结不会影响进食;而寒邪与胃热相遇,寒热交结错杂,故不能吃饭的为阳明经受寒。

阳明经受风,风热相扇,热邪上涌,而见口苦;伤阴而见咽干;风热灼津,里实而腹满;土生金,胃热迫肺而微喘;里热内生而发热;风热相扇,故怕风;风热向外出表则脉浮;气血和而脉缓。如果误用下法,药物寒凉,伤及脾阳而腹满;脾阳虚致运化水湿失权,膀胱气化不利而小便困难。

阳明病，若中寒者，不能食，小便不利，手足濈然汗出，此欲作固瘕，必大便初硬后溏。所以然者，以胃中冷，水谷不别故也。

邹解：阳明经受病，如果伤寒，寒邪入胃致胃不受纳腐熟水谷而不能食；寒邪入脾则运化失职，水谷不化，水气不布，影响膀胱气化而致小便不利；脾主四肢，正邪交争而手足微微汗出；这会形成顽疾，一定会出现大便先硬后稀。这是因为，胃中有寒气，水谷腐熟不利的原因。

阳明病，初欲食，小便不利，大便自调，其人骨节疼，翕翕然如有热状，奄然发狂，濈然汗出而解者，此水不胜谷气，与汗共并，脉小则愈。

邹解：阳明病，刚发病时想进食，但小便不利，大便正常，病人骨节疼痛，有要发热的感觉，忽然发狂，快速汗出而病情缓解，这是水气不胜谷气，水气随汗液外散，趺阳脉小则病愈。

此处脉小应该是趺阳脉小，这是因为趺阳脉以候脾胃。《平脉法第一》云："人迎脉大，趺阳脉小，其常也。"

阳明病欲解时，从申至戌上。

邹解：阳明经发病欲解的时间，是下午3点至晚上9点，此时阳气渐衰，阴气渐生，包括申、酉、戌三个时辰。

阳明病，不能食，攻其热必哕，所以然者，其人本虚，胃中冷故也。

邹解：阳明经受病，不能进食，用泻热法一定会干呕，这是因为病人本虚，胃中有寒气的原因。

阳明病，脉迟，食难用饱，饱则微烦，头眩，必小便难，此欲作谷疸，虽下之，腹满如故。所以然者，脉迟故也。

邹解：《金匮要略·黄疸病脉证并治》："阳明病，脉迟者，食难用饱，饱则发烦头眩，小便必难，此欲作谷疸。虽下之，腹满如故，所以然者，脉迟故也。"与此文重复。

仲景做桂林古本《伤寒杂病论》十六卷，前后没有重复，严谨地表现了其系统性、连续性和不重复性。作者认为桂林古本《伤寒杂病论》为仲景唯一真传原本,《伤寒论》《金匮要略》为王叔和重新整理编撰而成,《金匮要略》增加了王叔和许多个人的东西,此条见王叔和所整理编撰的《金匮要略》中增加的《黄疸病脉证并治》专篇,而仲景没有单列此篇,相关内容散于各篇论述中。看内容,"微烦"与"发烦"一字之改,隐略了疾病症状程度,桂林古本所论是合理的。

关于脉迟,《平脉法第一》云:"寸口脉缓而迟,缓则阳气长,其色鲜,其颜光,其声商,毛发长;迟则阴气盛,骨髓生,血满,肌肉紧薄鲜硬……寸口脉浮为在表,沉为在里,数为在腑,迟为在脏。"仲景此论阳明受病,显然不是以此为指导。

《平脉法第二》云:"寸口脉弱而迟,弱者卫气微,迟者营中寒;营为血,血寒则发热;卫为气,气微者心内饥,饥而虚满不能食也。"仲景也没有参考此论。

《平脉法第一》又云:"寸口脉浮而大,有热,心下反硬,属脏者攻之,不令发汗;属腑者不令溲数,溲数则大便硬;汗多则热甚,脉迟者,尚未可攻也。"此脉迟为误下后之脉,显然仲景也不是参考此论。

《平脉法第二》又云:"趺阳脉迟而缓,胃气如经也;趺阳脉浮而数,浮则伤胃,数则动脾;此非本病,医特下之所为也。营卫内陷,其数先微,脉反但浮,其人必大便硬,气噫不除,何以言之?本以数脉动脾,其数先微,故知脾气不治,大便必硬,气噫不除。今脉反浮,其数改微,邪气独留,心中则饥,邪热不杀谷,潮热发渴;数脉当迟,缓病者则饥。"仲景参考了此论,趺阳脉迟为"胃气如经"。说明胃气和阳明经气一样受病,即胃内有寒气。所以脉迟为趺阳脉迟,而不是寸口脉迟。

关于谷疸,《金匮要略·黄疸病脉证并治》:"趺阳脉紧而数,数则为热,热则消谷,紧则为寒,食即为满。尺脉浮为伤肾,趺阳脉紧为伤脾。风寒相搏,食谷即眩,谷气不消,胃中苦浊,浊气下流,小便不通,阴被其寒,热流膀胱,身体尽黄,名曰谷疸。"此条桂林古本《伤寒杂病论》没有,为王叔和在《金匮要略》所增加内容,与《脉经》所论相同,应该是王叔和对本条的解释。《脉经·平黄疸寒热疟脉证第九》云:"趺阳脉紧而数,数则为热,热则消谷,紧则为寒,食即满也。尺脉浮为伤肾,趺阳脉紧为伤脾。风寒相搏,食谷则眩,谷气不消,胃中苦浊,浊气下流,小便不通。阴被其寒,热流膀胱,身体尽黄,名曰谷疸。"谷疸的病机为胃气受寒,膀胱有热。

阳明经受病,胃中有寒气而趺阳脉迟;寒气在胃,影响胃的腐熟功能,所以进食很难有吃饱的感觉;如果进食太多,谷气外溢会有微微烦躁,谷气上壅则头晕,浊气下流,必会出现小便困难,这就像要发生谷疸。虽然用下法,仍然腹部胀满如故,这是因为趺阳脉迟是胃内有寒气的原因。

阳明病,法多汗,反无汗,其身如虫行皮中状者,此以久虚故也。

邹解:阳明经受病,按理应该多汗,如果没有出汗,身上如有小虫在皮肤中蠕动的感觉,这是因为胃气虚弱而致营卫气虚的原因。

阳明病,反无汗,而小便利,二三日呕而咳,手足厥者,必苦头痛;若不咳,不呕,手足不厥者,头不痛。

邹解:阳明经受病,如果无汗,而小便正常,这是寒气入胃的原因。两三天后化热而致寒热错杂,胃气不和而呕吐;土生金,寒热邪气入肺可有咳嗽;寒气入脾致脾阳不运,阴阳气不相交接而手足厥冷;寒阻经脉必会为头痛所苦;如果不咳嗽,不呕吐,手足不冷,说明寒气不重,不会阻滞经脉,就不会头痛。

阳明病,但头眩,不恶寒,故能食;若咳者,其人必咽痛;不咳者,咽不痛。

邹解:阳明经受病,胃受寒,谷气上升而致头晕,寒气化热而不恶寒,能进食;如果胃中寒热及肺,肺失宣发而咳嗽,《素问·咳论》云:"其寒饮食入胃,从肺脉上至于肺则肺寒,肺寒则外内合邪,因而客之,则为肺咳。"病人必有咽痛,这是因为咽喉是足阳明胃经循行部位。《灵枢·经脉》云:"胃足阳明之脉……其支者,从大迎前下人迎,循喉咙,入缺盆,下膈,属胃络脾。"如果不咳嗽,说明寒气不重,邪气不会循经滞留,故不会有咽痛。

阳明病,无汗,小便不利,心中懊㤅者,身必发黄。
阳明病,被火,额上微汗出,而小便不利者,必发黄。

邹解：以上两条论述了阳明经受病而发黄的情况。

阳明经受病，寒邪郁闭，阳气不能携津液外出，故不出汗；寒气内郁，影响胃的腐熟功能，水谷与寒气交结化热，浊液不能下达膀胱而致小便不利，寒热内扰而致心中烦闷；寒热及脾，而致身体皮肤必会发黄。

阳明经受病，寒气内闭，用火法治疗，寒热交争，阳气循经上蒸而致额上微微出汗；如果膀胱气化不利而小便不畅，寒热邪气壅滞于脾而不能转枢，身体皮肤必发黄。

阳明病，脉浮而大者，必潮热，发作有时，但浮者，必自汗出。

邹解：阳明经受病，此为阳明经有热，脉浮而大，《平脉法第一》云："寸口脉浮而大，有热。"胃热实而必有潮热，发作有时；《伤寒杂病论·辨太阳病脉证并治中》云："潮热者，实也。"如果只有脉浮，说明热邪出表，活动后阳气携津液外出，一定会自汗。

《平脉法第二》云："趺阳脉浮而大，浮为气实，大为血虚；血虚为无阴，孤阳独下阴部者，小便当赤而难，胞中当虚；今反小便利，而大汗出，法应胃家当微；今反更实，津液四射，营竭血尽，干烦而不眠，血薄肉消而成暴液；医复以毒药攻其胃，此为重虚，客阳去有期，必下如淤泥而死。"仲景此论"脉浮而大"，显然是指寸口。

《平脉法第二》又云："寸口脉浮而大，浮为虚，大为实。"与《平脉法第一》所论完全不同，再一次证明《平脉法第二》为仲景摘录《平脉辨证》内容，并选择性应用于《伤寒杂病论》理论之中。

阳明病，口燥，但欲漱水，不欲咽者，此必衄。

邹解：阳明经受病，胃中有寒热，热伤阴津而口干燥，寒热阻胃，会出现只想漱口，不能下咽，寒热邪气循经上冲，伤及脉络，定会鼻衄。《灵枢·经脉》云："胃足阳明之脉，起于鼻之交頞中，旁纳太阳之脉，下循鼻外。"

阳明病，本自汗出，医更重发汗，病已差，尚微烦不了了者，此必大便硬故也。以亡津液，胃中干燥，故令大便硬。当问其小便日几行，若本小便日三四行,今日再行,则知大便不久必出。所以然者,以小便数少,津液当还入胃中,故知不久必大便也。

邹解: 阳明经受病,本有自汗出,医者再反复发汗,病愈后,还有微微烦躁不止,这一定是大便干硬的原因。这是因为津液亡失,胃中热而干燥,胃热灼津使大便干硬。应当问病人小便每天几次,如果平时小便每天三四次,现每天两次小便,就知道不久一定会排出大便。之所以这样,是因为小便次数减少,津液应当回到胃中,所以知道不久一定会排大便。

伤寒呕多,虽有阳明证,不可攻之。

邹解: 伤于寒邪后,呕吐频发,即使有阳明症状,不可以用下法。这是因为胃内寒气阻膈,与阳明胃热寒热错杂,而致呕吐频发,如用寒凉下法,胃热不下,寒邪更重。

阳明证,心下硬满者,不可攻之,攻之,利遂不止者死,利止者愈。

邹解: 出现阳明症状,胃部硬满,这是寒邪、胃热阻滞的原因;不可以用攻下法。如果用攻下法,寒凉药物加寒邪会损伤脾阳,腹泻不止会死人;腹泻停止,才能获愈。

阳明证,眼合色赤,不可攻之,攻之必发热,色黄者,小便不利也。

邹解: 出现阳明经症状,眼睑变红色,这是心火扰肝经的表现,眼睑为肝经循行之处,赤为心色,《平脉法第一》云:"心色赤。"不可以用攻下法,用下法会使火气更加炎上,引起发热。如果眼睑色黄,为脾热扰肝,《平脉法第一》云:"脾色黄。"脾胃有热煎熬津液,使津液不得下入膀胱,而致小便不利。

阳明病,不吐,不下,心烦者,可与调胃承气汤。

邹解: 阳明经受病,里实化热而心烦,不大便;没有寒热错杂,胃气不逆,故不呕吐,可以用调胃承气汤轻泻里实。

调胃承气汤方

甘草二两(炙) 芒硝半斤 大黄四两(酒洗)

上三味,以水三升,煮二物至一升,去滓,纳芒硝,更上微火一二沸,温顿服之。

邹解:方以大黄苦寒,破癥瘕积聚,宿食,荡涤肠胃,推陈致新,通便调中;芒硝苦寒,涤蓄结饮食,推陈致新,除邪气;甘草甘平,去寒热邪气,和胃。

阳明病,脉实,虽汗出,而不恶热者,其身必重,短气,腹满而喘,有潮热者,此外欲解,可攻里也;手足濈然汗出者,此大便已硬也,大承气汤主之;若汗多,微发热恶寒者,外未解也,其热不潮者,未可与承气汤;若腹大满不通者,可与小承气汤,微和胃气,勿令大泄下。

邹解:阳明经受病,脉象实,为里实证;虽然有汗出,而不怕热,为里实之热已经外解;里热外出,而发潮热;耗气而病人身体沉重,短气而喘;里实则腹满,这是阳明外症欲解的表现。仲景曰:"阳明病外证云何? 答曰:身热,汗自出,不恶寒,反恶热也。"可用攻下里实法。

如果手足微微汗出,这是胃津随里热而出,故大便变干硬,用大承气汤治疗。

如果出汗多,微微发热恶寒,这是阳明外症未解;如果发热但不是潮热,这是热邪在表,不能用承气汤。

如果里实而致腹大、腹满,大便不通,可以用小承气汤,微微调和胃气,不能泻下太甚。

大承气汤方

大黄四两(酒洗) 厚朴半斤(炙,去皮) 枳实五枚(炙) 芒硝三合

上四味,以水一斗,先煮二物,取五升,去滓,纳大黄,更煮取二升,去滓,

纳芒硝,更上微火一两沸,分温再服,得下余勿服。

邹解:方以大黄苦寒,荡涤肠胃,逐热结宿食、大便干硬;枳实苦寒,助大黄除寒热结;芒硝苦寒,除寒热邪气,逐胃腑积聚,结固,留癖;厚朴苦温,治伤寒、寒热入腑,寒温并用。

小承气汤方

大黄四两(酒洗) 厚朴二两(炙,去皮) 枳实三枚(炙)

上三味,以水四升,煮取一升二合,去滓,分温再服,初服更衣者,停后服,不尔者,尽饮之。

邹解:方以大黄、枳实苦寒,厚朴苦温,寒温并用,共奏攻下阳明腑实、通便之功,为攻下和剂。

阳明病潮热,大便微硬者,可以大承气汤;不硬者,不可与之。若不大便六七日,恐有燥屎,欲知之法,少与小承气汤;汤入腹中,转失(矢)气者,此有燥屎也,乃可攻之;若不转失(矢)气者,此但初头硬,后必溏,不可攻之,攻之必胀满,不能食也,欲饮水者,与水则哕;其后发热者,必大便复硬而少也,以小承气汤和之;不转失(矢)气者,慎不可攻也。(方见前)

邹解:阳明经受病,胃内有热而发潮热,热熬津液而大便微硬,可用大承气汤;大便不硬,说明里不实,不能用大承气汤攻下。

如果六七天不大便,恐怕形成大便燥结,要想知道是否里实的方法,少给点小承气汤试试;汤药喝下后,如果有矢气,这是形成了大便燥结,才可以用攻下法;如果没有矢气,只是大便开始时有点干硬,之后一定会便稀,这是没有形成里实大便燥结,不能用攻下法。如果用了攻下法,会伤及脾阳而致胃内胀满,不能进食。患者如果想喝水,喝下就会干呕,这是寒热错杂所致;之后有的人会发热,这定是大便有变干硬但量不多,用小承气汤调和肠胃;没有矢气的情况,不能用攻下法。

失:应为矢。矢气:排便并排气。

仲景此论探讨了用攻下法的关键在于胃肠有燥结、大便干硬、有矢气，以及用大、小承气汤的区别和注意事项。

阳明病，实则谵语，虚则郑声。郑声者重语也，直视，谵语，喘满者，死；下利者，亦死。

邹解：阳明经受病，胃内实热重，土生金，热扰于肺，故实则谵语；胃气虚不能生金，肺气不足，而郑声。郑声表现为喃喃低语，不断重复。《难经·四十难》曰："肺主声。"如果患者出现直视为热邪伤肝，肺热盛极而谵语、喘满，预后不好；如果脾肾阳虚而腹泻不止，也是预后不好。

关于谵语，《难经·十七难》云："病若谵言妄语，身当有热，脉当洪大。"

阳明病，发汗多，若重发汗，以亡其阳，谵语，脉短者，死；脉自和者，不死。

邹解：阳明经受病，用汗法致出汗多而伤阴，如果反复用汗法，致亡阴亡阳，里热盛而致热极而谵语，阴阳亡而脉短，预后不好；如果脉平和，患者预后好。

伤寒，若吐，若下后，不解，不大便五六日，上至十余日，日晡所发潮热，不恶寒，独语如见鬼状；若剧者，发则不识人，循衣摸床，惕而不安，微喘，直视；脉弦者生，涩者死；微者，但发热，谵语者，大承气汤主之。（方见前）

邹解：伤寒，如果用吐、下法之后，病情不缓解，致胃实而五六天甚至十余天不大便，日晡时发作潮热，不恶寒；热扰于肺而喃喃独语，就像见到了鬼一样。《灵枢·本神》云："并精而出入者谓之魄……肺藏气，气舍魄。"《素问·宣明五气》云："肺藏魄。"如果病情加重，热邪伤肝而眼睛直视；热扰肝血而不养目，出现不认识人；肝风内动而循衣摸床；扰动肝魂而惊悸害怕不安；热邪扰肺微喘；患者脉弦，预后好，《平脉法第一》云："肝者木也，名厥阴，其脉微弦濡弱而长，是肝脉。"《素问·宣明五气》云："肝脉弦。"如果肝血伤而脉涩，预后不好，《平脉法第二》云："涩者营气不逮。"

如果寸口脉微,只有发热,谵语,这是里热壅盛,卫气虚,《平脉法第二》云:"微者卫气不行。"用大承气汤治疗。

阳明病,其人多汗,以津液外出,胃中燥,大便必硬,硬则谵语,小承气汤主之。(方见前)

邹解: 阳明经受病,患者出汗多,津液外出,使胃中少津干燥,导致大便干硬,胃热扰肺而发谵语,用小承气汤攻下。

阳明病,谵语,发热潮,脉滑而疾者,小承气汤主之。(方见前)

邹解: 阳明经受病,胃热甚而发潮热、谵语,胃气实脉滑,热甚而脉疾。《平脉法第二》云:"趺阳脉……滑则胃气实。"此处"脉滑而疾"是指趺阳脉。用小承气汤治疗。

阳明病,服承气汤后,不转失(矢)气,明日又不大便,脉反微涩者,里虚也,为难治,不可更与承气汤也。

邹解: 阳明经受病,服用承气汤后,不大便、不排气,第二天还不大便,脉反微涩,这是里虚,《平脉法第二》云:"涩者营气不足。"这是难治之证,不可以再用承气汤。

阳明病,谵语,有潮热,反不能食者,胃中必有燥屎五六枚也;若能食者,但硬尔,宜大承气汤下之。(方见前)

邹解: 阳明经受病,热甚而谵语,发潮热,患者不能进食,是胃热煎熬津液形成燥屎五六枚的原因;如果能进食,只是燥屎干硬,适合用大承气汤攻下。

阳明病,下血,谵语者,此为热入血室,但头汗出者,刺期门,随其实而泻之,濈然汗出则愈。

邹解: 阳明经受病,热甚而便血、谵语,这是热邪进入胞宫,血泄于下,阳气上腾于头而只见头部出汗。针刺期门穴,让实热随肝经血而出,微微汗出就痊愈了。

阳明病,汗出,谵语者,以有燥屎在胃中,此为实也,须过经乃可下之;下之若早,语言必乱,以表虚里实故也,下之宜大承气汤。(方见前)

邹解： 阳明经受病,热迫津液外出而出汗,热甚而谵语,这是因为热熬津液使宿食在胃中形成燥屎,为实证,要邪气过经才可用下法;如果早早攻下,会形成语言错乱,这是表虚里实的原因,攻下用大承气汤。

伤寒四五日,脉沉而喘满,沉为在里,而反发其汗,津液越出,大便为难,表虚里实,久则谵语。

邹解： 伤寒四五天,脉沉而喘满,脉沉为邪气在里,喘满为寒邪乘肺;如果误用汗法,使津液外出,形成大便困难,表虚里实,久则里热甚而发谵语。

三阳合病,腹满,身重,难以转侧,口不仁面垢,若发汗则谵语,遗尿;下之,则手足逆冷,额上出汗;若自汗者,宜白虎汤;自利者,宜葛根黄连黄芩甘草汤。

邹解： 太阳、阳明、少阳三经同时受病,寒邪内郁而腹满;脾阳不展,运化不及而身体沉重,难以转侧;寒滞三阳经,经气不畅而见口不仁、面色灰暗。如果用汗法,里热内盛而谵语;热灼膀胱,气化失司而遗尿;如用下法,则寒热错杂,阴阳气不相顺接而致手足逆冷;阳气上壅则见额上出汗。如果活动后出汗,为里热伤及气阴,用白虎汤;里热脾虚,便稀,用葛根黄连黄芩甘草汤。

白虎汤方

知母六两 石膏一斤(碎,棉裹) 甘草二两(炙) 粳米六合
上四味,以水一斗,煮米熟,汤成去滓,温服一升,日三服。

邹解： 方以知母苦寒清热,益气养阴;石膏辛微寒,发散风寒,养阴;甘草甘平,益气养阴;粳米甘苦平,主益气养阴,清热。

葛根黄连黄芩甘草汤方

葛根半斤 甘草二两(炙) 黄连三两 黄芩三两

上四味,以水八升,先煮葛根,减二升,纳诸药,煮取二升,去滓,分温再服。

邹解: 方以葛根、甘草甘平,益气健脾;黄芩、黄连苦寒清里热。

此方在《伤寒杂病论·辨太阳病脉证并治中》出现过:"太阳病,桂枝证,医反下之,利遂不止,脉促者,热未解也。喘而汗出者,葛根黄连黄芩甘草汤主之。"

二阳并病,太阳证罢,但发潮热,手足漐漐汗出,大便难而谵语者,下之则愈,宜大承气汤。(方见前)

邹解: 太阳、阳明都受病,太阳经症状消失,但阳明经症状不解,仍然潮热;里热外透而伴手足微微汗出;里热内盛煎熬津液而大便困难;里热甚而谵语。用下法就痊愈了,方用大承气汤。

仲景并病与合病是有区别的,合病是两经或多经同时受病;并病是多经都有病,但可以不是同时受病,而是在某个阶段各经症状同时存在。

阳明病,脉浮而大,咽燥口苦,腹满而喘,发热汗出,不恶寒,反恶热,身重;若发汗,则躁,心愦愦反谵语;若加温针,必怵惕,烦躁,不得眠;若下之,则胃中空虚,客气动膈,心中懊憹,舌上苔者,栀子豉汤主之。

邹解: 阳明经受病,脉浮而大,为受风,《平脉法第二》云:"寸口脉浮而大,浮为风虚,大为气强。"《平脉法第一》云:"寸口脉浮而大,有热,心下反硬,属脏者攻之,不令发汗。属腑者不令溲数。"风热之邪循阳明经而见咽燥口苦;风热入里而腹满;土生金,风热壅肺而喘;风热燥扰而发热汗出,不恶寒,反恶热;风热影响脾的运化功能而身体沉重。如果用汗法,伤阴致里热内扰而烦躁。如果用温针治疗,则风热愈炽,伤及阴精而恐惧。《广雅》:"怵惕,恐惧也。"伤阴致里热内扰而烦躁,阴阳不和,阳不入阴而失眠。如果用下法,胃内没有宿食,风热之邪扰膈,致心烦胸闷,舌苔黄,用栀子豉汤治疗。

栀子豉汤方

栀子十四枚(劈) 香豉四合(棉裹)

上二味,以水四升,先煮栀子,取二升半,去滓,纳香豉,更煮,取一升半,去滓,分二服,温进一服,得快吐者,止后服。

邹解: 方以栀子苦寒清热,主邪气,胃中热气面赤。淡豆豉,《名医别录》云:"味苦,寒,无毒。主治伤寒、头痛、寒热、瘴气、恶毒、烦躁、满闷、虚劳、喘吸。"二药合用清热除烦。

阳明病,渴欲饮水,口干舌燥者,白虎加人参汤主之。

邹解: 阳明经受病,里热煎熬津液而渴欲饮水,口干舌燥,用白虎加人参汤治疗。

白虎加人参汤方

知母六两 石膏一斤(碎) 甘草二两(炙) 粳米六合 人参三两
上五味,以水一斗,煮米熟,汤成去滓,温服一升,日三服。

邹解: 方以知母苦寒清热,益气养阴;石膏辛微寒,发散风寒,清热养阴;甘草甘平,益气养阴;粳米甘苦平,主益气养阴,清热;人参甘微寒,益气,清热,养阴。

阳明病,脉浮,发热,渴欲饮水,小便不利者,猪苓汤主之。

邹解: 阳明经受风而脉浮,风邪内扰而化热,热灼津液而渴欲饮水,小便不利,用猪苓汤治疗。

猪苓汤方

猪苓一两(去皮) 茯苓一两 泽泻一两 阿胶一两 滑石一两(碎)

上五味,以水四升,先煮四味,取二升,去滓,纳阿胶烊消,温服七合,日三服。

邹解: 方以猪苓、茯苓、阿胶甘平,健脾,益气养阴,主寒热烦满,口焦舌干,利小便;泽泻、滑石甘寒清热,益气养阴,主风寒,身热,荡胃中积聚、寒热,益精气,癥闭,利小便。

阳明病,汗出多而渴者,不可与猪苓汤,以汗多胃中燥,猪苓汤复利其小便故也。

邹解: 阳明经受病,营卫不和而出汗多,伤阴而口渴,不能用猪苓汤,这是因为出汗后胃内阴津不足致胃中燥结,用猪苓汤再利小便会更伤阴液。

阳明病,脉浮而迟,表热里寒,下利清谷者,四逆汤主之。

邹解: 阳明经受病,表有热而脉浮,里有寒而脉迟,脾阳虚而下利清谷,用四逆汤治疗。

四逆汤方

甘草二两(炙) 干姜一两半 附子一枚(生用,去皮,破八片) 人参二两

上四味,以水三升,煮取一升二合,去滓,分温二服。

邹解: 方以干姜、附子辛温,散寒温阳;人参甘微寒,清热健脾;甘草甘平,健脾和胃。

阳明病,胃中虚冷,不能食者,不可与水饮之,饮则必哕。

邹解: 阳明经受病,胃中虚寒,不能进食,不可以饮水,寒水相搏,胃气上逆必致干呕。

阳明病,脉浮,发热,口干,鼻燥,能食者,衄。

邹解: 阳明经受病,感受风热邪气而脉浮,发热;风热伤阴而口干,鼻燥;热而消谷能进食,风热上扰而致鼻衄。

阳明病,下之,其外有热,手足温,不结胸,心中懊憹,饥不能食,但头汗出者,栀子豉汤主之。(方见前)

邹解: 阳明经受病,用下法,表有热,手足温,不结胸;热邪内扰而心中烦躁满闷;攻下药物寒凉,寒热错杂致饥不能食;热邪上蒸而但头汗出,用栀子豉汤治疗。

阳明病,发潮热,大便溏,小便自可,胸胁满不去者,与小柴胡汤。

邹解: 阳明经受病,里有热而发潮热,内有寒致脾阳虚则大便稀溏,膀胱气化正常则小便正常,寒热邪气交结于表里之间致胸胁胀满而不缓解,用小柴胡汤治疗。

小柴胡汤方

柴胡半斤 黄芩三两 人参三两 半夏半升 甘草二两(炙) 生姜三两(切) 大枣十二枚(劈)

上七味,以水一斗二升,煮取六升,去滓,再煎取三升,温服一升,日三服。

邹解: 方以柴胡、黄芩苦平,清热,去寒热邪气;生姜辛温、半夏辛平,通阳散风,发寒热,主胸满,温中;人参甘微寒,益气养阴,扶助正气,清热,除邪气;甘草、大枣甘平,发寒热邪气,和胃气,补气,养津液,扶正祛邪。

阳明病,胁下硬满,不大便而呕,舌上白苔者,可与小柴胡汤。上焦得通,津液得下,胃气因和,身濈然汗出而解也。(方见上)

邹解: 阳明经受病,寒热交结于表里而致胁下硬满;里热内蒸,煎熬津液而不大便；寒热错杂、胃气不和而呕吐，舌苔白；可用小柴胡汤治疗。用小柴胡汤后，上焦得通，津液得下，胃气调，营卫和，身体微微出汗就缓解了。

阳明中风，脉弦浮大，而短气，腹都满，胁下及心痛，久按之气不通，鼻干不得涕，嗜卧，一身及目悉黄，小便难，有潮热，时时哕，耳前后肿，刺之小差，外不解，病过十日，脉续浮者，与小柴胡汤；脉但浮，无余证者，与麻黄汤；若不尿，腹满加哕者，不治。(小柴胡汤见上)

邹解：阳明经受风，感寒而脉弦，风令脉浮，虚则脉大，《平脉法第二》云："脉弦而大，弦则为减，大则为芤；减则为寒，芤则为虚；虚寒相搏，此名为革。妇人则半产漏下，男子则亡血、失精。"《平脉法第一》云："风令脉浮。"患者体虚，感受风寒则气短；风寒交结于表里则腹满、胁下及心痛；阳明经脉起于鼻翼旁，《灵枢·经脉》云："胃足阳明之脉，起于鼻之交頞中旁纳太阳之脉，下循鼻外……上耳前。"虚者感受风寒而致鼻塞，久按鼻部穴位仍通气不畅，鼻干不流涕；精血亏虚则嗜卧；脾虚不能运化水湿而致一身及眼睛都黄；肾气亏虚致小便难；阳明经感受风寒郁而化热则发潮热；风寒化热，胃气上逆而不停干呕；风寒化热循经上扰致经气不畅而见耳前后肿胀。用针刺可以稍微缓解，但外证不会缓解。病过十天，脉持续见浮，说明风邪仍在，用小柴胡汤治疗；如果只见浮脉，没有其他症状，用麻黄汤；如果没有小便，腹满，干呕，说明肾精肾阳虚脱，风寒热郁闭三焦，肾气衰败，为不治之症。

麻黄汤方

麻黄三两(去节) 桂枝二两(去皮) 甘草一两(炙) 杏仁七十个(去皮尖)

上四味，以水九升，煮麻黄，减二升，去上沫，纳诸药，煮取二升半，去滓，温服八合，覆取微似汗，不须啜粥，余如桂枝汤法将息。

邹解：方以麻黄苦温，主中风、伤寒头痛，发表，出汗，去邪热气，止咳逆上气,除寒热;桂枝辛温,主上气咳逆,利关节,补中益气;杏仁甘温,健脾补肺,虚则补其母,祛风散寒,主咳逆上气;甘草甘平,益气养阴,主寒热邪气。

动作头痛,短气,有潮热者,属阳明也,白蜜煎主之。

邹解:活动后胃热上扰而发作头痛,阳明经里热而发潮热,热伤气阴而气短,属于阳明经受病,用白蜜煎治疗。

白蜜煎方

人参一两 地黄六两 麻仁一升 白蜜八合

上四味,以水一斗,先煎三味,取五升,去滓,纳蜜,再煎一二沸,每服一升,日三夜二。

邹解:人参甘微寒,益气养阴,清热;地黄甘寒,清热养阴,填骨髓,长肌肉,除寒热;麻子仁、石蜜味甘平,主补中益气,养阴润肠。

阳明病,自汗出,若发汗,小便自利者,此为津液内竭,便虽硬不可攻之,当须自欲大便,宜蜜煎导而通之,若王瓜根及大猪胆汁,皆可为导。

邹解:阳明经受病,活动后出汗,如果用汗法,小便失禁,这是津液内竭,大便虽干硬不可以用下法,应当让病人自行大便,用蜜煎导方润下,像王瓜根及大猪胆汁,都可以作为通导方。

蜜煎导方

食蜜七合

上一味,纳铜器中,微火煎之,稍凝如饴状,搅之勿令焦著,可丸时,并手捻作挺,令头锐,大如指,长二寸许,当热时急作,冷则硬,纳谷道中,以手紧抱,欲大便时乃去之。

邹解：《神农本草经》云："石蜜,味甘平。主心腹邪气,诸惊痉痫,安五脏,诸不足,益气补中,止痛解毒,除众病,和百药。久服,强志轻身,不饥不老。"仲景用食蜜之甘平健脾益气、养阴润肠、通导阳明腑实。

从仲景所用药物分析,仲景用药皆取《神农本草经》性味及主治,没有涉及"久服,强志轻身,不饥不老"等道家养生内容,可以推测,仲景所用《胎胪药录》即是《神农本草经》最早原本,后来很有可能是陶弘景加上了道家延年不老的内容。

猪胆汁方

大猪胆一枚

上一味,泄汁,和醋少许,灌谷道中,如一食顷,当大便出宿食甚多。

邹解：《证类本草》云猪"胆主伤寒热渴。臣禹锡等谨按大便不通通用药云：猪胆,微寒"。《神农本草经》载："豚卵,味苦温。主惊痫,癫疾,鬼注,蛊毒,除寒热,贲豚,五癃,邪气,挛缩。一名豚颠,悬蹄,主五痔,伏热在肠,肠痈,内蚀。"《素问·脏气法时论》云："大豆、豕肉、栗、藿皆咸。"而胆汁苦,因此猪胆汁应该咸、苦、寒。以其苦寒清热,咸寒清热养阴,加醋之酸,咸生酸,酸生苦,以佐猪胆汁咸苦之性,以通导大便。

仲景曰："若王瓜根及大猪胆汁,皆可为导。"《神农本草经》云："王瓜,味苦寒。主消渴内痹瘀血,月闭,寒热,酸疼,益气,愈聋。"以仲景之论,大猪胆汁与王瓜根皆应为苦寒之性。

阳明病,脉迟,汗出多,微恶寒者,表未解也,可发汗,宜桂枝汤。

邹解：阳明经受病,脉迟说明营气和,卫气不和,故出汗多。《平脉法第一》云："营气和,名曰迟。"卫气不和,表寒未解,故微微怕冷。可用汗法,用桂枝汤。

桂枝汤方

桂枝三两(去皮) 芍药三两 生姜三两 甘草二两(炙) 大枣十二枚(劈)

上五味,以水七升,煮取三升,去滓,温服一升,须臾啜热稀粥一升,以助药力,覆取微似汗。

邹解：方以桂枝、生姜辛温,发散风寒;芍药苦平,和阴阳,调营卫;甘草、大枣甘平,和胃气,调营卫。诸药合用,发汗解表,调营卫。

阳明病,脉浮,无汗而喘者,发汗则愈,宜麻黄汤。(方见前)

邹解：阳明经受病,表有风寒,营卫不和,无汗而喘,用汗法就痊愈了,用麻黄汤。

阳明病,发热汗出者,此为热越,不能发黄也,但头汗出,身无汗,剂颈而还。小便不利,渴引水浆者,此为瘀热在里,身必发黄,茵陈蒿汤主之。

邹解：阳明经受病,发热汗出,这是里热外透,皮肤不黄,阳气随热而上越,只见头部出汗,到颈部就不出汗了,身上也无汗;郁热在里,煎熬津液,出现小便不利,口渴喜饮;热伤脾阴,身体皮肤必然发黄。用茵陈蒿汤治疗。

茵陈蒿汤方

茵陈蒿六两 栀子十四枚(劈) 大黄二两(去皮)

上三味,以水一斗二升,先煮茵陈,减六升,纳二味,煮取三升,去滓,分温三服,小便当利,尿如皂荚汁状,色正赤,一宿病减,黄从小便去也。

邹解：茵陈苦平清热,主风湿寒热,热结黄疸;栀子苦寒清热,主胃中热气;大黄苦寒清热,主下瘀血,血闭,寒热,破癥瘕积聚,荡涤肠胃,推陈致新。三药共奏清阳明经里热。

阳明病,其人善忘者,必有蓄血,所以然者,本有久瘀血,故令善忘,屎虽硬,大便反易,其色必黑,宜抵当汤下之。

邹解:阳明经受病,如果有瘀血,病人会善忘。这是因为,瘀血使人善忘。此时大便虽然干硬,而排便容易,便色必会是黑色,这是瘀血久留,用抵当汤攻下瘀血。

抵当汤方

水蛭三十个 虻虫三十个(去翅足) 大黄三两(酒洗) 桃仁二十个(去皮尖)
上四味,以水五升,煮取三升,去滓,温服一升,不下更服。

邹解:水蛭咸平清里热,活血化瘀,主逐恶血瘀血,破血瘕积聚;虻虫味苦微寒、桃仁苦平,清热,活血化瘀,主逐瘀血,破下血积坚痞癥瘕,寒热,通利血脉;大黄苦寒清热,主下瘀血,血闭,寒热,破癥瘕积聚,攻逐下焦瘀热。

阳明病,下之,心中懊憹而烦。胃中有燥屎者,可攻;腹微满,大便初硬后溏者,不可攻之;若有燥屎者宜大承气汤。(方见前)

邹解:阳明经受病,用下法,导致心中烦躁满闷。如果胃中有宿食燥屎,可以用下法;如果脾阳虚有内寒,会致腹部微微胀满,大便开始干硬之后便稀,不可用下法。如果有宿食燥屎,用大承气汤。

病人不大便五六日,绕脐痛,烦躁,发作有时者,此有燥屎,故使不大便也。

邹解:病人五六天不大便,脐周疼痛,烦躁,时有发作,这是胃肠内有宿食燥屎,大便排不下的原因。

病人烦热,汗出则解,又如疟状,日晡所发热者,属阳明也;脉实者,宜下之;脉浮大者,宜发汗。下之与大承气汤;发汗宜桂枝汤。(方见前)

邹解:病人烦躁、发热,出汗后就缓解,就像疟疾,日晡时发热,这是阳明经的发病表现。如果脉诊为里实证,用下法;脉象浮大,说明邪热在表,用汗法。下法用大承气汤;发汗用桂枝汤。

大下后,六七日不大便,烦不解,腹满痛者,此有燥屎也。所以然者,本有宿食故也,宜大承气汤。(方见前)

邹解:用下法药物剂量较重,六七天不大便,烦躁,病情不缓解,腹部胀满疼痛,这是胃肠内有燥屎。之所以是这样,是因为胃内本来就有宿食,用大承气汤。

病人小便不利,大便乍难乍易,时有微热,喘息不能卧者,有燥屎也,宜大承气汤。(方见前)

邹解:病人小便不利,大便有时困难有时容易,时有微微发热,喘息不能平卧,这是胃内有宿食燥屎的原因,用大承气汤。

食谷欲呕者,属阳明也,吴茱萸汤主之。得汤反剧者,属上焦也,小半夏汤主之。

邹解:吃谷物后想呕吐,这是阳明经寒热错杂、胃气上逆的表现,用吴茱萸汤治疗。服药后反而加重,这是寒在上焦,用小半夏汤治疗。

吴茱萸汤方

吴茱萸一升 人参三两 生姜六两(切) 大枣十二枚(劈)
上四味,以水七升,煮取二升,去滓,温服七合,日三服。

邹解:方以吴茱萸、生姜辛温散寒,降胃气,主温中,咳逆,寒热;人参甘微寒,益气养阴,清热;大枣味甘平,益气养阴,平胃气。

小半夏汤方

半夏一升 生姜半斤

上二味,以水七升,煮取一升半,去滓,分温再服。

邹解:方以半夏辛平,散寒热,主伤寒,寒热,心下坚,下气,咳逆肠鸣;生姜辛温散寒,主胸满咳逆上气,温中。二药相合,发散上焦寒热。

太阳病,寸缓,关浮,尺弱,其人发热汗出,复恶寒,不呕,但心下痞者,此以医下之。如其未下,病人不恶寒而渴者,此转属阳明也。小便数者,大便必硬,不更衣十日,无所苦也,渴欲饮水者,少少与之,以法救之。渴而饮水多小便不利者,宜五苓散。

邹解:太阳经感受风寒,寸缓,关浮,尺弱,为营卫虚,风寒在表。《平脉法第一》云:"阴脉不足,阳往从之;阳脉不足,阴往乘之也。何谓阳脉不足?师曰:假令寸口脉微,名曰阳不足,阴气上入阳中,则洒淅恶寒也。何谓阴不足?师曰:假令尺脉弱,名曰阴不足,阳气下陷入阴中,则发热也;阴脉弱者,则血虚。"营卫虚而不和,风寒邪气外袭而发热汗出、恶寒,寒热错杂而心下痞满,胃气和而不呕吐,这时医者应该用下法。如果没有用下法,病人不恶寒而口渴,这是风寒转属阳明经,化热伤阴而口渴。热迫津液,小便频数,伤阴津而大便必干硬。如果十天不大便,没有痛苦的症状,口渴想饮水,少少给点水喝,用这个办法治疗。如果口渴严重,饮水很多,阴液不足而小便不利,用五苓散治疗。

五苓散方

猪苓十八铢　白术十八铢　茯苓十八铢　泽泻一两六铢　桂枝半两(去皮)
上五味为散,白饮和服方寸匕,日三服,发黄者,加茵陈蒿十分。

邹解:方以猪苓、茯苓甘平,健脾益气,养阴,主口焦舌干,利小便;桂枝辛温散寒,补中益气;白术苦温散寒,主风寒,止汗,除热,消食;泽泻甘寒,清热养阴,主风寒,益气力,行水。

加减:皮肤发黄为热邪灼脾,不能运化,以茵陈苦平清热,主风湿寒热，热结黄疸。

原方猪苓、白术、茯苓各为八十铢，据本书其他各处改为十八铢。

脉阳微而汗出少者，为自和；汗出多者，为太过；阳脉实，因发其汗，出多者，亦为太过。太过者，为阳绝于里，亡津液，大便因硬也。

邹解：寸脉微，汗出少为卫气虚、营卫自和；汗出多为发汗太过；寸脉为实象，卫气不虚，邪气在表而发汗，汗出过多，也是发汗太过。发汗太过，使阳气郁闭在里，阴津亡失，大便因此变得干硬。

脉浮而芤，浮为阳，芤为阴，浮芤相搏，胃气生热，其阳则绝。

邹解：脉浮而芤，是卫气、营血俱不足；浮为阳，指卫气属阳，芤为阴，指营属阴。此处"脉浮而芤"指趺阳脉，与下条一致。《平脉法第二》云："趺阳脉浮而芤，浮者胃气虚，芤者营气伤；其身体瘦，肌肉甲错，浮芤相搏，宗气微衰，四属断绝也。"《平脉法第二》中趺阳脉浮指"胃气虚"，但仲景在下文指出："趺阳脉浮而涩，浮则胃气强。"趺阳脉浮指"胃气强"，仲景所论与《平脉法第二》截然不同。趺阳脉芤指"营气伤"，胃气强生胃热，胃热煎熬津液营血，使阴脱阳亡。

趺阳脉浮而涩，浮则胃气强，涩则小便数，浮数相搏，大便则硬，其脾为约，麻子仁丸主之。

邹解：趺阳脉浮而涩，浮为胃气强，涩为营血伤，阴液亏，阴虚生内热而煎熬津液致小便频数；胃气亢胜化热，煎熬津液使大便干硬，脾阴不足而为脾约，用麻子仁丸治疗。

《平脉法第二》云："趺阳脉浮而涩，少阴脉如经者，其病在脾，法当下利，何以知之？若脉浮大者，气实血虚也；今趺阳脉浮而涩，故知脾气不足，胃气虚也；以少阴脉弦，而沉才见，此为调脉，故称如经也。"其论趺阳脉浮而涩，病机是脾气不足，胃气虚；而仲景则认为"趺阳脉浮而涩，浮则胃气强，涩则小便数"，趺阳脉浮为胃气强，趺阳脉涩为胃实化热，煎熬津液而小便数，胃热煎熬津液而致大便干硬，用麻子仁丸治疗。

通过此论可以知道，仲景与《平脉法第二》的认识显然不同。

麻子仁丸方

麻子仁二升　芍药半斤　枳实半斤(炙)　大黄一斤(去皮)　厚朴一只(炙)
杏仁一升(去皮尖)

上六味,蜜为丸,如梧桐子大,饮服十丸,日三服,渐加,以知为度。

邹解: 方以麻子仁甘平,益气健脾,润肠,主补中益气;芍药苦平清热,主破坚积寒热,利小便,益气;枳实苦寒,除寒热结,益气养阴;大黄苦寒清热,主寒热,破癥瘕积聚,宿食,荡涤肠胃,推陈致新;厚朴苦温,主寒热;杏仁甘温益气。厚朴、杏仁之温与大黄、枳实之寒相制而用。

太阳病二日,发汗不解,蒸蒸发热者,属阳明也,调胃承气汤主之。(方见前)

邹解: 太阳经发病第二天,发汗没有缓解,发热较重,这是邪入阳明经,用调胃承气汤治疗。

伤寒吐后,腹胀满者,与调胃承气汤。(方见前)

邹解: 伤寒用吐法后,腹部胀满,这是邪入阳明经,用调胃承气汤治疗。

太阳病,若吐,若下,若发汗后,微烦,小便数,大便因硬者,与小承气汤和之愈。(方见前)

邹解: 太阳经受病,如果用吐法、下法、汗法之后,里热内生,微微烦躁;热熬津液而小便频,大便变干硬,用调胃承气汤泻下和胃就痊愈了。

得病二三日,脉弱,无太阳柴胡证,烦躁,心下硬,至四五日,虽能食,以小承气汤少少与,微和之,令小安。至六日与小承气汤一升。若不大便六七日,小便少者,虽不大便,但初头硬,后必溏,未定成硬,攻之必溏,须小便利,屎定硬,乃可攻之,宜大承气汤。(方见前)

邹解：得病二三天，气血虚而脉弱，没有太阳柴胡证，里热而烦躁，寒热交结而心下硬。到四五天，虽能进食，用小承气汤少量口服，微微和下，令患者稍微缓解。到第六天给予小承气汤一升口服。

如果六七天不大便，小便量少，虽然不大便，但一旦大便则开始干硬，之后必便稀，是宿食还没变干硬，攻下必便稀。须要小便正常，宿食燥屎变干硬，才可攻下，用大承气汤。

伤寒六七日，目中不了了，睛不和，无表里证，大便难，身微热者，此为实也，急下之，宜大承气汤。(方见前)

邹解：伤寒六七天，视物不舒服，眼睛不和，没有表里证，大便困难，身体微微发热，这是内有宿食内结之实证，急用下法，用大承气汤。

阳明病，发热汗多者，急下之，宜大承气汤。(方见前)
发汗，不解，腹满痛者，急下之，宜大承气汤。(方见前)
腹满不减，减不足言，当下之，宜大承气汤。(方见前)

邹解：阳明经受病，里热盛而发热，津随热出而出汗多，急用下法，宜大承气汤。

如果发汗后，病情不缓解，腹部胀满疼痛，这是阳明经实证，急用下法，宜大承气汤。

如果腹满不减轻，或减轻很轻微，这也是阳明经实证，用下法，宜大承气汤。

阳明少阳合病，必下利，其脉不负者，为顺也；负者，失也。互相克责，名为负也。脉滑而数者，有宿食也，当下之，宜大承气汤。(方见前)

邹解：阳明经、少阳经合病，必会腹泻，脉象不负，木不乘土或土不侮木，即阳明经、少阳经发病症状都不是过于亢胜，为顺；脉象负，木乘土或土侮木，即阳明经、少阳经发病症状有一方过于亢胜，为失。相克为负。如果脉滑而数，为胃内有宿食形成里热，当用下法，宜大承气汤。

病人无表里证,发热七八日,虽脉浮数者,可下之;假令已下,脉数不解,合热则消谷善饥,至六七日不大便者,有瘀血也,宜抵当汤;若脉数不解,而下利不止,必协热便脓血也。(方见前)

邹解:病人没有表里证,此应该为病人无表证,有里证;里证实而发热七、八天,虽然脉浮数似为表热证,但这是里热外透,可用下法;假如已用下法,里热仍在,脉数不缓解,胃气与热邪相合则消谷善饥,到第六七天不大便,是内有瘀血,用抵当汤;如果里热仍在,脉数不缓解,病人腹泻不止,一定会热灼血络、寒热错杂郁结而形成脓血便。

伤寒,发汗已,身目为黄,所以然者,以寒湿在里,不解故也,不可汗也,当于寒湿中求之。

邹解:伤寒,已经发汗,身体、眼睛发黄,之所以这样,是寒湿在里伤脾致病邪不解的原因,不应该用汗法,应当从寒湿治疗。

伤寒七八日,身黄如橘子色,小便不利,腹微满者,茵陈蒿汤主之。(方见前)

邹解:伤寒七八天,寒气入里化热,伤及脾阳,运化不及,湿热内生而见身体皮肤发黄像橘子色;热邪在里,煎熬津液致小便不畅;脾阳虚而致腹部微微胀满,用茵陈蒿汤治疗。

伤寒,身黄,发热者,栀子柏皮汤主之。

邹解:伤寒,湿热内生而身体皮肤发黄,里热熏蒸而发热,用栀子柏皮汤治疗。

栀子柏皮汤方

栀子十五个(劈) 甘草一两(炙) 黄柏二两
上三味,以水四升,煮取一升半,去滓,分温再服。

邹解:方以栀子、黄柏苦寒清热,主肠胃中结热,黄疸;甘草甘平,健脾利湿。

伤寒瘀热在里，其身必黄，麻黄连翘赤小豆汤主之。

邹解：伤寒郁热在里，伤及脾阳，不能运化水湿，湿热熏蒸，病人身体皮肤必发黄，用麻黄连翘赤小豆汤治疗。

麻黄连翘赤小豆汤方

麻黄二两　连翘二两　杏仁四十个(去皮尖)　赤小豆一升　大枣十二枚　生梓白皮一斤(切)　生姜二两(切)　甘草二两(炙)

上八味，以潦水一斗，先煮麻黄，再沸，去上沫，纳诸药，煮取三升，去滓，分温三服，半日服尽。

邹解：方以麻黄苦温，发散郁热，主中风伤寒，发表，出汗，去邪热气，除寒热，破积聚；梓白皮苦寒清热，与麻黄寒温相制为用；连翘苦平清热，主寒热，结热；生姜辛温散寒，温阳；赤小豆，甘平益气健脾，主下水，排痈肿脓血。《证类本草》云其"味甘、酸，平，无毒。主下水，排痈肿脓血，寒热，热中，消渴，止泄，利小便，吐逆，卒疝，下胀满。"甘草、大枣健脾益气，助运化水湿。

原本方名为"麻黄连轺赤子豆汤方"，考虑传抄误，改为"麻黄连翘赤小豆汤方"。

阳明病，身热，不能食，食即头眩，心胸不安，久久发黄，此名谷疸，茵陈蒿汤主之。(方见前)

邹解：阳明经受病，脾运化功能失调，胃内谷物壅滞化热而致身体发热，内满而不能进食，进食则水谷之气上蒸而头晕，谷气壅滞化热而心胸不安；时间久了，湿热之气交结，熏蒸皮肤而身体皮肤发黄，这是谷疸，即因为谷物壅滞而引起的黄疸。用茵陈蒿汤治疗。

阳明病，身热，发黄，心中懊憹，或热痛，因于酒食者，此名酒疸，栀子大黄汤主之。

邹解：阳明经受病,里热熏蒸而身热,发黄,心中烦躁满闷,有的发热伴身体疼痛,这是因为饮酒太多,湿热内生,名为酒疸,用栀子大黄汤治疗。

栀子大黄汤方

栀子十四枚　大黄一两　枳实五枚　豉一升
上四味,以水六升,煮取三升,去滓,温服一升,日三服。

邹解：方以栀子、大黄、枳实苦寒清热,淡豆豉为古代食品,苦寒清热。《名医别录》云："味苦,寒,无毒。主治伤寒、头痛、寒热、瘴气、恶毒、烦躁、满闷、虚劳、喘吸、两脚疼冷,又杀六畜胎子诸毒。"

阳明病,身黄,津液枯燥,色暗不明者,此热入于血分也,猪膏发煎主之。

邹解：阳明经受病,里热熏蒸而身黄,热熬津液则津液枯竭,皮肤颜色晦暗,为热邪进入血分,用猪膏发煎治疗。

猪膏发煎方

猪膏半斤　乱发如鸡子大三枚
上二味,和膏煎之,发消药成,分再服,病从小便出。

邹解：《素问·脏气法时论》称猪肉咸。《证类本草》云：猪"髫膏,生发。臣禹锡等谨按发秃通用药云：猪髫膏,微寒。"因此猪膏咸微寒,以其清热,生发养精血;乱发在《神农本草经》不载,中医认为,发为血之余,《素问·上古天真论》称女子七岁、男子八岁肾气盛而"齿更发长";女子二十八、男子三十二岁前后因肾气实而"发长极";女子三十五、男子四十岁气血始少而"发始堕";女子四十二、男子四十八岁肾气衰而"发始白"。《素问·五脏生成》云:"肾之合骨也,其荣发也。"说明发为精血之余,仲景用之以养精血。二者合用,以治热入血分。

黄疸,腹满,小便不利而赤,自汗出,此为表和里实,当下之,宜大黄硝石汤。

邹解:黄疸,腹满,小便不畅而色红,活动后汗出,这是表和里实,应当用下法,宜大黄硝石汤。

大黄硝石汤方

大黄四两 黄柏四两 芒硝四两 栀子十五枚
上四味,以水六升,先煮三味,取二升,去滓,纳硝,更煮取一升,顿服。

邹解:方以大黄、黄柏、芒硝、栀子苦寒清热,攻下里实,治黄疸、腹满。

诸黄,腹痛而呕者,宜大柴胡汤。

邹解:各种黄疸,出现里实气滞而腹痛、胃气上逆而呕吐,用大柴胡汤。

大柴胡汤方

柴胡半斤 黄芩三两 芍药三两 半夏半升(洗) 生姜五两(切) 枳实四枚(炙)
大枣十二枚(劈) 大黄二两
上八味,以水一斗二升,煮取六升,去滓,再煎,温服二升,日三服。

邹解:方以柴胡、黄芩、芍药苦平清热,主心腹,去肠胃中结气,邪气腹痛,破坚积寒热;大黄、枳实苦寒清热,除寒热结,破积聚,荡涤肠胃;生姜辛温、半夏辛平,散寒温中;大枣甘平,健脾和胃。

黄病,小便色不变,自利,腹满而喘者,不可除热,除热必哕,哕者,小半夏汤主之。

邹解: 黄疸病,小便通畅,颜色正常,寒气内生而腹满,热气扰肺而喘,这是寒热错杂,不可以用苦寒清热,清热必会引起胃中寒热错杂加剧而干呕。干呕,用小半夏汤治疗。

小半夏汤方(见前)

诸黄家,但利其小便,五苓散加茵陈蒿主之;假令脉浮,当以汗解者,宜桂枝加黄芪汤。(五苓散见前加茵陈蒿十分同末)

邹解: 所有的黄疸病,只要利小便,用五苓散加茵陈蒿治疗。如果脉浮,需要发汗解表,为邪气在表而虚,用桂枝加黄芪汤。

桂枝加黄芪汤方

桂枝三两 芍药三两 甘草二两(炙) 生姜三两(切) 大枣十五枚 黄芪二两
上六味,以水八升,煮取三升,去滓,温服一升,日三服。

邹解: 方以桂枝、生姜辛温,散寒解表;芍药苦平清热;甘草、大枣甘平,益气养阴,健脾利湿;黄芪甘微温,益气,补虚。

诸黄,小便自利者,当以虚劳法,小建中汤主之。

邹解: 所有的黄疸病,小便正常,应当用治虚劳的方法,用小建中汤。

小建中汤方

桂枝三两 芍药六两 甘草三两(炙) 生姜三两(切) 大枣十二枚 饴糖一升

上六味,以水七升,先煮五味,取三升,去滓,纳胶饴,更上微火消解,温服一升,日三服。

邹解:方以桂枝、生姜辛温散寒;芍药苦平清热;甘草、大枣甘平益气养阴,健脾利湿;饴糖《神农本草经》不载,《证类本草》谓:"味甘,微温。主补虚乏,止渴,去血。"

阳明病,腹满,小便不利,舌萎黄燥,不得眠者,此属黄家。

邹解:阳明经受病,里实气滞而腹满,里热煎熬津液而小便不利,里热烧灼津液,伤及阴血而症见舌萎黄燥,胃气不和而不能睡眠,《素问·逆调论》云:"胃不和则卧不安。"这是黄疸病。

黄疸病,当以十八日为期,治之十日以上瘥,反剧者,为难治。

邹解:黄疸病,应当以十八天为疗程,治疗十日以上一般会痊愈。如果病情反而加重,成为难治之证。

夫病,脉沉,渴欲饮水,小便不利者,后必发黄。

邹解:患病后,邪在里而脉沉,里热伤阴而口渴想喝水,热熬津液致小便不通畅,时间久了会影响脾的运化功能,湿热内生必会身体皮肤发黄。

趺阳脉微而弦,法当腹满。若不满者,必大便难,两胠疼痛,此为虚寒,当温之,宜吴茱萸汤。(方见前)

邹解:趺阳脉微而弦,脉微为虚,《平脉法第二》云:"趺阳脉……微则为虚。"脉弦为寒;阳明经虚寒,病人应当腹部胀满。如果腹部没有胀满,必会大便困难,两胁疼痛,这是虚寒,应当用温法,用吴茱萸汤。

夫病人腹痛绕脐,此为阳明风冷,谷气不行,若反下之,其气必冲,若不冲者,心下则痞,当温之,宜理中汤。

邹解:病人腹痛绕脐,这是阳明经感受风寒,风寒及脾,影响运化,致谷气不行。如果误用下法,胃气必上冲,如果胃气不上冲,心下就会痞满,应当用温法,用理中汤。

理中汤方

人参三两 白术三两 甘草三两(炙) 干姜三两
上四味,以水八升,煮取三升,去滓,温服一升,日三服。

邹解: 方以干姜辛温,散寒温中;白术苦温,主风寒湿痹,消食;甘草甘平,益气健脾;人参甘微寒,益气养阴。

阳明病发热,十余日,脉浮而数,腹满,饮食如故者,厚朴七物汤主之。

邹解: 阳明经受病,发热十几天,胃气实而趺阳脉浮,《平脉法第二》云:"浮为气实。"里热而脉数;里热伤脾,脾阳虚而生内寒,寒热错杂致腹部胀满;胃气实而饮食正常。用厚朴七物汤治疗。

此处为趺阳脉而不是寸口脉,承接上文之脉。如果仲景所论脉浮而数为寸口脉,必是风热,不会出现腹满、饮食如故。

《平脉法第二》云:"趺阳脉浮而数,浮则伤胃,数则动脾,此非本病,医特下之所为也。"显然不是仲景所论本条病证。

厚朴七物汤方

厚朴半斤 甘草三两 大黄三两 枳实五枚 桂枝二两 生姜五两 大枣十枚
上七味,以水一斗,煮取四升,去滓,温服八合,日三服。

邹解: 方以大黄、枳实苦寒攻下,清里热;厚朴苦温,主中风,伤寒,寒热;桂枝、生姜辛温散寒,温脾助阳;甘草、大枣甘平,益气健脾,养阴。

阳明病,腹中切痛,雷鸣,逆满,呕吐者,此虚寒也,附子粳米汤主之。

邹解： 阳明病，腹中绞痛，肠鸣，腹部胀满，呕吐，这是虚寒，用附子粳米汤治疗。

附子粳米汤方

附子一枚(炮) 半夏半升 甘草一两 大枣十枚 粳米半升

上五味，以水八升，煮米熟，汤成去滓，温服一升，日三服。

邹解： 方以附子辛温散寒；半夏辛平，主伤寒，寒热，心下坚，下气，肠鸣；粳米甘、苦、平，益气，日华子云："补中，壮筋骨，补肠胃。"甘草、大枣甘平，健脾益气。

阳明病，腹中寒痛，呕不能食，有物突起，如见头足，痛不可近者，大建中汤主之。

邹解： 阳明经受寒，腹中冷痛，呕吐不能进食，腹部有物突起，如见头足，疼痛不可触摸，用大建中汤治疗。

大建中汤方

蜀椒二合(去目汗) 干姜四两 人参一两 胶饴一升

上四味，以水四升，先煮三味，取二升，去滓，纳胶饴，微火煮取一升半，分温再服，如一炊顷，可饮粥二升，后更服，当一日食糜粥，温覆之。

邹解： 方以蜀椒、干姜辛温散寒，主温中，寒湿，痹痛，下气；人参甘微寒，益气养阴；胶饴甘温益气，《证类本草》云："甘，微温。主补虚乏。"

阳明病，腹满，胁下偏痛，发微热，其脉弦紧者，当以温药下之，宜大黄附子细辛汤。

邹解： 阳明经受病，里虚寒而腹部胀满；寒凝经脉而胁下偏痛；正邪交争，生热而微微发热；内寒而脉弦紧，《平脉法第一》云："寒令脉紧。"应当用温药攻下,用大黄附子细辛汤。

大黄附子细辛汤方

大黄三两 附子三两 细辛二两

上三味,以水五升,煮取二升,去滓,分温三服,一服后,如人行四五里,再进一服。

邹解:方以附子、细辛辛温,散寒温经,主风寒,温中;大寒苦寒攻下。寒温并用,体现温药下之。

问曰:阳明宿食何以别之? 师曰:寸口脉浮而大,按之反涩,尺中亦微而涩,故知其有宿食也,大承气汤主之。(方见前)

寸口脉数而滑者,此为有宿食也。

下利不欲食者,此为有宿食也。

脉紧如转索者,此为有宿食也。

脉紧,腹中痛,恶风寒者,此为有宿食也。

宿食在上脘者,法当吐之,宜瓜蒂散。

邹解:以上诸条,仲景对阳明宿食进行了鉴别并给出了治疗方法。

寸口脉浮而大,按之反涩,尺中亦微而涩,是有宿食,用大承气汤治疗。

寸口脉数而滑者,这是有宿食。

腹泻不愿进食,这是有宿食。

脉紧如转索者,这是有宿食。

脉紧,腹中疼痛,恶风寒,这是有宿食。

宿食在上脘者,应当用吐法治疗,用瓜蒂散。

瓜蒂散方

瓜蒂一分 赤小豆一分

上二味,杵为散,以香豉七合,煮取汁,和散一钱匙,温服之,不吐稍加,得吐止后服。

邹解:《神农本草经》云:瓜蒂,"苦寒……食诸果,病在胸腹中,皆吐下之。"赤小豆,《证类本草》谓其味甘、酸,平,主吐逆,下胀满。二药合用以催吐,消宿食。

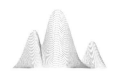

伤寒杂病论卷第十

少阳之为病,口苦,咽干,目眩是也。

邹解: 少阳经发病,症状表现为口苦,咽干,目眩。

少阳中风,两耳无所闻,目赤,胸中满而烦者,不可吐、下,吐、下则悸而惊。

邹解: 少阳经受风,风邪扰经而致两耳听力下降;风邪化热则目赤,胸中满而烦躁。不可以用吐法、下法,用吐法、下法会引起惊悸。

伤寒,脉弦细,头痛,发热者,属少阳,不可发汗;汗则谵语,烦躁,此属胃不和也,和之则愈。

邹解: 少阳经受寒,寒凝经脉而脉弦细,寒邪循经则头痛,正邪交争而发热。不能用汗法,发汗会使营卫失调,胃气不和,里热炽盛而出现谵语、烦躁;使胃气和就痊愈了。

由此可知,治疗少阳经发病不是用和法,小柴胡汤也不是和解剂,和之是指使胃气和。

本太阳病,不解,转入少阳者,胁下硬满,干呕不能食,往来寒热,脉沉弦者,不可吐、下,与小柴胡汤。

邹解: 从太阳经发病,病情没有缓解,邪气转入少阳经,出现寒热错杂而致胁下硬满,干呕不能食;正邪交争而往来寒热;寒热错杂,邪在少阳而脉沉弦。不可用吐法、下法,用小柴胡汤。

小柴胡汤方

柴胡八两　人参三两　黄芩三两　甘草三两(炙)　半夏半升(洗)　生姜三两(切)　大枣十二枚(劈)

上七味,以水一斗二升,煮取六升,去滓,再煎取三升,温服一升,日三服。

邹解: 方以柴胡、黄芩苦平,清热,去寒热邪气;生姜辛温、半夏辛平,通阳散风,发寒热,主胸满,温中;人参甘微寒,益气养阴,扶助正气,清热,除邪气;甘草、大枣甘平,发寒热邪气,和胃气,补气,养津液,扶正祛邪。

少阳病,气上逆,今胁下痛,甚则呕逆,此为胆气不降也,柴胡芍药枳实甘草汤主之。

邹解: 少阳经受病,肝气上逆,胁下疼痛;木乘土,病情严重会引起呕吐。用柴胡芍药枳实甘草汤治疗。

柴胡芍药枳实甘草汤方

柴胡八两　芍药三两　枳实四枚(炙)　甘草三两(炙)

上四味,以水一斗,煮取六升,去滓,再煎取三升,温服一升,日三服。

邹解: 柴胡苦平,主心腹,去肠胃中结气,寒热邪气,止痛;芍药苦平,主邪气腹痛,破坚积寒热;枳实苦寒,清热,和胃降逆。

若以吐、下,发汗,温针,谵语,柴胡汤证罢者,此为坏病,知犯何逆,以法救之,柴胡汤不中与也。

邹解: 如果用吐法、下法、汗法、温针,里热盛而谵语,柴胡汤症状消失,这是坏病。要知道病因病机,要有针对性的治疗方法,用柴胡汤不效。

三阳合病,脉浮大,上关上,但欲眠睡,目合则汗,此上焦不通故也,宜小柴胡汤。(方见前)

邹解: 太阳、阳明、少阳三经同时受病,寸口脉浮大,关脉很明显,患者只想睡眠,眼睛闭上就出汗,这是邪气化热,上焦不通的原因,用小柴胡汤。

伤寒四五日,无大热,其人躁烦者,此为阳去入阴故也。

邹解: 伤寒四五天,没有严重的发热,患者烦躁,这是邪气从阳经转入了阴经的原因。

伤寒三日,三阳为尽,三阴当受邪,其人反能食而不呕者,此为三阴不受邪也。

邹解: 伤寒三天,邪气在三阳经应该传遍了,应当传到三阴经,患者食欲很好,没有呕吐,这是邪气不传三阴经的表现。

伤寒三日,少阳脉小者,为欲已也。

邹解: 伤寒三天,少阳脉小,是病情要痊愈的表现。

少阳病欲解时,从寅至辰上。

邹解: 寅至辰时,是凌晨3点至上午9点,此时阴阳交接,阳气生发,包括寅、卯、辰三个时辰。这是少阳经气旺盛,病情缓解的时间。

辨太阴病脉证并治

太阴之为病,腹满而吐,食不下,自利益甚,时腹自痛,若下之必胸下结硬。

邹解: 太阴经的发病症状,腹部胀满,呕吐,吃不下饭,腹泻越来越重,有时腹部疼痛。如果用下法,会导致胸下结硬。

太阴中风,四肢烦疼,阳微阴涩而长者,为欲愈。

邹解: 太阴经受风,脾主四肢而致四肢疼痛不安。寸脉微,尺脉涩而长,为自和之象,是病情将要痊愈的表现。《平脉法第一》云:"其脉自微,此以曾发汗、若吐,若下,若亡血,以内无津液,此阴阳自和,必自愈。"

《平脉法第二》云:"寸口脉微而涩,微者卫气衰,涩者营气不足。"与此论显然不同。

太阴病,脉浮者,可发汗,宜桂枝汤。

邹解: 太阴病,受风后脉浮,可用汗法,用桂枝汤。

桂枝汤方

桂枝三两 芍药三两 甘草二两(炙) 生姜三两(切) 大枣十二枚(劈)

上五味,以水七升,煮取三升,去滓,温服一升,须臾啜热粥一升,以助药力,温覆取汗,不汗再服。

邹解: 方以桂枝、生姜辛温,发散风寒;芍药苦平,养营血;甘草、大枣甘平和胃气,调营卫。诸药合用,发汗解表,调和营卫。

自利不渴者,属太阴,以其脏有寒故也,当温之,宜服理中、四逆辈。

邹解: 腹泻没有口渴,是太阴经疾病,是因为脾脏有寒邪,应当用温法,适合服用理中汤、四逆汤之类。

伤寒,脉浮而缓,手足自温者,系在太阴。太阴当发身黄,若小便自利者,不能发黄。至七八日,虽暴烦,下利日十余行,必自止,以脾家实,腐秽当去故也。

邹解: 伤寒,表有寒邪而脉浮;寒入太阴,气血运化不健而脉缓;脾气不虚而手足自温,邪气在太阴经。太阴经受寒化热,寒热交争伤脾而应当身体皮肤发黄,如果小便正常,说明脾运正常,身体皮肤不会发黄。到七、八天,寒邪化热,虽然特别烦躁,寒热错杂,每天腹泻十几次,一定会自行停止,这是因为脾气实,运化腐秽,消除了代谢之物的原因。

本太阳病,医反下之,因尔腹满时痛者,属太阴也,桂枝加芍药汤主之;大实痛者,桂枝加大黄汤主之。

邹解: 病发太阳经,医者误用下法,伤及脾阳,寒邪内生,故而腹满,时有腹痛,属于太阴经受病,用桂枝加芍药汤治疗;内有宿食而剧烈疼痛,用桂枝加大黄汤治疗。

桂枝加芍药汤方

桂枝三两 芍药六两 甘草二两(炙) 生姜三两(切) 大枣十二枚(劈)
上五味,以水七升,煮取三升,去滓,温分三服。

邹解: 方以桂枝、生姜辛温散寒,温中健脾;芍药苦平,缓急止痛,主邪气腹痛,破坚积寒热,止痛,益气;甘草、大枣甘平,健脾益气。

桂枝加大黄汤方

桂枝三两 大黄二两 芍药六两 甘草二两(炙) 生姜三两(切) 大枣十二枚(劈)
上六味,以水七升,煮取三升,去滓,温服一升,日三服。

邹解: 方以桂枝、生姜辛温散寒,温中健脾;芍药苦平,缓急止痛,主邪气腹痛,破坚积寒热,止痛,益气;甘草、大枣甘平,健脾益气;大黄苦寒攻下,主寒热,破癥瘕积聚,宿食,荡涤肠胃,推陈致新,调中化食,安和五脏。

太阴病,脉弱,其人续自便利,设当行大黄芍药者,宜减之,以其人胃气弱,易动故也。

邹解：太阳经受病，胃气不足而脉弱；病人出现断续的腹泻，假设应服用苦寒、苦平之大黄、芍药，应该减量使用。这是因为患者胃气虚，苦寒伤阳的原因。

太阴病，大便反硬，腹中胀满者，此脾气不转也，宜白术枳实干姜白蜜汤；若不胀满，反短气者，黄芪五物汤加干姜半夏主之。

邹解：太阴经受病，寒气在内而腹中胀满；大便反而干硬，这是脾阳虚，脾气不能运化的原因，用白术枳实干姜白蜜汤；如果没有寒气，则腹中不胀满，反而有气短，这是脾气不足，不能生金助肺的原因，用黄芪五物汤加干姜半夏治疗。

白术枳实干姜白蜜汤方

白术三两 枳实一两半 干姜一两 白蜜二两

上四味，以水六升，先煮三味，去滓，取三升，纳白蜜烊消，温服一升，日三服。

邹解：方以白术苦温，主风寒，消食，脾虚补其母；枳实苦寒，攻下干硬宿食，除寒热结，利五脏，益气轻身；干姜辛温散寒，温中健脾；白蜜甘平，主益气补中，调和诸药。

黄芪五物加干姜半夏汤方

黄芪三两 桂枝三两 芍药三两 生姜六两(切) 大枣十二枚(劈) 干姜三两 半夏半升(洗)

上七味，以水一斗，煮取五升，去滓，再煎取三升，分温三服。

邹解：方以黄芪甘微温，益气健脾，温中；桂枝、生姜、干姜辛温，半夏辛平，散寒，温中健脾阳；芍药苦平缓急，主破坚积寒热，益气；大枣甘平益气。

太阴病,渴欲饮水,饮水即吐者,此为水在膈上,宜半夏茯苓汤。

邹解：太阴经受病,口渴想喝水,喝水就呕吐,这是水在膈上,用半夏茯苓汤。

半夏茯苓汤方

半夏一升　茯苓四两　泽泻二两　干姜一两

上四味,以水四升,煮取三升,去滓,分温再服,小便利,则愈。

邹解：方以半夏辛平、干姜辛温,助脾阳温中以化水,主伤寒,寒热,心下坚；泽泻甘寒,补气利水,主风、寒、湿痹,养五脏,益气力,能行水上；茯苓甘平,健脾利水,主胸胁逆气,心下结痛,寒热烦满,利小便。

太阴病,下利,口渴,脉虚而微数者,此津液伤也,宜人参白术芍药甘草汤。

邹解：太阴经受病,脾阳虚而腹泻；里热伤阴而口渴；脾阳虚而脉虚弱,内有热而脉微数；这是热伤津液的原因。用人参白术芍药甘草汤。

人参白术芍药甘草汤方

人参三两　白术三两　芍药三两　甘草二两(炙)

上四味,以水五升,煮取三升,去滓,温服一升,日三服。

邹解：方以人参甘微寒,益气养阴清热；芍药苦平、白术苦温,益气,补心阳以健脾阳,虚则补其母；甘草甘平,益气健脾。

太阴病,不下利、吐逆,但苦腹大而胀者,此脾气实也,厚朴四物汤主之。

邹解：太阴经受病，没有腹泻、呕吐，但患者苦于腹部胀满而大，这是脾气实，用厚朴四物汤治疗。

厚朴四物汤方

厚朴二两(炙) 枳实三枚(炙) 半夏半升(洗) 橘皮一两
上四味，以水五升，煮取三升，去滓，温服一升，日三服。

邹解：方以厚朴苦温，主中风，伤寒，寒热；枳实苦寒，泻脾实，除寒热结，利五脏；半夏辛平，主伤寒，寒热，心下坚；橘皮辛温，利水谷。四药合用，寒温相制二用，共奏开泻脾实之功。

太阴病，不吐、不满，但遗矢无度者，虚故也，理中加黄芪汤主之。

邹解：太阴经受病，不呕吐，腹部不胀满，只有大便排气没有节制，这是脾气虚的原因，用理中加黄芪汤治疗。

理中加黄芪汤方

人参三两 白术三两 干姜三两 甘草三两(炙) 黄芪三两
上五味，以水八升，煮取三升，去滓，温服一升，日三服。

邹解：方以人参甘微寒，益气养阴；白术苦温，助心阳以温脾气，脾虚补其母；干姜辛温散寒，温中健脾阳；甘草甘平，益气健脾；黄芪甘微温，益气健脾，温中。

太阴病，欲吐不吐，下利时甚时疏，脉浮涩者，桂枝去芍药加茯苓白术汤主之。

邹解：太阴经受寒，想呕吐而吐不出来；寒伤脾阳，腹泻有时轻有时重；脉浮为表有邪，脉涩为营血伤。《平脉法第二》云："涩则营气不足。"用桂枝去芍药加茯苓白术汤治疗。

桂枝去芍药加茯苓白术汤方

桂枝三两 甘草二两(炙) 茯苓三两 白术三两 生姜三两(切) 大枣十二枚(劈)

上六味,以水八升,煮取三升,去滓,温服一升,日三服。

邹解: 方以桂枝、生姜辛温,散寒解表,温中健脾;白术苦温,温心阳,健脾气,养营血;茯苓、甘草、大枣甘平,健脾,益气,养血。

太阴病,吐逆,腹中冷痛,雷鸣下利,脉沉紧者,小柴胡加茯苓白术汤主之。

邹解: 太阴经受寒,正邪交争,寒热错杂致胃气上逆而呕吐;寒气入经伤脾阳,则腹中冷痛,肠鸣,腹泻;寒邪伤及脾阳,脉沉紧。用小柴胡加茯苓白术汤治疗。

小柴胡加茯苓白术汤方

柴胡半斤 黄芩三两 人参三两 半夏半升(洗) 甘草三两(炙) 生姜三两(切) 大枣十二枚(劈) 茯苓三两 白术三两

上九味,以水一斗二升,煮取六升,去滓,再煎取三升,温服一升,日三服。

邹解: 方以柴胡、黄芩苦平,去肠胃中结气,寒热邪气;白术苦温,温心阳,健脾气,脾虚补其母;半夏辛平、生姜辛温,散寒温脾阳;人参甘微寒,益气;茯苓、甘草甘平,健脾益气。

太阴病,有宿食,脉滑而实者,可下之,宜承气辈;若大便溏者,宜厚朴枳实白术甘草汤。

邹解: 太阴经受病,胃中有宿食,里有热则脉滑而实,可以用下法,方用承气汤之类;如果脾阳虚有寒,用厚朴枳实白术甘草汤。

厚朴枳实白术甘草汤方

厚朴三两　枳实三两　白术二两　甘草二两

上四味,以水六升,煮取三升,去滓,温服一升,日三服。

邹解: 方以厚朴、白术苦温,温心阳,助脾阳,脾虚补其母,主中风,伤寒,寒热;枳实苦寒,除寒热结,止利,利五脏,益气;寒温相制为用;甘草甘平,健脾益气。

太阴病欲解时,从亥至丑上。

邹解: 从亥至丑时,是夜间21时至凌晨3时,此时阴气最盛,包括亥、子、丑三个时辰。为太阴经经气最旺的时间,太阴经发病,多在此时缓解。

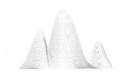

伤寒杂病论卷第十一

少阴之为病,脉微细,但欲寐也。

邹解: 少阴经的发病特征,脉细微,只想睡觉。

少阴病,欲吐不吐,心烦,但欲寐,五六日,自利而渴者,属少阴也,虚,故饮水自救;若小便色白者,少阴病形悉具;小便白者,以下焦虚寒,不能制水,故令色白也。

邹解: 少阴经受病,肾阴阳俱虚,寒热相错,故想呕吐而吐不出来;阴虚生内热而心烦;肾阴阳俱虚,而只想睡觉。五六天,肾阳虚而腹泻,阴虚生内热而口渴;邪在少阴,少阴虚,所以喝水自救;如果小便色白,则少阴病症都具备了;小便色白,是下焦虚寒,肾阳虚不能温水,故使小便色白。

病人脉阴阳俱紧,反汗出者,亡阳也;此属少阴,法当咽痛,而复吐、利。

邹解: 患者寸脉、尺脉都紧,为少阴受寒;反汗出,这是亡阳阴脱的表现;这是少阴证,按理邪气循经应当咽部疼痛,而且会反复呕吐、腹泻。

少阴病咳而下利,谵语者,被火劫故也,小便必难,以强责少阴汗也。

邹解: 少阴经受病,咳嗽、腹泻、谵语,是少阴被火气所伤,火气伤阴,小便一定困难,是火气迫少阴津液外出的原因。

少阴病脉细沉数,病为在里,不可发汗。

邹解：少阴经受病，阴血虚而脉细，阳虚而脉沉，阴虚内热而脉数，病邪在里，不可以用发汗的方法。

少阴病脉微，不可发汗，亡阳故也；阳已虚，尺脉弱涩者，复不可下之。

邹解：少阴经受病，不可以发汗，发汗会使津脱阳亡；如果肾阳已虚，血虚则尺脉弱涩，《平脉法第一》云："阴脉弱者，则血虚……其脉涩者，营气微也。"再不能用下法。

少阴病脉紧，至七八日，自下利，脉暴微，手足反温，脉紧反去者，为欲解也，虽烦，下利，必自愈。

邹解：少阴经受寒而脉紧，《平脉法第一》云："紧则为寒。"到七八天，患者自行腹泻，脉极度微弱，为肾气衰，《平脉法第一》云："气偏衰者，则脉微。"患者手足反温，为命火旺，脉紧反而消失，是病情要缓解的表现。虽然里热而烦躁，受寒而腹泻，一定会自愈。

少阴病，下利，若利自止，恶寒而蜷卧，手足温者，可治。

邹解：少阴经受寒，腹泻，如果腹泻自行停止，怕冷蜷缩在被窝里，命火旺而手足温暖，为可治。

少阴病，恶寒而蜷，时自烦，欲去衣被者，可治。

邹解：少阴经受寒，怕冷蜷缩在被窝里，里有热而有时烦躁，想脱下衣服，掀开被子，为阳气不虚，可治。

少阴中风，脉阳微阴浮者，为欲愈。

邹解：少阴经感受风邪，阳气虚而寸脉微，风在表而尺脉浮，这是疾病向好的表现。

少阴病欲解时，从子至寅上。

邹解：从子至寅时，是夜半23点至早晨5点，此时阴气较盛，阳气渐生，包括子、丑、寅三个时辰。这是少阴经经气最旺的时间，少阴经发病多在此时缓解。

少阴病,吐、利,手足不逆冷,反发热者,不死。脉不至者,灸少阴七壮。

邹解: 少阴经受病,寒热错杂,胃气不和而呕吐;感受寒邪而腹泻;命火旺则手足不冷,反而发热,预后较好。脉摸不到,用艾灸少阴七壮。

少阴病八九日,一身手足尽热者,以热在膀胱,必便血也。

邹解: 少阴经受病八九天,全身手脚都发热,是热邪在膀胱,热伤血络必会小便带血。

少阴病但厥,无汗,而强发之,必动其血,未知从何道而出,或从口鼻,或从耳出者,是名下厥上竭,为难治。

邹解: 少阴经受病,肾阳虚,阴阳气不相顺接,只有手足厥冷而无汗,而执意发汗,发汗伤阴必会伤血,使邪气没有出路,邪气或从口鼻,或从耳出者,成为下部阳虚而厥,上部热而阴竭,难治。

少阴病,恶寒,身蜷而利,手足逆冷者,不治。
少阴病,吐利,躁烦,四逆者,死。
少阴病,下利止,而头眩时时自冒者,死。
少阴病,四逆,恶寒,而身蜷,脉不至,心烦而躁者,死。
少阴病,六七日,息高者,死。
少阴病,脉微细沉,但欲卧,汗出不烦,自欲吐,至五六日,自利,复烦躁不得卧寐者,死。

邹解: 以上六条,仲景论述了少阴经受病的不治之证。
少阴经受寒,怕冷,身体蜷缩在被窝里,腹泻;肾阳虚而手足厥冷,不治。
少阴经受病,寒热错杂,呕吐,腹泻;里有热而躁烦,肾阳虚而四肢厥逆,死。
少阴经受病,阴脱阳亡,腹泻停止,而头晕好像头上时时有帽子包裹一样,死。

少阴经受病，肾阳虚而四肢厥逆，怕冷，身体蜷缩在被窝里，脉摸不到，肾阴虚生内热而致心烦而躁，死。

少阴经受病，六七天，阴阳俱脱，呼吸急促，死。

少阴经受病，肾气衰而脉微，血虚而脉细，肾阳虚而脉沉；肾阳虚，只想睡觉；亡阳而汗出不烦躁；自己想呕吐，至五六天，肾阳虚生寒而自行腹泻，再重新阴虚内热而烦躁，阳不入阴而不能睡觉，死。

少阴病始得之，反发热，脉沉者，麻黄附子细辛汤主之。

邹解：少阴经刚刚受病，肾阳虚而脉沉，反而发热，这是正邪交争的原因。用麻黄附子细辛汤治疗。

麻黄附子细辛汤方

麻黄二两　附子一枚(炮，去皮，破八片)　细辛二两
上三味，以水一斗，先煮麻黄，减二升，去上沫，纳诸药，煮取三升，去滓，温服一升，日三服。

邹解：方以麻黄苦温，散寒清热，主中风伤寒，发表，出汗，去邪热气，除寒热；附子、细辛辛温散寒，温肾阳。

少阴病，得之二三日，麻黄附子甘草汤微发汗，以二三日无里证，故微发汗也。

邹解：少阴经受寒，患病二三天，用麻黄附子甘草汤微微发汗。这是因为二三天没有里证，所以微发汗。

麻黄附子甘草汤方

麻黄二两　附子一枚(炮，去皮，破八片)　甘草二两(炙)
上三味，以水七升，先煮麻黄一二沸，去上沫，纳诸药，煮取三升，去滓，温

服一升,日三服。

邹解:方以麻黄苦温散寒,主中风伤寒,发表,出汗,去邪热气,除寒热;附子辛温散寒;甘草益气,调和诸药。

少阴病,得之二三日以上,心中烦,不得卧者,黄连阿胶汤主之。

邹解:少阴经受病,患病二三天以上,虚热内生而心中烦躁,阳不入阴而失眠,用黄连阿胶汤治疗。

黄连阿胶汤方

黄连四两 黄芩二两 芍药二两 阿胶三两 鸡子黄二枚

上五味,以水六升,先煮三物,取二升,去滓,纳胶烊尽,小冷,纳鸡子黄,搅令相得,温服七合,日三服。

邹解:方以黄连苦寒,黄芩、芍药苦平清热;阿胶甘平,益气养精血;鸡子黄为阳中之阴精,引阳入阴。

少阴病,得之一二日,口中和,其背恶寒者,当灸之,附子汤主之。

邹解:少阴经受病,患病一二天,胃口正常,患者背部怕冷,为少阴经受寒,用灸法,附子汤治疗。

附子汤方

附子二枚(炮,去皮,破八片) 茯苓三两 人参二两 白术四两 芍药三两

上五味,以水八升,煮取三升,去滓,温服一升,日三服。

邹解:方以附子辛温散寒;白术苦温,助心火,制肾寒;芍药苦平,得白术、附子之温而助火;人参甘微寒,益气养阴,寒温并用;茯苓甘平,益气健脾,以制寒水。

少阴病,身体痛,手足寒,骨节痛,脉沉者,附子汤主之。(方见前)

邹解:少阴经受寒,寒凝经脉而身体痛,手足寒;肾主骨,寒在少阴肾经则骨节痛;脉沉为寒在少阴的表现。用附子汤治疗。

少阴病,脉微而弱,身痛如掣者,此营卫不和故也,当归四逆汤主之。

邹解:少阴经病,肾气虚而脉微,精血不足而脉弱,寒邪内侵而身痛剧烈,这是营卫不和的原因,用当归四逆汤治疗。

当归四逆汤方

当归三两 芍药三两 桂枝三两 细辛三两 木通三两 甘草二两(炙) 大枣二十五枚(劈)

上七味,以水八升,煮取三升,去滓,温服一升,日三服。

邹解:方以当归甘温,健脾益气,主寒热;芍药苦平,除血痹,破坚积寒热,止痛,益气;桂枝、细辛辛温散寒,通经脉;木通应该是《神农本草经》通草,辛平散寒,通利九窍,血脉关节;甘草、大枣甘平,健脾,益气养血。共奏调和营卫之功。

少阴病,下利便脓血者,桃花汤主之。

邹解:少阴经受病,寒热错杂,寒邪内郁则腹泻,寒热郁久则便脓血,用桃花汤治疗。

桃花汤方

赤石脂一斤(一半全用一半筛末) 干姜一两 粳米一升

上三味,以水七升,煮米令熟,去滓,温服七合,纳赤石脂末方寸匙,日三服,若一服愈,余勿服。

邹解:方以赤石脂甘平健脾益气,清热,主黄疸,泄利,肠癖,脓血,下血,赤白,邪气,痛肿;干姜辛温散寒;粳米,《证类本草》云:"甘、苦、平,无毒。主益气,止烦,止泄。"三药合用,以治下利便脓血。

少阴病,二三日至四五日,腹痛,小便不利,下利不止,便脓血者,桃花汤主之。(方见上)

邹解:少阴经受病,二三天至四五天,寒气在内而腹痛,寒阻肾阳致膀胱气化失司而小便不畅,肾阳虚而致腹泻不止,寒热郁久而便脓血,用桃花汤治疗。

少阴病,下利便脓血者,可刺足阳明。

邹解:少阴经受病,寒热郁久出现脓血便,可以针刺足阳明胃经穴位。

少阴病,吐,利,手足逆冷,烦躁欲死者,吴茱萸汤主之。

邹解:少阴经受病,寒热错杂,胃气不和而呕吐;肾阳虚,寒气内生而腹泻,手足厥冷;阳虚重,重寒则热,烦躁欲死,用吴茱萸汤治疗。

吴茱萸汤方

吴茱萸一升　人参二两　生姜六两(切)　大枣十二枚(劈)
上四味,以水七升,煮取二升,去滓,温服七合,日三服。

邹解:方以吴茱萸、生姜辛温,散寒温阳;人参甘微寒,益气养阴,清热除烦;大枣益气养阴。

少阴病,下利,咽痛,胸满,心烦者,猪肤汤主之。

邹解:少阴经受病,肾阳虚而下利,肾精虚而生内热,循经上扰而致咽痛,胸满,心烦,用猪肤汤治疗。

猪肤汤方

猪肤一斤

上一味,以水一斗,煮取五升,去滓,加白蜜一升,白粉五合,熬香,和令相得,分温六服(白粉即米粉)。

邹解:《素问·脏气法时论》云:"大豆、豕肉、栗、藿皆咸。"猪肤在《神农本草经》《证类本草》都没有记载,仲景可能以猪之咸,猪肤之血肉之情,以其补肾精,清虚热;加白蜜甘平健脾益气,安五脏,补诸不足,益气补中。

少阴病,二三日咽中痛者,可与甘草汤;不差,与桔梗汤。

邹解:少阴经受病,二三天毒邪内生循经而咽痛,可用甘草汤;不愈,用桔梗汤。

甘草汤方

甘草二两

上一味,以水三升,煮取一升半,去滓,温服七合,日二服。

邹解:甘草甘平,主寒热邪气,解毒。

桔梗汤方

桔梗一两 甘草二两

上二味,以水三升,煮取一升,去滓,温分再服。

邹解:桔梗辛微温,散寒止痛;甘草甘平,主寒热邪气,解毒。

少阴病,咽中伤,生疮,痛引喉旁,不能语言,声不出者,苦酒汤主之。

邹解:少阴经受病,毒热邪气循经侵犯咽喉,而致咽中生疮,痛连喉旁,不能说话,发不出声音,用苦酒汤治疗。

苦酒汤方

半夏十四枚(洗,破如枣核) 鸡子一枚(去黄,纳上苦酒,著鸡子壳中)

上二味,纳半夏,著苦酒中,以鸡子壳,置刀环中,安火上,令三沸,去滓,少少含咽之,不差,更作三剂。

邹解: 方以半夏辛平,主伤寒,寒热,喉咽肿痛;鸡子去黄用其阳精,引药入经;苦酒(醋),《证类本草》云:"味酸,温,无毒。主消痈肿,散水气,杀邪毒。"

少阴病,咽中痛,脉反浮者,半夏散及汤主之。

邹解: 少阴经受病,毒热邪气循经而致咽中痛,脉浮为表有风寒,用半夏散及汤治疗。

半夏散方

半夏(洗) 桂枝 甘草(炙)

上三味,等分,各别捣筛已,合治之,白饮和服方寸匕,日三服,若不能散服者,以水一升煎七沸,纳散两方寸匕,更煎三沸,下火令小冷,少少咽之。

邹解: 方以半夏辛平,主伤寒,寒热,喉咽肿痛;桂枝辛温,散风寒,解表邪;甘草甘平,主寒热邪气,解毒。

少阴病,下利,白通汤主之。

邹解: 少阴经受寒而腹泻,用白通汤治疗。

白通汤方

葱白四茎 干姜一两 附子一枚(生用,去皮,破八片)

上三味,以水三升,煮取一升,去滓,分温再服。

邹解:葱白、干姜、附子辛温散寒。

少阴病,下利,脉微者,与白通汤;利不止,厥逆无脉,干呕烦者,白通加猪胆汁汤主之;服汤后,脉暴出者死;微续者生。

邹解:少阴经受寒而腹泻,肾气虚而脉微,《平脉法第一》云:"气偏衰者,则脉微。"用白通汤;严重的肾阳虚,腹泻不止,四肢厥逆,摸不到脉;《素问·阴阳应象大论》云:"重寒则热。"里热内生而烦躁;寒热错杂而干呕,白通加猪胆汁汤主之;服药后,阳气外越而脉突然很强,预后不好;阳气微微恢复,缓慢变强,预后好。

白通加猪胆汁汤方

葱白四茎 干姜一两 附子一枚(生用去皮破八片) 人尿五合 猪胆汁一合

上五味,以水三升,先煮三物,取一升,去滓,纳人尿,猪胆汁,和令相得,分温再服,若无胆汁亦可用。

邹解:方以葱白、干姜、附子辛温散寒,温助肾阳;人尿咸寒清热,《神农本草经》不载,《证类本草》云:"疗寒热头疼,温气。童男者尤良……今按陈藏器本草云:溺,寒。"猪胆汁咸、苦、寒,用以清热。

少阴病二三日不已,至四五日,腹痛,小便不利,四肢沉重疼痛,自下利者,此为有水气,其人或咳,或小便不利,或下利,或呕者,真武汤主之。

邹解:少阴经受病,二三天不愈,到四五天,寒凝经脉而腹痛;肾阳虚,膀胱气化不利而小便不畅;寒邪困脾,运化失健,症见四肢沉重、疼痛;肾阳虚,脾阳不展而腹泻,这是脾肾阳虚,水湿运化失调而致水气。病人或有咳嗽,或有小便不利,或有腹泻,或有呕吐,用真武汤治疗。

真武汤方

茯苓三两　芍药三两　白术二两　生姜三两(切)　附子一枚(炮,去皮,破八片)

上五味,以水八升,煮取三升,去滓,温服七合,日三服。若咳者,加五味子半升,细辛、干姜各一两;若小便不利者,加茯苓一两;若下利者,去芍药,加干姜二两;若呕者,去附子,加生姜,足前成半斤。

邹解:方以附子、生姜辛温散寒,温助脾肾阳气;白术苦温,补心火,助脾阳,主风、寒、湿痹;芍药苦平,主邪气腹痛,除血痹,破坚积寒热,止痛,利小便,益气;茯苓甘平,益气健脾,利水。

少阴病,下利清谷,里寒外热,手足厥逆,脉微欲绝,身反不恶寒,其人面色赤,或腹痛,或干呕,或咽痛,或利止,脉不出者,通脉四逆汤主之。

邹解:少阴经受寒,脾肾阳虚而下利清谷;虚阳外越见里寒外热;肾阳虚,阴阳气不相顺接而手足厥逆;肾气衰而脉微欲绝;肾阳外越而身体反不怕冷,病人面色赤;或寒凝经脉而腹痛;或寒热错杂,胃气不和而干呕;或寒热循经而咽痛;或阴阳亡脱后不能运化而腹泻停止,而摸不到脉。用通脉四逆汤治疗。

通脉四逆汤方

甘草二两(炙)　附子大者一枚(生用,去皮,破八片)　干姜三两　人参二两

上四味,以水三升,煮取一升二合,去滓,分温再服,其脉即出者愈。面色赤者,加葱九茎;腹中痛者,去葱,加芍药二两;呕者,加生姜二两;咽痛者,去芍药,加桔梗一两;利止,脉不出者,去桔梗,加人参二两。

邹解:方以附子、干姜辛温,通阳散寒,回阳救逆;人参甘微寒,益气养阴,清虚热;甘草甘平,健脾益气。

少阴病,四逆,其人或咳,或悸,或小便不利,或腹中痛,或泄利下重者,四逆散主之。

邹解：少阴经受寒，肾阳虚，阴阳气不相顺接而四肢厥逆；病人或因肾不纳气而咳嗽；或者寒凌心阳而心悸；或者肾阳虚，膀胱气化失调而小便不利；或者寒凝经脉而腹痛；或者脾肾阳虚而腹泻严重，用四逆散治疗。

四逆散方

甘草二两（炙）附子大者一枚 干姜一两半 人参二两

上四味，捣筛，白饮和服方寸匕；咳者去人参，加五味子、干姜各五分，并主下利；悸者，加桂枝五分；小便不利者，加茯苓五分；泄利下重者，先以水五升，煮薤白三两，取三升，去滓，以散三方寸匕，纳汤中，煮取一升半，分温再服。

邹解：方以附子、干姜辛温，通阳散寒，回阳救逆；人参甘微寒，益气养阴；甘草甘平，健脾益气。

此方与通脉四逆汤方比较，干姜用量减半。仲景用药，极其严谨，要注意药物加减及用量变化。

少阴病，下利六七日，咳而呕，渴，心烦不得眠者，猪苓汤主之。

邹解：少阴经受寒，肾阳虚而腹泻六七天，肾不纳气而咳嗽；寒热错杂、胃气不和而呕吐；重寒生热伤阴而口渴；热邪扰心而心烦；阳不入阴而失眠。用猪苓汤治疗。

猪苓汤方

猪苓一两（去皮）茯苓一两（去皮）阿胶一两 泽泻一两 滑石一两

上五味，以水四升，先煮四物，取二升，去滓，纳胶烊尽，温服七合，日三服。

邹解：方以猪苓、茯苓、阿胶甘平，健脾益气，养阴；泽泻、滑石甘寒，清热养阴，主风、寒、湿痹，养五脏，益精气。

少阴病,得之二三日,口燥咽干者,急下之,宜大承气汤。

邹解:少阴经受病,患病二三天,里热盛而口燥咽干,急则治其标,用下法,用大承气汤。

《伤寒例》云:"尺寸俱沉细者,少阴受病也,当五六日发。以其脉贯肾,络于肺,系舌本,故口燥舌干而渴……传少阴,脉沉细而数,手足时厥时热,咽中痛,小便难,宜附子细辛黄连黄芩汤。"注意鉴别。

大承气汤方

枳实五枚(炙) 厚朴半斤(去皮,炙用) 大黄四两(洗) 芒硝三合

上四味,以水一斗,先煮二味,取五升,去滓,纳大黄,更煮取二升,去滓,纳芒硝,更上火令一二沸,分温再服,一服得利,止后服。

邹解:方以大黄、枳实、芒硝苦寒,逐里热,除寒热邪气;厚朴苦温,治伤寒、寒热入腑。寒温并用,急则治其标。

少阴病,自利清水,色纯青,心下必痛,口干燥者,可下之,宜大承气汤。(方见上)

邹解:少阴经受病,寒痹肾阳而腹泻清水,色纯青;寒凝经脉而致心下必痛;里热内盛而口干燥;可以用下法,用大承气汤。

少阴病,六七日,腹胀不大便者,急下之,宜大承气汤。(方见上)

邹解:少阴经受病,六七天,宿食不下而腹胀不大便,急用下法,用大承气汤。

少阴病,脉沉者,急温之,宜四逆汤。

邹解:少阴经受寒,寒凝经脉而脉沉,急用温法,用四逆汤。

四逆汤方

甘草二两（炙）附子大者一枚（生用，去皮，破八片）干姜二两半 人参二两

上四味，以水三升，煮取一升二合，去滓，分温再服。

邹解：方以附子、干姜辛温，通阳散寒；人参甘微寒，益气养阴；甘草甘平，健脾益气。

少阴病，饮食入口即吐，或心中温温欲吐，复不能吐，始得之，手足寒，脉弦迟者，此胸中实，不可下也，当吐之；若膈上有寒饮，干呕者，不可吐也，当温之，宜四逆汤。（方见上）

邹解：少阴经受病，寒热错杂则饮食入口即吐；或者胃气不和，心中温温欲吐，反复这样而不能吐出来。开始患病时，手足寒冷，感受寒邪而脉弦迟，这是胸中实证，不可以攻下，应当用吐法；如果膈上有寒饮，寒水扰动胃气而干呕，不能用吐法，应当用温法，用四逆汤。

少阴病，下利，脉微涩，呕而汗出，必数更衣，反少者，当温其上，灸之。

邹解：少阴经受寒，肾阳虚而腹泻，肾气虚而脉微，肾精亏而脉涩，《平脉法第一》云："气偏衰者，则脉微；血偏衰者，则脉涩。"重寒则热，寒热错杂而呕吐，虚阳外越而出汗，必多次如厕，大便量反而不多，应当用温法复阳气，用艾灸。《灵枢·经脉》云："肾足少阴之脉……陷下则灸之。"

辨厥阴病脉证并治

厥阴之为病，消渴；气上撞心，心中疼热，饥而不欲食，食则吐蛔，下之，利不止。

邹解：仲景在本条指出了厥阴经发病的两组症状：一为消渴。《素

问·奇病论》云："此肥美之所发也，此人必数食甘美而多肥也，肥者令人内热，甘者令人中满，故其气上溢，转为消渴。"仲景在本篇进一步论述了消渴的病因病机及治疗方法。

二为蛔虫病的表现：气上撞心，心中疼热，饥而不欲食，食则吐蛔虫，用下法，腹泻不止。以仲景的认识，蛔虫发病，主要影响足厥阴肝经。如果误用下法，苦寒伤阳而腹泻不止。

《伤寒例》云："尺寸俱弦微者，厥阴受病也，当六七日发。以其脉循阴器，络于肝，故烦满而囊缩。"仲景在此篇没有论述"烦满而囊缩"，可能烦满之机为内热、中满，与消渴病机相合，临证表现口渴引饮，饮不解渴的严重口渴证。作者认为，烦满而囊缩是厥阴经发病的第三组症状。

厥阴经发病的第四组症状为厥，表现为手足逆冷。在本篇中仲景指出："阴阳气不相顺接，便为厥。"《素问·厥论》云："阳气衰于下，则为寒厥；阴气衰于下，则为热厥。"《黄帝内经》把厥分为寒厥和热厥，并进一步论述了其发病原因及症状表现，以及六经厥的症状表现，除了寒厥表现为手足寒冷外，其他的论述均没有手足逆冷的症状。而寒厥，《素问·厥论》指出："寒厥何失而然也？岐伯曰：前阴者，宗筋之所聚，太阴阳明之所合也。春夏则阳气多而阴气少，秋冬则阴气盛而阳气衰。此人者质壮，以秋冬夺于所用，下气上争，不能复，精气溢下，邪气因从之而上也，气因于中，阳气衰，不能渗营其经络，阳气日损，阴气独在，故手足为之寒也。"可以看出，仲景所论之厥，病因与《黄帝内经》明显不同，而病机则完全一致，即经气中的阳气衰，阴气盛。只是仲景进一步提出了"阴阳气不相顺接"，其原因正是经气中的阴阳不平衡。

《素问·厥论》云："热厥何如而然也？岐伯曰：酒入于胃，则络脉满而经脉虚，脾主为胃行其津液也，阴气虚则阳气入，阳气入则胃不和，胃不和则精气竭，精气竭则不营四肢也。"热厥的病机是精气竭而不能荣养四肢，仲景论厥与此不同。仲景曰："厥者，必发热，前热者，后必厥。"其病机是寒邪与经气交争而发热，寒热错杂，伤及阴精与阳气，而致四肢逆冷。

需要指出的是，仲景论厥并非全指厥阴传太阳。伤寒到四五天，寒邪从太阴传少阴，如果寒邪较深，伤及经中阳气也致手足逆冷。《伤寒例》云："传少阴，脉沉细而数，手足时厥时热。"

阴阳气是营卫之气吗？《灵枢·卫气》云："五脏者，所以藏精神魂魄者也。六腑者，所以受水谷而行化物也。其气内干五脏，而外络肢节。其浮气之不循经者，为卫气；其精气之行于经者，为营气。阴阳相随，外内相贯，如环之无端。"而且，《灵枢·营气》篇论述了营气循行，《灵枢·卫气行》论述了卫气循行，二者各为两个闭环，阴阳相随，卫气"昼日行于阳二十五周，夜行于阴二十五周"（《灵枢·卫气行》）。因此，阴阳气显然不是营卫之气。

厥阴发病的第五组症状为下利（腹泻），为寒邪伤阳所致。厥阴经受寒，肝木乘脾土，脾阳不运而腹泻。仲景进一步论述了热利、气利、痰利等各种腹泻，做鉴别诊断。

厥阴经发病的第六组症状为呕、哕。盖因足厥阴肝经挟胃属肝络胆，上贯膈。

《灵枢·经脉》云："是肝所生病者，胸满呕逆飧泄，狐疝遗尿闭癃。"这也许是仲景把下利、呕吐大篇幅放在《厥阴病脉证并治》中论述的原因，但下利、呕吐不完全为厥阴发病所为，注意鉴别。仲景把下利、呕吐放在《辨厥阴病脉证并治》的另外一个原因还可能与《阴阳大论》相关，《素问·六元正纪大论》云："厥阴所至为胁痛呕泄。"《素问·至真要大论》云："厥阴之胜，耳鸣头眩，愦愦欲吐，胃膈如寒，大风数举，倮虫不滋，胠胁气并，化而为热，小便黄赤，胃脘当心而痛，上支两胁，肠鸣飧泄，少腹痛，注下赤白，甚则呕吐，膈咽不通。"又云："厥阴司天，风淫所胜，则太虚埃昏，云物以扰，寒生春气，流水不冰。民病胃脘当心而痛，上支两胁，膈咽不通，饮食不下，舌本强，食则呕，冷泄腹胀，溏泄瘕水闭，蛰虫不去，病本于脾。"

《伤寒例》云："传厥阴，脉沉弦而急，发热时悚，心烦呕逆，宜桂枝当归汤。吐蛔者，宜乌梅丸。"

厥阴经发病的第七组症状为痉病。《辨痉阴阳易差后病脉证并治》云："痉病，手足厥冷，发热间作，唇青目陷，脉沉弦者，风邪入厥阴也，桂枝加附子当归细辛人参干姜汤主之。"风邪侵犯厥阴经可以发痉病。

厥阴中风，脉微浮，为欲愈；不浮，为未愈。

邹解：厥阴经受风，风邪出表而脉微浮，为欲愈的表现；脉不浮，为风邪在里，没有痊愈的表现。

厥阴欲解时，从丑至卯上。

邹解：从丑至卯时，是凌晨1点至早上7点，阴气渐衰，阳气渐生，包括丑、寅、卯三个时辰。此时厥阴经经气最盛，厥阴受邪多在此时缓解。

厥阴病，渴欲饮水者，少少与之，愈。

邹解：厥阴经受病，肝经有热而口渴想喝水，喝水少许，病就好了。

诸四逆厥者，不可下之，虚家亦然。

邹解：所有的四肢厥冷，都不可以用下法，虚证也是这样。这是因为，寒邪传经，侵犯经气而伤经气之阳，使阳气不足，阴阳气不相顺接，表现手足逆冷。而下法全为苦寒之药，更伤阳气，故不能用下法。虚证则是阴阳气血不足，用苦寒攻下会使虚者更虚，故也不可用下法。

仲景在《伤寒例》云："诸四逆厥者，不可吐之；虚家，亦然。"可见，所有的四肢厥冷证，都不能用吐、下之法，这是因为吐可以伤阴，而下可以伤阳的原因。

伤寒先厥，后发热而利者，必自止；见厥，复利。

邹解：伤于寒邪，如果先发生手足厥逆，这是寒邪伤阳致阴阳气不相顺接而致；之后发热并出现腹泻，是阳气恢复而正邪交争的结果，一定会自愈。出现厥证，必有阳气更伤，会再出现腹泻。

伤寒，始发热六日，厥反九日而利；凡厥利者，当不能食，今反能食者，恐为除中；食以素饼，不发热者，知胃气尚在，必愈；恐暴热来出而复去也。后日脉之，其热续在者，期之旦日夜半愈。所以然者，本发热六日，厥反九日，复发热三日，并前六日亦为九日，与厥相应，故期之旦日夜半愈。后三日脉之，而脉数，其热不罢者，此为热气有余，必发痈脓也。

邹解：伤于寒邪，开始时，正邪交争而发热；发热持续六天，阳气受伤而手足厥冷；反而到第九天，伤及脾阳而腹泻。凡是手足厥冷、腹泻，应当不能进食，现在患者反能进食，可能为除中，是胃气衰败，回光返照的表现；给病人清淡的素饼吃，不发热，是胃气尚存，一定会痊愈；就怕出现高热而使胃气再败绝。两天后诊察，病人仍有发热，期待次日夜半痊愈。之所以这样，患者本来发热六天，到第九天手足厥冷，再发热三天，与前六天相加也是九天，发热与厥冷相应，所以期待次日夜半痊愈。如果患者不愈，再过三日诊脉，里热仍在而脉数，热邪不减，这是热气有余，寒与热郁，必发痈脓。

伤寒六七日，脉迟，而反与黄芩汤彻其热，脉迟为寒；今与黄芩汤复除其热，腹中应冷，今反能食，此名除中，必死。

邹解：伤寒六、七天，脉迟，而误用黄芩汤清热，脉迟为寒；现服黄芩汤再清热邪，腹中应寒冷，患者反而能进食，这是除中，是胃气衰败，回光返照之象，必死。

伤寒，先厥后发热，下利必自止；而反汗出，咽中痛者，其喉为痹；发热，无汗，而利必自止；若不止，必便脓血；便脓血者，其喉不痹。

邹解：寒邪侵袭伤阳，经中阴阳气不相交接而先有手足厥冷，然后正邪交争而发热，说明阳气恢复，腹泻必会自行停止；如果误用汗法使其出汗，寒热交结于咽喉而出现咽痛，成为喉痹。如果发热，不出汗，腹泻必会自行停止；如果腹泻不停止，寒热交结，必便脓血；如果便脓血，则不会出现喉痹。

伤寒一二日，至四五日，厥者，必发热。前热者，后必厥；厥深者，热亦深；厥微者，热亦微；厥应下(和)之，而反发汗者，必口伤烂赤。

邹解：伤于寒邪一二天，到四五天，手足厥冷，一定会有发热。发热在前，厥逆必然在后；厥深，热也会深；厥微，热也会微；厥应该用和法，而误用汗法，必会因阳气发越，热气上攻引起舌红赤、口腔溃疡。

"厥应下之"，仲景在前已论"诸四逆厥者，不可下之"，此论当误抄，应改为"厥应和之",清热温通,调和阴阳。

伤寒病,厥五日,热亦五日,设六日当复厥,不厥者自愈;厥终不过五日,以热五日,知自愈。

邹解:病伤于寒,手足逆冷五天,发热也五天,假设第六天应当再发厥逆,如果不发厥逆则是自愈;厥逆一般不会超过五天,因为发热也有五天,正气存内,所以自愈。

凡厥者,阴阳气不相顺接,便为厥。厥者,手足逆冷是也。

邹解:所有的厥证,病机是阴阳气不相顺接,这是厥的特点。厥证的表现是:手足逆冷。

伤寒,脉微而厥。至七八日,肤冷,其人躁,无暂安时者,此为脏厥,非蛔厥也。蛔厥者,其人当吐蛔,今病者静,而复时烦,此为脏寒,蛔上入其膈,故烦,须臾复止;得食而呕又烦者,蛔闻食臭出,其人当自吐蛔。蛔厥者,乌梅丸主之,又主久利。

邹解:伤于寒邪,气虚而脉微,阴阳气不相交接而手足厥冷。到七、八天,皮肤发冷,病人烦躁不安没有休止,这是脏厥。要与蛔厥做鉴别:蛔厥的病人应当吐出蛔虫,患者平时安静,发作时出现烦躁,这是脏寒,是蛔虫上入胸膈,扰心而致烦躁,一会儿就会停止;如果进食就呕吐,再发烦躁,是蛔虫闻到食物的味道而出来活动,病人应当自行吐出蛔虫。蛔厥,用乌梅丸治疗;乌梅丸,又主顽固的腹泻。

乌梅丸方

乌梅三百枚 细辛六两 干姜十两 黄连十六两 当归四两 附子六两(炮,去皮) 蜀椒四两(出汗) 桂枝六两(去皮) 人参六两 黄柏六两

上十味,异捣筛,合治之,以苦酒渍乌梅一宿,去核,蒸之,五斗米下,饭熟,捣成泥,和药令相得,纳臼中,与蜜,杵二千下,丸如梧桐子大,先食饮,服十丸,日三服,稍加至二十丸。禁生冷,滑物,臭食等。

邹解：方以乌梅酸平柔肝，入厥阴经，平调气机，主下气，除热，烦满，安心；附子、干姜、细辛、蜀椒辛温，散寒温阳；黄连、黄柏苦寒清热；寒温并用，调和阴阳；当归甘温，健脾温阳，主寒热；人参甘微寒，益气养阴，清热。

此条论脏厥，并与蛔厥相鉴别，给出了蛔厥的主治方乌梅丸，又主久利。

伤寒，热少，微厥，指头寒，嘿嘿不欲食，烦躁，数日小便利色白者，此热除也，欲得食，其病为愈；若厥而呕，胸胁烦满者，其后必便血。

邹解：伤于寒邪，病情较轻，正邪交争而发热较轻；表现微微厥证，指头寒凉；寒热内阻，静静地不爱进食；里热而烦躁；几天后小便正常，颜色变白，这是内热消除了，想进食，病情为痊愈；如果寒邪伤阳，手足逆冷；而且寒热错杂而呕吐；里热内蒸而胸胁烦满，其后必会因热伤脉络而便血。

病者手足厥冷，不结胸，小腹满，按之痛者，此冷结在膀胱关元也。

邹解：患者手足厥冷，不结胸，小腹胀满，按压疼痛，这是寒邪结聚在膀胱关元的表现。

伤寒发热四日，厥反三日，复热四日，厥少热多者，其病当愈；四日至七日，热不除者，必便脓血。

邹解：伤于寒邪，正邪交争而发热四天；寒邪伤阳，手足逆冷三天；再发热四天，手足逆冷轻而发热重，病情会缓解；四天至七天，热不消除，寒热内郁而必便脓血。

伤寒厥四日，热反三日，复厥五日，其病为进，寒多热少，阳气退，故为进也。

邹解：寒邪伤阳，手足逆冷四天；正邪交争而发热三天；再出现手足逆冷五天，为病情进展。这是因为寒气较重，热气较轻，阳气减少，所以疾病加重。

伤寒六七日,脉微,手足厥冷,烦躁,灸厥阴,厥不还者,死。

邹解: 伤于寒邪六七天,气虚而脉微,《平脉法第一》云:"气偏衰者,则脉微。"厥阴受寒,寒邪伤阳致手足厥冷;里热内生而烦躁;灸厥阴经,如果手足厥冷不恢复,预后不好。

伤于寒邪六七天,为邪传厥阴经的时间,《伤寒例》云:"厥阴受病也,当六七日发。"温灸厥阴经,以助厥阴经气,恢复阳气。

伤寒,发热,下利,厥逆,躁不得卧者,死。

邹解: 伤于寒邪,正邪交争而发热;寒邪伤阳而腹泻,手足厥冷;里热内生而郁热烦躁;阳不入阴而不能睡眠,预后不好。

伤寒,发热,下利至甚,厥不止者,死。

邹解: 伤于寒邪,正邪交争而发热;寒邪伤阳重而腹泻严重,持续手足厥冷;预后不好。

伤寒六七日不利,便发热而利,其人汗出不止者,死。有阴无阳故也。

邹解: 伤于寒邪,六七天不腹泻,出现发热后而腹泻,病人阳脱而汗出不停,预后不好。这是有阴无阳的原因。

伤寒五六日,不结胸,腹濡,脉虚,复厥者,不可下也,此为亡血,下之则死。

邹解: 伤于寒邪五六天,没有结胸证,腹部濡软,脉虚,再发手足厥冷,不可以用下法,这是亡血,用下法则死。

伤寒,发热而厥,七日,下利者,为难治。

邹解: 伤于寒邪,正邪交争而发热,寒邪伤阳而手足厥冷,七天,出现阳衰而腹泻,是难治之证。

伤寒,脉促,手足厥逆,不可灸之。

邹解: 伤于寒邪,阳盛外脱而脉促,《平脉法第二》云:"脉来数,时一止复来者,名曰促。脉阳盛则促。"寒邪伤阳则手足厥冷,不可以用灸法。

伤寒,脉滑而厥者,里有热也,白虎汤主之。

邹解:伤于寒邪,寒邪化热,里热郁闭而脉滑,阴阳气不相顺接而见手足厥冷,用白虎汤治疗。

白虎汤方

知母六两　石膏一斤(碎,棉裹)　甘草二两(炙)　粳米六合
上四味,以水一斗,煮米熟,汤成去滓,温服一升,日三服。

邹解:方以石膏辛微寒,清热散热,知母苦寒清热,主消渴,热中,除邪气,补不足,益气;甘草甘平,健脾益气,主五脏六腑寒热邪气;粳米甘、苦、平,《证类本草》谓:"主益气,止烦,止泄。"全方清散里热,不忘顾护正气。

伤寒,手足厥逆,脉细欲绝者,当归四逆加人参附子汤主之;若其人内有久寒者,当归四逆加吴茱萸生姜附子汤主之。

邹解:寒邪伤阳而手足厥冷,里虚阴阳亡失而脉细欲绝,《平脉法第一》云:"凡里有病者,脉当沉细。"用当归四逆加人参附子汤治疗;如果病人内有久寒,用当归四逆加吴茱萸生姜附子汤治疗。

当归四逆加人参附子汤方

当归三两　桂枝三两(去皮)　芍药三两　细辛三两　甘草二两(炙)　木通二两　大枣二十五枚(劈)　人参三两　附子一枚(炮,去皮,破八片)
上九味,以水八升,煮取三升,去滓,温服一升,日三服。

邹解:方以当归甘温,健脾温阳;芍药苦平,除血痹,破坚积寒热,益气;附子、桂枝、细辛辛温,散寒温阳;木通辛平散寒,除寒热,通利九

窍,血脉关节;人参甘微寒,健脾益气,养阴,主补五脏,除邪气。

当归四逆加吴茱萸生姜附子汤方

吴茱萸二升 生姜半斤 附子一枚(炮,去皮,破八片) 当归三两 桂枝三两(去皮) 芍药三两 细辛三两 甘草二两(炙) 木通二两 大枣二十五枚(劈)

上十味,以水六升,清酒六升,和煮取三升,温服一升,日三服。

邹解: 方以吴茱萸、生姜、细辛、附子、桂枝辛温,散寒通阳;当归甘温,健脾温阳;木通辛平散寒,除寒热,通利九窍,血脉关节;芍药苦平,除血痹,破坚积寒热,益气;甘草甘平,健脾益气。

大汗出,热不去,内拘急,四肢疼,复下利,厥逆,而恶寒者,四逆汤主之。

邹解: 出汗很多,热邪不去,热熬津液而腹内拘急,四肢疼痛;寒邪伤阳,又会出现腹泻,手足厥冷,而怕冷;用四逆汤治疗。

四逆汤方

人参二两 甘草二两 干姜一两半 附子一枚(生用,去皮,破八片)

上四味,以水三升,煮取一升二合,去滓,分温再服,若强可用大附子一枚,干姜二两。

邹解: 方以附子、干姜辛温,散寒通阳;人参甘微寒,益气养阴,清热;甘草甘平,健脾气。

大汗,若大下利而厥逆冷者,四逆汤主之。(方见前)

邹解: 出汗很多,如果重用下法伤阳,腹泻,手足厥冷,用四逆汤治疗。

病人手足厥冷,脉乍紧者,邪结在胸中,心下满而烦,饥不能食者,病在胸中,当须吐之,宜瓜蒂散。

邹解:寒邪伤阳,病人阴阳气不相交接而手足厥冷,脉有时紧,为寒热邪气结在胸中,表现心下满闷并且烦躁;胃中有宿食,寒热邪气结聚,则饥不能食,邪气在胸中,应当用吐法,用瓜蒂散。

瓜蒂散方

瓜蒂 赤小豆

上二味,各等分,异捣筛,合纳臼中,更治之,别以香豉一合,用热汤七合煮作稀糜,去滓,取汁和散一钱匙,温顿服之,不吐者,少少加,得快吐乃止,诸亡血,虚家,不可与也。

邹解:瓜蒂苦寒,催吐胃中宿食,荡涤寒热邪气;赤小豆味甘、酸,平,甘平,健脾和胃,主寒热,吐逆。

淡豆豉为黄豆加工后的食品,载《神农本草经》大豆黄卷条下,味甘平,《名医别录》云:"味苦,寒,无毒。主治伤寒、头痛、寒热、瘴气、恶毒、烦躁、满闷、虚劳、喘吸、两脚疼冷,又杀六畜胎子诸毒。"方中用其健脾和胃,清热。

伤寒,厥而心下悸者,宜先治水,当服茯苓甘草汤,却治其厥;不尔水渍入胃,必作利也。

邹解:寒邪伤阳而手足厥冷,水气上凌而心下悸,应先治水,当服茯苓甘草汤,再治其厥,不然水寒之气入胃,必发作腹泻。

茯苓甘草汤方

茯苓二两 甘草一两(炙) 生姜三两(切) 桂枝二两(去皮)
上四味,以水四升,煮取二升,去滓,分温三服。

邹解:方以桂枝、生姜辛温,散寒温阳化水;茯苓、甘草甘平,健脾利水。

伤寒六七日,大下后,寸脉沉而迟,手足厥逆,下部脉不至,咽喉不利,唾脓血,泄利不止者,为难治,人参附子汤主之;不差,复以人参干姜汤与之。

邹解:伤于寒邪六七天,邪在厥阴,重用下法之后,伤阳且寒气内闭郁里,寸脉沉而迟,《平脉法第一》云:"凡里有病者,脉当沉细。"又云"阴阻气血,则脉迟""迟则阴气盛""迟为在脏"。寒邪内阻,阳虚而手足厥冷;里有虚寒而下部脉摸不到;寒热邪气循经而致咽喉不利;寒热内郁而唾脓血;阳虚里寒严重而泄泻不止,为难治之证,用人参附子汤治疗;病情不缓解,再用人参干姜汤治疗。

人参附子汤方

人参二两 附子一枚 干姜二枚(炮) 半夏半升 阿胶二两 柏叶三两
上六味,以水六升,煮取二升,去滓,纳胶烊消,温服一升,日再服。

邹解:方以附子、干姜辛温,半夏辛平,散寒温阳;人参甘微寒,益气养阴,清热;阿胶甘平,益气健脾;柏叶《神农本草经》不载,《名医别录》云:"味苦,微温,无毒。主治吐血、衄血、利血、崩中、赤白、轻身、益气。"以其苦温散寒清热,以治寒热错杂,唾脓血。

人参干姜汤方

人参二两 附子一枚 干姜三两 桂枝二两(去皮) 甘草二两(炙)
上五味,以水二升,煮取一升,去滓,温顿服之。

邹解:方以附子、干姜、桂枝辛温,散寒温阳;人参甘微寒,益气养阴,清热;甘草甘平,健脾益气。

伤寒四五日,腹中痛,若转气下趋少腹者,此欲自利也。

邹解：伤于寒邪四五天，寒凝经脉而腹中疼痛，如果寒气向下移动，从腹痛向少腹转移，这是要腹泻的表现。

伤寒，本自寒下，医复吐、下之，寒格，更逆吐、下，麻黄升麻汤主之；若食入口即吐，干姜黄芩黄连人参汤主之。

邹解：伤于寒邪，本来寒气在下，医者反复用吐法、下法，使寒气格拒于内，形成寒热错杂，患者更加受不了吐、下之法，用麻黄升麻汤治疗；如果寒热错杂，饮食入口即吐，用干姜黄芩黄连人参汤治疗。

麻黄升麻汤方

麻黄二两半(去节) 升麻一两 知母一两 黄芩一两半 桂枝二两 白术一两 甘草一两(炙)

上七味，以水一斗，先煮麻黄，去上沫，纳诸药，煮取三升，去滓，温服一升，日三服。

邹解：方以麻黄、白术苦温，主中风伤寒；升麻甘辛、桂枝辛温散寒，黄芩、知母苦寒清热；寒温并用，开寒热格拒；甘草甘平，健脾益气，和调阴阳。

干姜黄芩黄连人参汤方

干姜三两 黄芩三两 黄连三两 人参三两
上四味，以水六升，煮取二升，去滓，分温再服。

邹解：方以干姜辛温散寒；黄芩苦平、黄连苦寒清热；人参益气养阴，清热。

下利，有微热而渴，脉弱者，令自愈。

邹解：脾阳不展而腹泻，正邪交争而微微发热，热灼津液而口渴，气阴不足而脉弱,让患者自愈。

下利,脉数有微热,汗出者,为欲愈,脉紧者,为未解。

邹解:寒邪伤阳而腹泻,里热内生而脉数有微热,邪气随汗而出,是疾病要缓解;寒气在内而脉紧,《平脉法第一》云"紧则为寒",是疾病没有缓解。

下利,手足厥逆,无脉者,灸之不温,若脉不还,反微喘者,死。少阴负趺阳者,为顺也。

邹解:寒邪伤阳而腹泻,手足厥逆;阴阳亡脱而无脉,用灸法不缓解,如果脉不恢复,虚阳上越反而微微憋喘,预后不好。如果少阴脉不如趺阳脉强,说明尚有胃气,为顺。

下利,寸脉反浮数,尺中自涩者,必圊脓血,柏叶阿胶汤主之。

邹解:寒邪伤阳而腹泻;感受风邪而寸脉浮,《平脉法第一》云:"风则浮虚。"风寒化热而脉数,《平脉法第一》云:"数则热烦。"营血不足而尺脉涩,《平脉法第一》云:"血偏衰者,则脉涩。"寒热错杂,郁久必会便脓血。用柏叶阿胶汤治疗。

柏叶阿胶汤方

柏叶三两 阿胶二两 干姜二两(炮) 牡丹三两

上四味,以水三升,先煮三味,取二升,去滓,纳胶烊消,温服一升,日再服。

邹解:柏叶,《名医别录》云:"味苦,微温,无毒。主治……赤白。"主要针对便脓血而用;阿胶甘平,益气健脾,养血;牡丹苦辛寒,散寒清热,主寒热,中风;干姜辛温,散寒通阳。

下利清谷,不可攻表;汗出,必胀满。

邹解: 寒邪伤阳而腹泻,胃寒不能腐熟而下利清谷;不可以发表;汗出,必加重脾胃虚寒而使腹部胀满。

下利,脉沉弦者,下重也;脉大者,为未止;脉微弱数者,为欲自止,虽发热,不死。

邹解: 腹泻,寒气在内,脉沉弦,《平脉法第一》云"沉为在里",为下寒重。脉大,《平脉法第二》云"大则为芤",是腹泻不停止而致气血虚的表现。气血虚内有热则脉微弱数,这是腹泻要自行停止的表现,这时,虽然发热,预后好。

下利,脉沉而迟,其人面少赤,身有微热,下利清谷者,必郁冒,汗出而解,病人必微厥。所以然者,其面戴阳下虚故也。

邹解: 寒邪伤阳而腹泻,阳虚里寒而脉沉迟;病人面部微微泛红,身体微微发热,下利清谷,必会头上如帽束裹,出汗后可以消除,病人必会出现手足微微怕冷。之所以这样,病人的面部表现是戴阳证,下虚上热的原因。

下利,脉数而渴者,令自愈,设不差,必清脓血,以有热故也。

邹解: 寒邪伤阳而腹泻,里热而脉数,热灼阴津则口渴,待患者自愈。假如不能痊愈,寒热郁结必会便脓血,是因为有热的原因。

下利后,脉绝,手足厥冷,晬时脉还,手足温者,生;脉不还者,死。

邹解: 腹泻之后,阴阳俱虚而摸不到脉,《平脉法第一》云:"寸脉下不至关,为阳绝;尺脉上不至关,为阴绝;此皆不治,决死也。"阳衰致阴阳气不能顺接表现手足厥冷,如果一天后能摸到脉,手足温暖,预后好;如果摸不到脉,预后不好。

晬时,指一天的某一时辰至次日的同一时辰。《灵枢·上膈》:"下膈者,食晬时乃出。"

伤寒,下利日十余行,脉反实者,死。

邹解：寒邪伤阳，每天腹泻十几次，脉反为实象，预后不好。

下利清谷，里寒外热，汗出而厥者，通脉四逆汤主之。

邹解：寒邪伤阳，胃不能腐熟而下利清谷；里寒外热，出汗后手足厥冷，用通脉四逆汤治疗。

通脉四逆汤方

甘草二两(炙) 附子大者一枚(生用) 干姜三两 人参二两
上四味，以水三升，煮取一升二合，去滓，分温再服，其脉出者愈。

邹解：方以附子、干姜辛温，散寒通阳；人参甘微寒，益气养阴清热；甘草甘平，健脾益气。

热利下重者，白头翁汤主之。

邹解：湿热下注伤脾而致腹泻，里急后重，用白头翁汤治疗。

白头翁汤方

白头翁二两 黄连、黄柏、秦皮各三两
上四味，以水七升，煮取二升，去滓，温服一升，不愈，更服一升。

邹解：方以白头翁苦温，助心健脾以燥湿，虚则补其母，主温疟，寒热；黄连、黄柏苦寒清热；秦皮苦微寒，清热除湿，主风、寒、湿痹，寒气，除热。

下利，其人虚极者，白头翁加阿胶甘草汤主之。

邹解：湿热下注伤脾而致腹泻，病人极度虚弱，用白头翁加阿胶甘草汤治疗。

白头翁加阿胶甘草汤方

白头翁二两 甘草二两 阿胶二两 黄连三两 黄柏三两 秦皮三两

上六味,以水七升,煮取二升半,去滓,纳胶烊消,分温三服。

邹解: 方以白头翁苦温,助心健脾以燥湿,虚则补其母,主温疟,寒热;黄连、黄柏苦寒清热;秦皮苦微寒,清热除湿,主风寒湿痹,寒气,除热;阿胶、甘草甘平,健脾,益气养血,治劳极。

下利,腹胀满,身体疼痛者,先温其里,乃攻其表,温里宜四逆汤;攻表宜桂枝汤。(四逆汤方见前)

邹解: 寒邪伤阳而腹泻,寒气内阻而腹部胀满,寒凝经脉而身体疼痛,先温里,后解表,温里用四逆汤;攻表用桂枝汤。

桂枝汤方

桂枝三两(去皮) 芍药三两 甘草二两 生姜三两(切) 大枣十二枚(擘)

上五味,以水七升,煮取三升,去滓,温服一升,须臾,啜热粥一升,以助药力,如不差,再服,余如将息禁忌法。

邹解: 方以桂枝、生姜辛温,发散风寒;芍药苦平,益气和营,去寒热邪气;甘草、大枣甘平和胃气,调营卫。诸药合用,发汗解表,调和营卫。

下利,欲饮水者,以有热故也,白头翁汤主之。(方见前)

邹解: 湿热下注伤脾而致腹泻,阴津不足想喝水,是因为有热的原因,用白头翁汤治疗。

下利,谵语者,有燥屎也,宜小承气汤。

邹解: 腹泻,里热盛而谵语,是因为胃肠内宿食内结,用小承气汤。

内有燥屎而还会腹泻,似乎矛盾。这是因为燥屎为宿食内结日久,郁而化热,而再感受寒邪,伤及脾阳,使新入的水谷饮食不得运化,可以出现腹泻。所有的下利皆是因为脾不能运化而引起,或寒邪困阻脾阳,或脾阳虚弱,或湿热伤及脾阳,或肝寒乘脾,或肾阳虚侮脾,临证要把握腹泻因脾之机。厥阴腹泻即是寒邪伤阳,肝寒乘脾而致。

小承气汤方

大黄四两(酒洗) 枳实三枚(炙) 厚朴二两(去皮尖)

上三味,以水四升,先煮二味,取一升二合,去滓,纳大黄,再煮一二沸,去滓,分温二服,一服谵语止,若更衣者,停后服,不尔,尽服之。

邹解:方以大黄、枳实苦寒,厚朴苦温,寒温并用,共奏攻下阳明腑实、通便之功,为攻下和剂。

下利后,更烦,按之心下濡者,为虚烦也,宜栀子豉汤。

邹解:腹泻后,病人更加烦躁,按压心下濡软,这是内有虚热,用栀子豉汤。

栀子豉汤方

栀子十四枚(劈) 香豉四合(棉裹)

上二味,以水四升,先煮栀子,取二升,纳豉,更煮取一升半,去滓,分温再服。一服得吐,止后服。

邹解:方以栀子苦寒清热。淡豆豉,《名医别录》云:"味苦,寒,无毒。主治伤寒、头痛、寒热、瘴气、恶毒、烦躁、满闷、虚劳、喘吸。"二药合用清热除烦。

下利,腹痛,若胸痛者,紫参汤主之。

邹解:寒邪伤阳而腹泻,寒邪阻滞经脉而腹痛,如果胸痛,是寒气化热上扰,寒热邪气结聚于胸而致;用紫参汤治疗。

紫参汤方

紫参半斤 甘草三两

上二味,以水五升,先煮紫参,取二升,纳甘草,煮取一升半,去滓,分温
再服。

邹解: 紫参苦辛寒,清热散寒,主心腹积聚,寒热邪气,通九窍,利大
小便;甘草甘平,健脾益气。

气利,诃黎勒散主之。

邹解: 因气滞而形成的腹泻,用诃黎勒治疗。

仲景在此提出了气利,肝气郁结、肝虚气逆等原因引起肝脾不和,
木乘土致脾阳不展都可以导致腹泻。

诃黎勒散方

诃黎勒十枚(煨)

上一味为散,粥饮和,顿服之。

邹解: 方以诃黎勒苦寒清热,疏肝理气,主风虚热气。可证仲景所
论气利为肝虚气滞化热,木乘土而致脾阳不展,引起腹泻。

诃黎勒在《神农本草经》《名医别录》《本草经集注》都没有记载,
最早收录在唐代《新修本草》。公元前140、前119年,张骞两次出使西域
引进该药,梵文名称: Haritaki。《新修本草》云:"味苦,寒,无毒。主风
虚热气。出西域及岭南交、爱等州,戎人谓之三果。"出西域及岭南交、
爱等州,说明唐代已有种植。李时珍曰:"诃黎勒,梵言天主持来也。"仲
景在公元150年之后已经运用。

呕家,有痈脓者,不可治呕,脓尽自愈。

邹解：呕吐的病人，如果患有痈脓，不可以治呕吐，脓消后，呕吐会自愈。

呕而胸满者，吴茱萸汤主之。

邹解：呕吐伴有胸满，为寒热交结，用吴茱萸汤治疗。

吴茱萸汤方

吴茱萸一升　人参三两　生姜六两(切)　大枣十二枚(劈)
上四味，以水七升，煮取二升，去滓，温服七合，日三服。

邹解：方以吴茱萸、生姜辛温散寒，降胃气，主温中，咳逆，寒热；人参甘微寒，益气养阴，清热；大枣味甘平，益气养阴，平胃气。

干呕，吐涎沫，头痛者，吴茱萸汤主之。(方见上)

邹解：感受寒邪，胃气不和而干呕，寒气在内而吐涎沫，寒凝经脉而头痛，用吴茱萸汤治疗。

呕而发热者，小柴胡汤主之。

邹解：寒热错杂而呕吐，正邪交争而发热，用小柴胡汤治疗。

小柴胡汤方

柴胡八两　黄芩三两　人参三两　甘草三两(炙)　半夏半升(洗)　生姜三两(切)　大枣十二枚(劈)
上七味，以水一斗二升，煮取六升，去滓，再煎取三升，温服一升，日三服。

邹解：方以柴胡、黄芩苦平，清热，去寒热邪气；生姜辛温、半夏辛平，通阳散风，温中，发寒热；人参甘微寒，益气养阴，扶助正气，清热,除邪气;甘草、大枣甘平,发寒热邪气、和胃气、补气、养阴,扶正祛邪。

呕而脉弱,小便复利,身有微热,见厥者,难治,四逆汤主之。(方见前)

邹解:寒热错杂而呕吐,气血虚而脉弱,患者小便恢复正常,正邪交争而身体微微发热,寒邪内郁,阴阳气不相顺接而手足厥冷,为难治之证,用四逆汤治疗。

干呕,吐逆,吐涎沫,半夏干姜散主之。

邹解:寒气侵犯,肝胃不和而干呕,胃气上逆而吐逆,寒气凝津而吐涎沫,用半夏干姜散治疗。

半夏干姜散方

半夏 干姜各等分

上二味,杵为散,取方寸匕,浆水一升半,煮取七合,顿服之。

邹解:方以半夏辛平、干姜辛温散寒。

方中所用浆水待考,作者在附篇二提出了三种可能。仲景全书用浆水、清浆水,皆以其辅助清热,此方也是。方治干呕,吐逆,吐涎沫,实为以寒为主的寒热错杂之机,以半夏、干姜散寒,辅以浆水清热。后世医家所谓浆水为酸浆,因其味酸助火,性温助热,作者不以为是。

伤寒,大吐大下之,极虚,复极汗者,以其人外气怫郁,复与之水,以发其汗,因得哕,所以然者,胃中寒冷故也。

邹解:伤于寒邪,重用吐法、下法之后,患者身体很虚弱,再重用汗法使其出汗很多,使病人邪气郁闭,让病人再喝水,用汗法,病人因此干呕。之所以这样,是因为病人胃中有寒的原因。

伤寒,哕而腹满,视其前后,知何部下利,利之则愈。

邹解：伤于寒邪，干呕、腹满，要看发病前后，探求病在何处，用下法让大便稀，泻下就会痊愈。

病人胸中似喘不喘，似呕不呕，似哕不哕，彻心中愦愦然无奈者，生姜半夏汤主之。

邹解：病人胸中似喘不喘，似呕不呕，似哕不哕，整个心中烦乱无主，为厥阴所胜，寒邪在胃膈。《素问·至真要大论》云："厥阴之胜，耳鸣头眩，愦愦欲吐，胃膈如寒。"用生姜半夏汤治疗。

生姜半夏汤方

生姜一斤 半夏半升

上二味，以水三升，先煮半夏，取二升，纳生姜汁，煮取一升，去滓，小冷，分四服，日三，夜一，呕止，停后服。

邹解：方以生姜辛温、半夏辛平散寒。

干呕，哕，若手足厥者，橘皮汤主之。

邹解：胃受寒气而干呕，气逆而吐不出东西，如果虚寒伤阳致阴阳气不相顺接表现手足厥冷，用橘皮汤治疗。

橘皮汤方

橘皮四两 生姜半斤

上二味，以水七升，煮取三升，去滓，温服一升，下咽即愈。

邹解：方以橘皮、生姜辛温，散寒温经，主胸中逆气，温中。

哕逆，其人虚者，橘皮竹茹汤主之。

邹解：气逆而吐不出东西，病人素体虚弱，用橘皮竹茹汤治疗。

橘皮竹茹汤方

橘皮二斤　竹茹二升　人参一两　甘草五两　生姜半斤　大枣三十枚

上六味,以水一斗,煮取三升,去滓,温服一升,日三服。

邹解: 方以橘皮、生姜辛温,散寒温经,主胸中逆气,温中;《神农本草经》载竹叶,无竹茹,《证类本草》载:"茹微寒。主呕,温气,寒热。"人参甘微寒,益气养阴,甘草、大枣甘平,健脾益气。

诸呕谷不得下者,小半夏汤主之。

邹解: 所有的呕吐食物,饮食不下,用小半夏汤治疗。

小半夏汤方

半夏一升　生姜半斤

上二味,以水七升,煮取一升半,去滓,分温再服。

邹解: 方以生姜辛温、半夏辛平散寒,和胃气。

便脓血,相传为病,此名疫利。其原因,于夏而发,于秋热燥相搏,逐伤气血,流于肠间,其后乃重,脉洪变数,黄连茯苓汤主之。

邹解: 大便带脓血,互相传染,这是伏邪,名为疫利。发病的原因,于夏天患病,在秋天热邪与燥邪相搏,损伤气血,流于肠间,里急后重,由夏之洪脉变为里热之数脉,《平脉法第一》云:"立夏得洪大脉是其本位。"用黄连茯苓汤治疗。

黄连茯苓汤方

黄连二两　茯苓三两　阿胶一两半　芍药三两　黄芩三两　半夏一升

上六味,以水一斗,先煮五味,取三升,去滓,纳胶烊消,分温三服。若胸中热甚者,加黄连一两,合前成三两;腹满者,加厚朴二两;人虚者,加甘草二两;渴者,去半夏,加栝蒌根二两。

邹解:方以黄连苦寒,黄芩、芍药苦平清热;半夏辛平润燥;茯苓、阿胶甘平,健脾,益气养血。

病人呕,吐涎沫,心痛,若腹痛发作有时,其脉反洪大者,此虫之为病也,甘草粉蜜汤主之。

邹解:病人呕吐,吐涎沫,心痛,如果腹痛时有发作,病人脉反洪大,这是胃肠中有虫患,用甘草粉蜜汤治疗。

甘草粉蜜汤方

甘草二两　白粉一两(即铅粉)　蜜四两

上三味,以水三升,先煮甘草,取二升,去滓,纳粉蜜搅令和,煎如薄粥,温服一升,差,止后服。

邹解:方以甘草、蜜甘平,健脾益气,解毒,米粉辛平补肺,主心腹邪气,安五脏,止痛解毒,除众病,和百药。

《伤寒杂病论·辨少阴病脉证并治》猪肤汤条下注"白粉即米粉",而此条注白粉即铅粉,以上两条注释考虑可能为后世传抄者所加。《神农本草经》云铅丹"味辛微寒。主吐逆胃反,惊痫癫疾,除热下气,炼化还成九光。久服通神明"。铅丹在《神农本草经》下品,多毒,如从本条治虫用铅粉可行,但从用药方法"纳粉蜜搅令和,煎如薄粥"似乎米粉更合理。米粉为稻米粉。汉代郑玄《周礼注》:"稻曰白。"稻采于秋季,气味辛平。

厥阴病,脉弦而紧,弦则卫气不行,紧则不欲食,邪正相搏,即为寒疝,绕脐而痛,手足厥冷,是其候也;脉沉紧者,大乌头煎主之。

邹解:厥阴经受寒,脉弦而紧,《平脉法第一》云:"紧则为寒。"寒邪在表则卫气不行;寒邪犯胃则不愿进食;厥阴经之别感寒气逆,正邪相搏,发为寒疝,绕脐而痛;寒邪伤阳,阴阳气不相顺接则手足厥冷;这是厥阴经发病的表现。寒邪入里,脉沉紧,用大乌头煎治疗。

疝为病,发于足厥阴之别。《灵枢·经脉》云:"足厥阴之别,名曰蠡沟。去内踝五寸,别走少阳;其别者,径(循)胫上睾,结于茎。其病气逆则睾肿卒疝,实则挺长,虚则暴痒。"

大乌头煎方

乌头大者五枚(熬去皮)

上一味,以水三升,煮取一升,去滓,纳蜜二升,煎令水气尽,取二升,强人服七合,弱人服五合,不差,明日更服。

邹解:《神农本草经》云:"乌头,味辛温……除寒湿。痹……破积聚,寒热。"方以乌头辛温,发散厥阴经之寒。

寒疝,腹中痛,若胁痛里急者,当归生姜羊肉汤主之。

邹解:寒邪侵犯厥阴经之别,正邪交争而发寒疝,寒凝经脉而腹痛,寒邪化热,寒热交结阻滞厥阴经而致胁痛里急,用当归生姜羊肉汤治疗。

当归生姜羊肉汤方

当归三两 生姜五两 羊肉一斤

上三味,以水八升,煮取三升,温服七合,日三服。寒多者,加生姜成一斤;痛多而呕者,加橘皮二两,白术一两;加生姜者,亦加水五升,煮取三升二合,分温三服。

邹解:方以当归甘温散寒,主温疟,寒热;生姜辛温,散寒温经,羊肉甘苦,温经散寒,《素问·脏气法时论》云:"麦、羊肉、杏、薤皆苦。"《证类本草》云:"羊肉味甘,大热。"

寒疝,腹中痛,手足不仁,若逆冷,若身疼痛,灸刺诸药不能治者,乌头桂枝汤主之。

邹解:厥阴经之别感寒气逆,正邪交争而发寒疝,寒凝经脉而腹痛,手足麻木,如果手足厥冷,如果身体受寒疼痛,针灸服药疗效不显,用乌头桂枝汤治疗。

乌头桂枝汤方

乌头五枚

上一味,以蜜二升,煮减半,去滓,以桂枝汤五合,解之,令得一升,初服二合,不知即服三合;又不知加至五合,其知者如醉状,得吐者为中病。

邹解:方以乌头辛温,发散厥阴经之寒;桂枝汤温经散寒。

病人睾丸,偏有大小,时有上下,此为狐疝,宜先刺厥阴之俞,后与蜘蛛散。

邹解:病人左右睾丸大小不一样,有时上下窜位,这是狐疝,应先针刺足厥阴经俞穴,再服蜘蛛散。

蜘蛛散方

蜘蛛十四枚(熬) 桂枝一两

上二味,为散,以白饮和服方寸匙,日再服,蜜丸亦可。

邹解:蜘蛛《证类本草》云其微寒,具解毒消肿,祛风疗疝之功;桂枝辛温散寒,温经通阳;二者寒温并用,除寒热,通经络,开结聚。

寸口脉浮而迟,浮则为虚,迟则为劳;虚则卫气不足,劳则营气竭。

邹解:寸口脉浮而迟,浮则为虚,迟则为劳;虚则卫气不足,劳则营气衰竭。

趺阳脉浮而数,浮则为气,数则消谷而大坚,气盛则溲数,溲数则坚,坚数相搏,即为消渴。

邹解:趺阳脉浮而数,浮则为胃气盛,数为有胃热,故消谷灼津而大便硬,胃气盛则乘肾气,肾虚致小便频,小便频则消烁津液使大便干燥,胃热与肾虚相争,发为消渴。

那么,消渴与厥阴经受病又如何联系?盖因肝气的疏泄功能,厥阴经受病,肝气不能疏泄胃的气机,木不能制土,故使胃气盛而没有制约,胃热煎熬消烁阴津,胃气盛而乘肾,使肾气虚,是为消渴之机。

消渴,小便多,饮一斗,小便亦一斗者,肾气丸主之。

邹解:消渴,肾虚而小便频,胃热而致饮水多;肾虚致膀胱气化不利,喝多少就尿多少,用肾气丸治疗。

肾气丸方

地黄八两 薯蓣四两 山茱萸四两 泽泻三两 牡丹皮三两 茯苓三两 桂枝一两
附子一枚(炮)

上八味,末之,炼蜜和丸,如梧子大,酒下十五丸,渐加至二十五丸,日再服,白饮下亦可。

邹解:方以地黄甘寒,清胃热,降胃气,除寒热积聚;薯蓣甘温,补虚羸,除寒热邪气,补中益气,与地黄相制为用;山茱萸酸平,养肝气,助疏泄,主心下邪气,寒热;牡丹皮苦辛寒,散热清热,主寒热,除癥坚;桂枝、附子辛温散寒,温肾阳,助膀胱气化,主结气,破癥坚积聚,二药与牡丹皮相制为用;茯苓甘平,补中益气,健脾胃,主胸胁逆气,心下结痛,寒热烦满。全方共奏除胃热,调脾胃,疏肝,补肾之功。

消渴,脉浮有微热,小便不利者,五苓散主之。

邹解:厥阴经受病,胃气强、肾气弱发为消渴,脉浮有微热,肾虚而膀胱气化不利则小便不畅,用五苓散治疗。

五苓散方

猪苓十八铢(去皮)　泽泻一两六铢　白术十八铢　茯苓十八铢　桂枝半两

上五味,为末,以白饮和服方寸匙,日三服,多饮暖水,汗出愈。

邹解: 方以猪苓、茯苓甘平,主寒热烦满,口焦舌干,利小便;泽泻甘寒,清胃热,益气力,能行水;白术苦温,除热;桂枝辛温散寒,温阳通经助膀胱气化。

消渴,欲饮水,胃反而吐者,茯苓泽泻汤主之。

邹解: 厥阴经受病,胃气强,肾气弱发为消渴,胃热消灼津液而想喝水,寒热错杂,胃气上逆而呕吐,用茯苓泽泻汤治疗。

茯苓泽泻汤方

茯苓半斤　泽泻四两　甘草二两　桂枝二两　白术三两　生姜四两

上六味,以水一斗,煮取三升,去滓,温服一升,日三服。

邹解: 方以茯苓、甘草甘平,益气和胃,主寒热烦满,口焦舌干;泽泻甘寒,清胃热;白术苦温除热;桂枝、生姜辛温散寒,温阳通经,和胃降逆。寒温并用治胃中寒热错杂,胃气不和。

消渴,欲得水而食饮不休者,文蛤汤主之。

邹解: 厥阴经受病,胃气强,肾气弱为消;胃热消灼津液想喝水,暴饮暴食不休止,用文蛤汤治疗。

文蛤汤方

文蛤五两　麻黄三两　甘草三两　生姜三两　石膏五两　杏仁五十枚　大枣十二枚

上七味,以水六升,煮取二升,去滓,温服一升,汗出即愈,若不汗,再服。

邹解：文蛤咸寒清热，助水制土；石膏辛微寒，清热散热，主口干苦焦；麻黄苦温，去邪热气；甘草、大枣甘平，主五脏六腑寒热邪气，平胃气；生姜辛温、杏仁甘温温阳，佐制寒凉。

小便痛闷，下如粟状，少腹弦急，痛引脐中，其名曰淋，此热结在下焦也，小柴胡加茯苓汤主之。

邹解：小便疼痛，淋漓不畅；尿色如粟米状，少腹拘急，痛连脐中，病名为淋，这是热结在下焦，用小柴胡加茯苓汤治疗。

小柴胡加茯苓汤方

柴胡半斤　黄芩三两　人参二两　半夏半升(洗)　甘草三两　生姜二两(切)　大枣十二枚(劈)　茯苓四两

上八味，以水一斗二升，煮取六升，去滓，再煎，取三升，温服一升，日三服。

邹解：方以柴胡、黄芩苦平清热，主心腹，诸热，去肠胃中结气，寒热邪气，火疡；生姜辛温、半夏辛平，通阳散结，主伤寒，寒热，下气；辛苦同用，开泄下焦热结，通经络；人参甘微寒，益气养阴清热；大枣甘平，益气健脾。

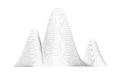

辨霍乱吐利病脉证并治

问曰:病有霍乱者何? 答曰:呕吐而利,此名霍乱。

邹解: 何为霍乱? 呕吐并有腹泻,称为霍乱。

关于霍乱:霍,甲骨文记载了霍字。字形像雨中的三只小鸟,像鸟群在雨中奋力疾飞发出的"呼呼"声。《说文解字》:"飞声也。雨而双飞者,其声霍然。"指暴雨声。引申为疾速,锋利等。司马相如《大人赋》:"霍然云消。"枚乘《七发》:"霍然病已。"《乐府诗集·木兰诗》云:"磨刀霍霍向猪羊。"后世把具有发病迅速,传染性强,同时发作的呕吐、腹泻,称为霍乱。

《汉书》记载了霍乱:"闽越夏月暑时,欧(呕)泄,霍乱之病,相随属也。"

《灵枢·经脉》云:"足太阴之别……厥气上逆则霍乱,实则肠中切痛,虚则鼓胀。"

《灵枢·五乱》云:"清气在阴,浊气在阳,营气顺脉,卫气逆行。清浊相干,乱于胸中,是谓大悗。故气乱于心,则烦心密嘿,俯首静伏;乱于肺,则俯仰喘喝,接手以呼;乱于肠胃,则为霍乱;乱于臂胫,则为四厥;乱于头,则为厥逆,头重眩仆。"

《素问·六元正纪大论》云:"土郁之发……呕吐霍乱。"

《素问·气交变大论》云:"岁土不及……民病飧泄霍乱。"

《素问·通评虚实论》云:"霍乱,刺俞旁五,足阳明及上旁三。"

师曰:霍乱属太阴,霍乱必吐利,吐利不必尽霍乱。霍乱者,由寒热杂合混乱于中也。热气上逆故吐,寒气下注故利,其有饮食不节,壅滞于中上者,竟上则吐,下者,竟下则利,此名吐利,非霍乱也。

邹解: 霍乱属于足太阴脾经,霍乱必有呕吐、腹泻,呕吐、腹泻不一定都是霍乱。

霍乱,是因为胃中寒热错杂而发作。热气上逆故呕吐,寒气下注故腹泻。

病人因为饮食不节,谷气壅滞于上中二焦,气逆于上,则呕吐;气泄于下,则腹泻。这叫吐利,不是霍乱。

问曰:病有发热,头痛,身疼,恶寒,吐利者,此属何病? 答曰:此非霍乱,霍乱自吐下,今恶寒,身疼,复更发热,故知非霍乱也。

霍乱呕、吐、下利,无寒热,脉濡弱者,理中汤主之。

邹解: 发热,头痛,身疼,恶寒,呕吐,腹泻,这是什么病?

答: 这不是霍乱,霍乱只有呕吐、腹泻,现病人恶寒,身疼,再反复发热,所以不是霍乱。霍乱热气上逆而呕吐,寒气下注而腹泻,没有恶寒、发热的表现,脾阳虚而脉濡弱,用理中汤治疗。

《平脉法第一》云:"二月肝用事,肝属木,脉应濡弱。"应该与霍乱之脉相鉴别。

理中汤方

人参三两 白术三两 甘草三两 干姜三两
上四味,以水八升,煮取三升,去滓,温服一升,日三服。

邹解: 方以干姜辛温,散寒温阳;人参益气,养阴,清热;白术苦温,助心阳以温脾阳,虚则补其母;甘草甘平,健脾益气。

先吐,后利,腹中满痛,无寒热,脉濡弱而涩者,此宿食也,白术茯苓半夏枳实汤主之。

邹解: 先呕吐,后腹泻,腹中胀满疼痛,没有恶寒、发热,脉濡弱而涩,这是宿食,用白术茯苓半夏枳实汤治疗。

白术茯苓半夏枳实汤方

白术三两 茯苓四两 半夏一升 枳实一两半
上四味,以水六升,煮取三升,去滓,分温三服。

邹解:方以白术苦温,助心温脾,主风、寒、湿痹,除热,消食;半夏辛平,散饮食结聚,主伤寒,寒热,心下坚,下气;枳实苦寒,除寒热结,止利;茯苓甘平,健脾益气。

胸中满,欲吐不吐,下利时疏,无寒热,腹中绞痛,寸口脉弱而结者,此宿食在上故也,宜瓜蒂散。

邹解:胸满,欲吐不吐,时有腹泻,这是脾阳虚的表现;没有恶寒、发热;寒凝经脉而腹中绞痛;脾阳虚,寒热宿食结聚,寸口脉弱而结。这是宿食在胸膈上的原因,用瓜蒂散。

瓜蒂散方

瓜蒂一分 赤小豆一分
上二味,杵为散,以香豉七合,煮取汁,和散一钱匙,温服之,不吐者少加之,以快吐为度而止。

邹解:瓜蒂苦寒,主食诸果,病在胸腹中,皆吐下之;赤小豆味甘酸平,以健脾和胃,主寒热,吐逆。淡豆豉甘苦平,方中用其健脾,和胃,清热。

霍乱呕、吐,下利清谷,手足厥冷,脉沉而迟者,四逆汤主之。

邹解:霍乱热气上逆而呕吐,寒气下注而腹泻;脾阳虚,运化不及而腹泻不消化谷物;脾阳虚而四肢厥冷;脾阳虚生内寒则脉沉而迟,

《平脉法第一》云:"迟为无阳。"用四逆汤治疗。

四逆汤方

甘草二两(炙) 干姜一两半 附子一枚(生用,去皮,破八片) 人参二两

上四味,以水六升,煮取三升,去滓,分温三服。

邹解: 方以干姜、附子辛温,散寒温阳;人参甘微寒,益气养阴,清热;甘草甘平,健脾益气。

吐、利,发热,脉濡弱而大者,白术石膏半夏干姜汤主之。

邹解: 吐利发病,正邪交争而发热,胃气上逆而呕吐,脾阳虚生寒而腹泻,脾阳虚而脉濡弱,热气内扰而脉大,用白术石膏半夏干姜汤治疗。

白术石膏半夏干姜汤方

白术三两 石膏半斤(棉裹) 半夏半升(洗) 干姜二两

上四味,以水六升,煮取三升,去滓,分温三服。渴者加人参二两,黄连一两。

邹解: 方以白术苦温,助心健脾阳,虚则补其母;石膏辛微寒,清热散热;半夏辛平、干姜辛温,散寒温阳。

呕吐甚则蛔出,下利时密时疏,身微热,手足厥冷,面色青,脉沉弦而紧者,四逆加吴茱萸黄连汤主之。

邹解: 寒热错杂,胃气上逆而呕吐,严重会吐出蛔虫;寒热错杂而腹泻时轻时重;里有热而致身体微微发热;脾阳虚而手足厥冷,面色青;阳虚生寒而脉沉弦而紧,《平脉法第一》云:"紧则为寒。"用四逆加吴茱萸黄连汤治疗。

四逆加吴茱萸黄连汤方

附子一枚(生用,去皮,破八片) 干姜一两半 甘草二两(炙) 人参二两 吴茱萸半升
黄连一两

上六味,以水六升,煮取二升,去滓,温服一升,日再服。

邹解:方以附子、干姜、吴茱萸辛温,散寒温阳,主温中,下气,寒热,
肠癖,下利;人参甘微寒,益气养阴,清热;黄连苦寒清热,主热气,肠
癖,下利。

霍乱吐、利,口渴,汗出,短气,脉弱而濡者,理中加人参栝蒌根汤主之。

邹解:霍乱热气上逆而呕吐,寒气下注而腹泻;伤阴而口渴;营卫
不和气虚而汗出,短气,脉弱而濡,用理中加人参栝蒌根汤治疗。

理中加人参栝蒌根汤方

人参四两 白术三两 甘草三两 干姜三两 栝蒌根二两
上五味,以水八升,煮取三升,去滓,温服一升,日三服。

邹解:方以干姜辛温,散寒温阳;白术苦温,助心健脾阳;人参甘
微寒,益气养阴,清热;栝蒌根苦寒,清热养阴,主消渴,身热,补虚安中;
甘草甘平,益气健脾。

饮水即吐,食谷则利,脉迟而弱者,理中加附子汤主之。

邹解:脾阳虚生寒则饮水即吐;脾阳虚生内寒,运化不及则进食就
腹泻;脾阳虚生寒则脉迟而弱,用理中加附子汤治疗。

理中加附子汤方

人参三两 白术三两 甘草三两 干姜三两 附子一枚

上五味,以水八升,煮取三升,去滓,温服一升,日三服。

邹解:方以附子、干姜辛温,散寒温阳;白术苦温,助心健脾阳,虚则补其母;人参甘微寒,益气养阴,清热;甘草甘平,健脾益气。

腹中胀满而痛,时时上下,痛气上则吐,痛气下则利,脉濡而涩者,理中汤主之。(方见前)

邹解:腹中有寒,胀满而痛;寒气弥散上下,寒气在上则呕吐,寒气在下则腹泻;寒气困脾,脾阳不运,气血不足,脉濡而涩,《平脉法第一》云:"血偏衰者,则脉涩。"用理中汤治疗。

霍乱证,有虚实,因其人本有虚实,证随本变故也,虚者脉濡而弱,宜理中汤;实者脉急而促,宜葛根黄连黄芩甘草汤。(理中汤方见前)

邹解:霍乱证,有虚实,是因为病人本来就有虚实,证随本来的体质而变化的原因。虚者阴阳不足,脉濡而弱,用理中汤;实者有热,脉急而促,用葛根黄连黄芩甘草汤。

葛根黄连黄芩甘草汤方

葛根半斤 黄连三两 黄芩三两 甘草二两(炙)

上四味,以水八升,先煮葛根,减二升,去上沫,纳诸药,煮取二升,去滓,分温再服。

邹解:方以葛根、甘草甘平,健脾益气,主消渴,身大热,呕吐,起阴气;黄芩苦平、黄连苦寒清热,主热气,肠澼,下利。

霍乱,转筋,必先其时已有寒邪留于筋间,伤其营气,随证而发,脉当濡弱,反见弦急厥逆者,理中加附子汤主之。(方见前)

邹解:霍乱,出现抽筋,必在病发霍乱之前已有寒邪留于筋间,伤其营气,随霍乱而发,脉应该濡弱;反见阳虚内寒而脉弦急,四肢厥逆,用理中加附子汤治疗。

霍乱,已,头痛,发热,身疼痛,热多,欲饮水者,五苓散主之;寒多,不饮水者,理中丸主之。

邹解:霍乱已愈,寒邪侵袭而头痛、身疼痛;正邪交争而发热;热重,热邪伤阴而欲饮水,用五苓散治疗;寒重,不饮水,用理中丸治疗。

五苓散方

猪苓十八铢　白术十八铢　茯苓十八铢　桂枝半两　泽泻一两六铢

上五味,捣为散,以白饮和服方寸匕,日三服,多饮暖水,汗出愈,将息如法。

邹解:方以猪苓、茯苓甘平,健脾益气,养阴,主口焦舌干;桂枝辛温散寒,补中益气;白术苦温散寒,主风寒,除热;泽泻甘寒,清热养阴,主风寒。

理中丸方

人参三两　干姜三两　甘草三两　白术三两

上四味,捣筛,蜜和为丸,如鸡子黄大,以沸汤数合和一丸,研碎温服,日三服,夜二服,腹中未热,可益至三四丸。

邹解:方以干姜辛温散寒,白术苦温散寒,主风寒,除热;人参甘微寒,益气养阴,清热;甘草甘平,健脾益气。

伤寒其脉微涩者,本是霍乱,今是伤寒,却四五日,至阴经上,若转入阴者,必利;若欲似大便,而反失(矢)气,仍不利者,此属阳明也,便必硬,十三日愈。所以然者,经尽故也。

邹解:伤于寒邪,病人脉微涩,本是霍乱,今是伤寒,经过四五天,邪传太阴经,如果转入太阴经,必会腹泻;如果像要大便,却只有矢气,仍然没有腹泻,这属于阳明经,大便必干硬,十三天痊愈。之所以这样,传经结束了。

下利后,便当硬,硬则能食者,愈;今反不能食,到后经中,颇能食,复过一经亦能食,过之一日当愈,不愈者,不属阳明也。

邹解: 腹泻之后,大便应当干硬,大便干硬而能进食,预后好;如果不能进食,邪气传入后面的经,就很能进食,再传一经也能进食,一天后应当痊愈,如果不痊愈,就不属于阳明经。

伤寒脉微而复利,利自止者,亡血也,四逆加人参汤主之。

邹解: 伤于寒邪,血虚而脉微,而病人再出现腹泻,如果腹泻自止,是亡血的表现,用四逆加人参汤治疗。

四逆加人参汤方

甘草二两(炙) 附子一枚(生用,去皮,破八片) 干姜一两半 人参三两
上四味,以水三升,煮取一升二合,去滓,分温再服。

邹解: 方以附子、干姜辛温散寒;人参甘微寒,益气养阴;甘草甘平,健脾益气,养血。

吐、利止,而身痛不休者,当消息和解其外,宜桂枝汤。

邹解: 呕吐、腹泻停止,感受寒邪而身痛不休,应当调理和解外邪,用桂枝汤。

桂枝汤方

桂枝三两 芍药三两 甘草二两(炙) 生姜三两 大枣十二枚(劈)
上五味,以水七升,煮取三升,去滓,温服一升,日三服,将息禁忌如太阳法。

邹解: 方以桂枝、生姜辛温,发散风寒;芍药苦平,养营血,甘草、大枣甘平和胃气,调营卫。诸药合用,发汗解表,调和营卫。

吐、利,汗出,发热,恶寒,四肢拘急,手足厥冷者,四逆汤主之。(方见前)

邹解:胃气上逆而呕吐,脾阳虚寒而腹泻,营卫不和而汗出,正邪交争而发热,感受寒邪而恶寒,脾阳虚寒而四肢拘急、手足厥冷,用四逆汤治疗。

既吐且利,小便复利而大汗出,下利清谷,内寒外热,脉微欲绝者,四逆汤主之。(方见前)

邹解:又呕吐又腹泻,小便刚恢复正常就出汗多;脾阳虚,不能运化而下利清谷;内寒外热,气血、阴阳衰微而脉微欲绝,用四逆汤治疗。

吐已下断,汗出而厥,四肢拘急不解,脉微欲绝者,通脉四逆加猪胆汁汤主之。

邹解:呕吐停止,腹泻不再,营卫不和而汗出,脾阳虚寒而厥冷、四肢拘急不缓解,气血、阴阳衰微而脉微欲绝,用通脉四逆加猪胆汁汤治疗。

通脉四逆加猪胆汁汤方

甘草二两(炙) 干姜三两 附子大者一枚(生用) 猪胆汁半合 人参二两
上五味,以水三升,先煮四味,取一升,去滓,纳猪胆汁搅匀,分温再服。

邹解:方以附子、干姜辛温散寒;人参甘微寒,益气养阴;甘草甘平,健脾益气,养血;猪胆汁《证类本草》云猪"胆主伤寒热渴。臣禹锡等谨按大便不通通用药云:猪胆,微寒"。《素问·脏气法时论》云:"大豆、豕肉、栗、藿皆咸。"而胆汁苦,因此猪胆汁应该咸苦寒,用以养阴清热。

吐、利后,汗出,脉平,小烦者,以新虚不胜谷气故也。

邹解:呕吐、腹泻之后,营卫不和而出汗,脉平和,微有内热而稍微烦躁,是因为吐泻之后伤及营卫,而胃气虚不胜谷气的原因。

辨痉阴阳易差后病脉证并治

太阳病,发热,无汗,而恶寒者,若脉沉迟,名刚痉。

太阳病,发热,汗出,不恶寒者,若脉浮数,名柔痉。

邹解：仲景在以上两条鉴别了刚痉和柔痉。

刚痉与太阳经受寒都有发热,无汗,而太阳经受寒后有头痛,身疼,腰痛,骨节疼痛,恶风,喘等寒凝经脉的表现,脉应该浮,如《伤寒杂病论·辨太阳病脉证并治上》云："太阳之为病,脉浮,头项强痛而恶寒。"而刚痉脉沉迟,说明寒邪入里,《平脉法第一》云："寸口脉浮为在表,沉为在里,数为在腑,迟为在脏。"《伤寒杂病论·辨厥阴病脉证并治》云："脉迟为寒。"刚痉为太阳经里寒实证。

柔痉与太阳经受风相鉴别:《伤寒杂病论·辨太阳病脉证并治上》云："太阳病,发热,汗出,恶风,脉缓者,名为中风。"柔痉与太阳中风都有发热,汗出;而太阳经中风后恶风、脉缓,为太阳经表虚证;柔痉则是不恶寒,脉浮数,说明为太阳经表热实证。

刚痉和柔痉都属于太阳经发病。

太阳病,发热,脉沉而细者,名曰痉,为难治。

邹解：太阳经受病,正邪交争而发热,邪气入里,伤及营血,脉沉而细,称为痉病,《平脉法第一》云："凡里有病者,脉当沉细。"为难治之证。

痉病为邪气伤及阴津营血,引起筋脉拘急强直的病证。

太阳病,发汗太多,因致痉。

邹解：太阳经受病,出汗太多,伤及阴津,因而导致痉病。

风病,下之则痉,复发汗,必拘急。

邹解：感受风邪，用苦寒下法，使风寒内束，会导致痉病；再辛温发汗，伤阴，必会出现筋脉拘急。

疮家，不可发汗，汗出则痉。

邹解：患疮病的人不可以用汗法，发汗后伤及营血，而发痉病。《伤寒杂病论·辨太阳病脉证并治中》亦云："疮家虽身疼痛，不可发汗，汗出则痉。"

病者身热足寒，颈项强急，恶寒，时头热，面赤目赤，独头动摇，卒口噤，背反张者，痉病也。若发其汗，寒湿相得，其表益虚，则恶寒甚，发其汗已，其脉如蛇，暴脉长大者，为欲解；其脉如故，及伏弦者，为未解。

邹解：病人寒热错杂而身热足寒；寒热交结、湿邪留滞而颈项强急，《素问·至真要大论》云"诸痉项强，皆属于湿"；寒邪在里而恶寒；热邪上扰而时有头部发热，面红目赤；热邪伤阴重而独头动摇；热邪伤阴、寒湿热交结而致突然牙关紧闭，口不能张开；湿邪久滞则项背高度强直，宛如弓状。这都是痉病的表现。

如果发汗会更伤阴津，与寒湿相争，病人营卫更虚，就会非常怕冷；发汗后伤阴，脉象伏滑，犹如蛇游；阳气外涌，会出现强烈的大脉，为病情将要缓解；脉象没有变化，甚至伏弦，为病情不缓解的表现。

夫痉脉，按之紧如弦，直上下行。

邹解：痉病的脉象，按压弦紧感，上下垂直波动。

痉病，有灸疮者，难治。

邹解：痉病，如果有温灸后形成疮病的人，火邪郁里伤及阴血，为难治之证。

太阳病，其证备，身体强几几然，脉反沉迟，此为痉，栝蒌桂枝汤主之。

邹解：太阳经受病，寒湿凝滞经脉而头项强直、疼痛、恶寒诸症皆有；正邪交争而发热，热邪伤津、寒湿困阻而致身体有些强直，不能自如。《素问·刺腰痛》云："腰痛侠脊而痛至头儿儿然。"寒湿郁里，脉象反而沉迟。这是痉病，用栝蒌桂枝汤治疗。

栝蒌桂枝汤方

栝蒌根三两　桂枝三两(去皮)　甘草二两(炙)　芍药三两　生姜二两(切)　大枣十二枚(劈)

上六味，以水七升，微火煮取三升，去滓，适寒温服一升，日三服。

邹解：方以栝蒌根苦寒、芍药苦平，清热养阴，主消渴，大热，补虚安中；桂枝、生姜辛温，散寒温阳；甘草、大枣甘平，益气健脾祛湿。

太阳病，无汗，而小便反少，气上冲胸，口噤不得语，欲作刚痉者，葛根汤主之。

邹解：太阳经受病，不出汗，津液足而小便量反而少，热气从腹部向胸部冲撞，热邪伤阴、寒湿热交结致牙关紧闭、口不能言，这是刚痉要发作的表现，用葛根汤治疗。

葛根汤方

葛根四两　麻黄三两(去节)　桂枝二两　甘草二两(炙)　芍药二两　生姜三两(切)　大枣十二枚(劈)

上七味，以水一斗，先煮麻黄、葛根，减二升，去上沫，纳诸药，煮取三升，去滓，温服一升，覆取微似汗，不汗再进一升，得汗停后服。

邹解：方以葛根、甘草、大枣甘平，健脾祛湿，益气养血，调和营卫；麻黄苦温散寒，主中风伤寒，发表；桂枝、生姜辛温，散寒通阳；芍药苦平，益气，养营血。

痉病,手足厥冷,发热间作,唇青目陷,脉沉弦者,风邪入厥阴也,桂枝加附子当归细辛人参干姜汤主之。

邹解:痉病,阴阳气不相交接而手足厥冷,正邪交争而时有发热,风邪入厥阴经而见唇青,热邪煎熬厥阴阴津而眼眶内陷,寒邪郁里则脉沉弦,这是风邪侵入厥阴经的表现,用桂枝加附子当归细辛人参干姜汤治疗。

桂枝加附子当归细辛人参干姜汤方

桂枝三两 芍药三两 甘草二两(炙) 当归四两 细辛一两 附子一枚(炮) 人参二两 干姜一两半 生姜三两(切) 大枣十二枚(劈)

上十味,以水一斗二升,煮取四升,去滓,温服一升,日三服,夜一服。

邹解:方以桂枝、附子、细辛、干姜、生姜辛温,祛风散寒温阳;当归甘温,助脾阳,主寒热;芍药苦平,益气,养营血,调和营卫;人参甘微寒,益气养阴,清热;甘草、大枣甘平,益气健脾,养血。

痉病,本属太阳,若发热,汗出,脉弦而实者,转属阳明也,宜承气辈与之。

邹解:痉病,本来属于太阳经发病,如果发热、汗出而伤阴;寒热交结,热邪煎熬胃内津液,形成胃内实证,脉弦而实。这是邪气传到阳明经的表现,用承气汤类方治疗。

通过痉病本来属于太阳经发病,传经到阳明,说明痉病为感受邪气,可以传经。

痉病,胸满,口噤,卧不著席,脚挛急,必介齿,宜大承气汤。

邹解:痉病,湿热壅结在胸部而胸满,热邪伤阴、寒湿热交结而牙关紧闭;湿热内扰而不能平卧;热邪伤阴灼筋而致脚拘急痉挛,胃内实热而必会咬牙,用大承气汤。

大承气汤方

大黄四两(酒洗) 厚朴半斤(去皮) 枳实五枚(炙) 芒硝三合

上四味,以水一斗,先煮枳实、厚朴取五升,去滓,纳大黄,煮取二升,去滓,纳芒硝,更上微火一两沸,分温再服,得一服下者,止后服。

邹解: 方以大黄、枳实、芒硝苦寒,急下存阴,清热,除寒热邪气,逐热结;厚朴苦温燥湿,治伤寒、寒热入腑,与大黄、枳实、芒硝寒温相制为用。

伤寒阴阳易之为病,其人身体重,少气,少腹里急,或引阴中拘挛,热上冲胸,头重不欲举,眼中生花,膝胫拘急者,烧裈散主之。

邹解: 仲景所论阴阳易非《阴阳大论》之阴阳易。《素问·至真要大论》云:"帝曰:其脉至何如? 岐伯曰:厥阴之至其脉弦,少阴之至其脉钩,太阴之至其脉沉,少阳之至大而浮,阳明之至短而涩,太阳之至大而长。至而和则平,至而甚则病,至而反者病,至而不至者病,未至而至者病,阴阳易者危。"大论所言阴阳易为三阴主时见阳脉、三阳主时见阴脉,阴阳之脉象易位,是病情危重的表现。此论所言阴阳易从其症状表现分析为性生活过劳后的各种表现。

性生活过劳后,感受寒邪,耗气伤精,病人身体沉重,气短乏力,少腹不舒服,或者伤阴后牵扯阴部拘急痉挛;阴虚生内热,热气上冲胸部;阴阳俱虚而头空沉重不想抬头;精血虚而头晕眼花,肾阴阳俱虚而膝胫乏力拘急,用烧裈散治疗。

烧裈散方

上剪取妇人中裈,近隐处,烧灰,以水和服方寸匙,日三服,小便即利,阴头微肿则愈,妇人病取男子裈裆烧,和服如法。

邹解: 古代用棉布作衣,穿衣时间较长,卫生条件差而长时间不能洗澡,阴精沉积留在裈裆,烧灰后用其精华,留其火性,以治疗阴阳受损、复感寒邪的阴阳易。

大病差后,劳复者,枳实栀子豉汤主之;若有宿食者,加大黄如博棋子大五六枚。

邹解: 以下诸条论大病愈后的临床表现和治疗方法。

大病愈后,耗气伤阴,气血必虚,虚则生内热,是为虚劳。恢复虚劳,用枳实栀子豉汤治疗;如果有宿食,加围棋子大小的大黄五六枚。

博棋子,考虑为围棋子,围棋在古代已有应用,相传围棋的历史约有4 000年以上,据《世本》记载,围棋为尧所造。1952年,考古工作者在河北望都一号东汉墓中发现了一件石制围棋盘,提供了确切的实物资料。晋代张华《博物志》云:"舜以子商均愚,故作围棋以教之。"围棋子的大小五、六枚用于大病愈后的宿食治疗,用量是可信的。如果用象棋,大小就不规范,所以博棋子可能就是围棋子。

枳实栀子豉汤方

枳实三枚(炙) 栀子十四枚(劈) 香豉一升(棉裹)

上三味,以清浆水七升,空煮取四升,纳枳实、栀子煮取二升,纳香豉,更煮五六沸,去滓,温分再服,覆令微似汗。

邹解: 方以枳实、栀子、香豉苦寒,清虚热,除寒热结,益气养阴。

伤寒差已后,更发热者,小柴胡汤主之;脉浮者,以汗解之;脉沉实者,以下解之。

邹解: 伤寒病愈后,余邪未尽再发热,用小柴胡汤治疗;余邪在表脉浮,用汗法治疗;余邪在里脉沉实,用下法治疗。

小柴胡汤方

柴胡八两 黄芩三两 人参三两 甘草三两(炙) 半夏半升 生姜三两(切) 大

枣十二枚(劈)

上七味,以水一斗二升,煮取六升,去滓,更煎取三升,温服一升,日三服。

邹解：方以柴胡、黄芩苦平清热,去寒热邪气;生姜辛温、半夏辛平,通阳散风,发寒热;人参甘微寒,益气养阴,清热,扶助正气;甘草、大枣甘平,健脾益气。

大病差后,从腰以下有水气者,牡蛎泽泻散主之。

邹解：大病愈后,从腰以下有水气,用牡蛎泽泻散治疗。

牡蛎泽泻散方

牡蛎 泽泻 栝蒌根 蜀漆(洗去腥) 葶苈(熬) 商陆根(熬) 海藻(洗去腥)

上七味等分,异捣,下筛为散,更入臼中治之,白饮和服方寸匙,日三服,小便利止后服。

邹解：方以牡蛎咸平,利水气,强骨节、杀邪气;泽泻味甘寒,清热养阴,养五脏,益气力,能行水上;栝蒌根苦寒,清热养阴,主消渴,身热,补虚安中;葶苈辛寒散热,主癥瘕积聚,结气,饮食、寒热;商陆、蜀漆辛平散水,主寒热,腹中癥坚,痞结,积聚邪气;海藻苦寒,主破散结气,下水。

大病差后,喜唾,久不了了,胸上有寒也,当以丸药温之,宜理中丸。(方见霍乱)

邹解：大病愈后,喜唾白色涎沫,久久不好,为胸上有寒,应当用丸药温之,用理中九。

伤寒解后,虚羸少气,气逆欲吐者,竹叶石膏汤主之。

邹解：伤寒愈后,气阴不足而虚弱乏力气短,里热生而气上逆想呕吐,用竹叶石膏汤主之。

竹叶石膏汤方

竹叶二把　石膏一斤　半夏半升(洗)　人参三两　麦门冬一升　甘草二两(炙) 粳米半升

上七味,以水一斗,先煮六味,取六升,去滓,纳粳米,煮米熟,汤成去米, 温服一升,日三服。

邹解: 方以竹叶苦平,益气生津,止渴,补虚;石膏辛微寒,清热养 阴;半夏辛平散热;麦门冬甘平益气,主羸瘦短气;人参甘微寒,清热养 阴,益气;甘草甘平,益气养阴;粳米甘苦平,清热养阴,益气。

大病已解,而日暮微烦者,以病新差,人强与谷,脾胃之气尚弱,不能消 谷,故令微烦,损谷则愈。

邹解: 大病已愈,而每天傍晚微微烦躁,这是因为病刚愈,病人强行 进食,脾胃之气还弱,不能腐熟水谷,所以出现微微烦躁,少吃就好了。

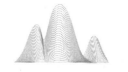

辨百合狐惑阴阳毒病脉证并治

　　百合病者，百脉一宗，悉致其病也，意欲食，复不能食，常默默，欲卧不能卧，欲行不能行，饮食或有美时，或有不欲闻食臭时，如寒无寒，如热无热，口苦，小便赤，诸药不能治，得药则剧吐利，如有神灵者，身形如和，其脉微数，每溺时头痛者，六十日乃愈。若溺时头不痛，淅淅然者，四十日愈。若溺时快然，但头眩者，二十日愈。其证或未病而预见，或病四五日始见，或病至二十日，或一月后见者；各随其证，依法治之。

　　邹解：百合病，所有的经脉，都可以引起发病。其症状表现为：有食欲，又吃不下饭；情绪低落，想睡不能睡，想走不能走；饮食有时可以吃得很好，有时就一点食欲都没有；像怕冷而无寒，像发热而无热；口苦，小便红赤；吃什么药都没有疗效，服药则剧烈呕吐、腹泻；像着魔一般；身体形态自如，脉象微数。如果小便时头痛，六十天才会好；如果小便时头不痛，身上有微微瑟瑟发抖的感觉，四十日好；若小便时身体很舒服，但是有头晕，二十日好。病人有的可能未发病就可以提前发现，有的发病四五天才可以发现，有的发病到二十天，或者一月后才发现。根据病人的症状表现，确定治则治法。

　　淅淅然：风沙吹落的声音。《素问·刺热》云："肺热病者，先淅然厥，起毫毛，恶风寒，舌上黄，身热。"

　　此病与当代抑郁症颇为相似，但又不完全相同，临证可参考鉴别。

　　百合病，见于发汗之后者，百合知母汤主之。

邹解：百合病，在发汗之后出现，用百合知母汤治疗。

百合知母汤方

百合七枚　知母三两

上二味，先以水洗百合，渍一宿，当白沫出，去其水，另以泉水二升，煮取一升，去滓，别以泉水二升，煮知母取一升，去滓，后合煎取一升五合，分温再服。

邹解：方以百合甘平，补中益气，养阴，祛邪气；知母苦寒清热，益气养阴，主消渴，热中，除邪气，补不足，益气。

以方测证，患者应属于发汗后气阴不足，内有郁热之机，以益气养阴，清热为治则。

百合病，见于下之后者，百合滑石代赭汤主之。

邹解：百合病，在攻下之后出现，用百合滑石代赭汤治疗。

百合滑石代赭汤方

百合七枚　滑石三两　代赭石如弹丸大(碎,棉裹)

上三味，以水先洗，煮百合如前法，别以泉水二升，煮二味，取一升，去滓，合和，重煎，取一升五合，分温再服。

邹解：方以百合甘平，补中益气，养阴，祛邪气；滑石甘寒，清热，益气养阴，主身热泄癖，利小便，荡胃中积聚寒热，益精气；代赭石苦寒清热，主鬼注，贼风，蛊毒，杀精物恶鬼，邪气。

下后多伤阳气、阴津，仲景以百合益气养阴，以甘寒之滑石、苦寒之代赭石，说明患者里热较重，气阴不足。

百合病，见于吐之后者，百合鸡子黄汤主之。

邹解：百合病，在用吐法之后出现，用百合鸡子黄汤治疗。

百合鸡子黄汤方

百合七枚　鸡子黄一枚

上二味，先洗煮百合如前法，去滓，纳鸡子黄，搅匀，顿服之。

邹解：方以百合甘平，补中益气，养阴，祛邪气；鸡子为食品，《神农本草经》不载。鸡子黄为阳中之阴，用其补阴精。《本草再新》云其"补中益气，养肾益阴，润肺止咳，治虚劳吐血"。二者合用，共奏益气养阴之功。

此证应该是用吐法后所造成的气阴两虚证。

百合病，不经发汗、吐下，病形如初者，百合地黄汤主之。

邹解：百合病，没有经过发汗、吐下治疗，病情没有受到治疗的影响，用百合地黄汤治疗。

百合地黄汤方

百合七枚　地黄汁一升

上二味，先洗煮百合如上法，去滓，纳地黄汁，煎取一升五合，分温再服，中病勿更服，大便当如漆。

邹解：方以百合甘平，补中益气，养阴，祛邪气；地黄甘寒，益气健脾，养血清热。

此证为气血不足，内有郁热证。

百合病，一月不解，变成渴者，百合洗方主之；不差，栝蒌牡蛎散主之。

邹解：百合病，一个月不缓解，里热伤阴而变成口渴，用百合洗方治疗；不效，用栝蒌牡蛎散治疗。

百合洗方

百合一升

上一味,以水一斗,渍之一宿,以洗身,洗已,食煮饼,勿以盐豉也。

邹解: 方以百合甘平,补中益气,养阴,祛邪气。

以百合外洗,开创中医药物外治法先河。

栝蒌牡蛎散方

栝蒌根 牡蛎(熬)各等分

上二味,捣为散,白饮和服方寸匙,日三服。

邹解: 方以栝蒌根苦寒,清热养阴,主消渴,身热,烦满,大热,补虚安中;牡蛎咸平,养阴清热,主伤寒寒热,温疟洒洒,惊恚怒气,久服杀邪气。

此证为里热伤阴证。

百合病,变发热者,百合滑石散主之。

邹解: 百合病,里热重而出现发热,用百合滑石散治疗。

百合滑石散方

百合一两(炙) 滑石二两

上二味,为散,饮服方寸匙,日三服,当微利,热除则止后服。

邹解: 方以百合甘平,补中益气,养阴,祛邪气;滑石甘寒,清热益气,养阴,主身热泄癖,益精气。

此证病机为气阴不足,里热伤津。

百合病,见于阴者,以阳法救之;见于阳者,以阴法救之;见阳攻阴,复发其汗,此为逆;见阴攻阳,乃复下之,此亦为逆。

邹解:百合病,病发于阴,用补阳法治疗;病发于阳,用补阴法治疗。出现阳证而泄阴,再用汗法,就是逆治;出现阴证泄阳,再用下法,这也是逆治。

狐惑之为病,状如伤寒,默默欲眠,目不得闭,卧起不安。蚀于喉为惑,蚀于阴为狐,不欲饮食,恶闻食臭,其面目乍赤,乍黑,乍白,蚀于上部则声嗄,甘草泻心汤主之;蚀于下部则咽干,苦参汤洗之;蚀于肛者,雄黄薰之。

邹解:狐惑病,症状表现像伤寒,阳气不足而沉默寡言想睡觉,肝经郁热而目不得闭,烦躁不安。热毒侵蚀咽喉为惑,侵蚀阴部为狐。没有食欲,不能闻饮食气味;病人面色、眼睛有的发红,有的发黑,有的发白。热毒侵蚀上部则声哑,用甘草泻心汤治疗;热毒侵蚀下部,循经上扰则咽干,用苦参汤熏洗;热毒侵蚀肛门,用雄黄熏蒸。

当代认为,狐惑指感受湿热毒邪、或感染虫毒,伤及气血,以目赤眦黑、口腔咽喉及前后阴部溃疡为主要表现的疾病,与西医的白塞氏综合征相似。

声嗄:《广韵》声败。《集韵》气逆也。楚人谓啼极无声为嗄。

甘草泻心汤方

甘草四两(炙) 黄芩三两 干姜三两 半夏升半 黄连一两 大枣十二枚(劈)
上六味,以水一斗,煮取六升,去滓,再煎取三升,温服一升,日三服。

邹解:方以甘草、大枣甘平,益气健脾,养血;黄芩苦平、黄连苦寒清热,主恶创恒蚀,火疡,热气,目痛,眦伤,泣出,明目,妇人阴中肿痛;干姜辛温、半夏辛平,散寒温阳。

此证为阳虚,感受热毒邪气,火热内扰。

苦参汤方

苦参一斤

上一味,以水一斗,煮取七升,去滓,熏洗,日三次。

邹解:《神农本草经》云:"苦参,味苦寒。主心腹结气,癥瘕积聚,黄疸,溺有余沥,逐水,除痈肿,补中,明目,止泪。"用其苦寒清热解毒,以外洗法治疗。

雄黄散方

雄黄一两

上一味,为末,筒瓦二枚合之,纳药于中,以火烧烟,向肛熏之。

邹解:仲景开创了熏蒸法。方以雄黄苦平寒,清热解毒,主寒热,鼠瘘恶创,疽痔死肌,杀精物、恶鬼、邪气、百虫毒。

病者脉数,无热微烦,默默但欲卧,汗出。初得之三四日,目赤如鸠眼,七八日,目四眦黑,若能食者,脓已成也,赤豆当归散主之。

邹解:此证仍属于狐惑病。患者感受毒热之邪而脉数,不发热而微微烦躁,阳气不足致沉默寡言只想睡觉,营卫不和而汗出。发病之初三四天,热毒循扰肝经,眼睛像斑鸠的眼睛一样红赤;到七、八天,毒热煎熬肝血,肝经血瘀则眼角发黑,如果能进食,为瘀热化脓,用赤豆当归散治疗。

赤豆当归散方

赤小豆三升(浸令毛出,曝干) 当归十两

上二味,杵为散,浆水服方寸匙,日三服。

邹解:方以赤小豆甘平益气,主排痈肿脓血;当归甘温,益气温脾,散热毒,主温疟,寒热,诸恶创疡,金创。

阳毒之为病,面赤斑斑如锦纹,咽喉痛,唾脓血,五日可治,七日不可治。升麻鳖甲汤主之。

邹解:感受阳毒发病,症状表现为:热毒上攻,面赤斑斑,鲜红如锦,咽喉疼痛;毒热煎熬津血而咳唾脓血。发病五天可治,发病七天不可治,用升麻鳖甲汤治疗。

升麻鳖甲汤方

升麻二两　蜀椒一两(去汗)　雄黄五钱(研)　当归一两　甘草二两　鳖甲一片(炙)
上六味,以水四升,煮取一升,顿服之,不差,再服,取汗。

邹解:升麻甘辛,主解百毒,杀百老物殃鬼,辟温疾,障,邪毒蛊;蜀椒辛温,主邪气;雄黄苦平寒,清热解毒,主寒热,鼠瘘恶创,杀恶鬼、邪气、百虫毒;当归甘温,健脾养血,解毒散热,主温疟,寒热,诸恶创疡金创;甘草甘平,健脾益气,解毒,主五脏六腑寒热邪气,金创尰;鳖甲咸平,清热解毒,主寒热,去阴蚀。全方共奏清热解毒之功。

阴毒之为病,面目青,身痛如被杖,咽喉痛,五日可治,七日不可治;升麻鳖甲汤去雄黄蜀椒主之。

邹解:感受阴毒发病,症状表现为:寒热毒邪上攻,面色、眼睛发青,身体疼痛像被棍杖鞭打一般,咽喉疼痛。五日可治;七日不可治;用升麻鳖甲汤去雄黄蜀椒治疗。

升麻鳖甲去雄黄蜀椒汤方

升麻二两　当归一两　甘草二两　鳖甲一片
上四味,以水二升,煮取一升,去滓,顿服之,不差,再服。

邹解：升麻甘辛，主解百毒，杀百老物殃鬼，辟温疾，障，邪毒蛊；当归甘温，健脾养血，解毒散热，主温疟，寒热，诸恶创疡金创；甘草甘平，健脾益气，解毒，主五脏六腑寒热邪气，金创疭；鳖甲咸平，清热解毒，主寒热，去阴蚀。全方寒温并用，共奏清热、散寒、解毒之功。

辨疟病脉证并治

邹解：对于疟病的认识，《黄帝内经》所论甚多，仅《素问》就有《疟论》《刺疟论》两个专篇，论述了疟病的病名、病因、发病机制和针刺方法。仲景继承了《黄帝内经》疟病论治思想，结合临床实践提出了疟病的治疗方法，给出了治疗方药，并提出了"疟母"新概念和"牝疟"新病名。

师曰：疟病其脉弦数者，热多寒少；其脉弦迟者，寒多热少。脉弦而小紧者，可下之；弦迟者，可温之；弦紧者，可汗之，针之，灸之；浮大者，可吐之；弦数者，风发也，当于少阳中求之。

邹解：此论仲景以寒热之机论疟病，并提出了治疗原则。

疟病患者脉弦数，为热多寒少；疟病患者脉弦迟，为寒多热少。脉弦而小紧，可用下法；脉弦迟，可用温法；脉弦者，可用汗法，针法，灸法；脉浮大，可用吐法；脉弦数，为风邪为因，应当从少阳经治疗。

问曰：疟病以月一发者，当以十五日愈，甚者当月尽解，如其不差，当云何？师曰：此结为癥瘕，必有疟母，急治之，宜鳖甲煎丸。

邹解：仲景首提疟母，此为癥瘕形成之母，即癥瘕因疟病而形成，故云"疟母"，"疟母"非病名。

问：疟病如果每月发作一次，应当十五天痊愈，甚至当月完全痊愈。如果病情不愈，这是为何？师答：这是寒热交结，形成癥瘕，一定是因疟病而形成的,抓紧治疗,用鳖甲煎丸。

鳖甲煎丸方

鳖甲 柴胡 黄芩 大黄 牡丹 䗪虫 阿胶

上七味,各等分,捣筛,炼蜜为丸,如梧桐子大,每服七丸,日三服,清酒下,不能饮者,白饮亦可。

邹解: 方以鳖甲咸平、䗪虫咸寒软坚、清热,《素问·脏气法时论》云:"咸软。"主癥瘕坚积,寒热,血积,破坚,下血闭;柴胡、黄芩苦平,大黄苦寒清热,主心腹,去肠胃中结气,寒热邪气,恶创恒蚀,下瘀血,血闭,破癥瘕积聚,安和五脏;牡丹苦辛寒散热,主寒热,邪气,除癥坚,瘀血,安五脏,疗痈创;阿胶甘平益气健脾养血,主劳极,洒洒如疟状。

师曰:阴气孤绝,阳气独发,则热而少气烦悗,手足热而欲呕,此名疸疟,白虎加桂枝人参汤主之。

邹解: 仲景所言"疸疟"即《黄帝内经》"瘅疟"。《素问·疟论》云:"其但热而不寒者,阴气先绝,阳气独发,则少气烦冤,手足热而欲呕,名曰瘅疟……瘅疟者,肺素有热,气盛于身,厥逆上冲,中气实而不外泄,因有所用力,腠理开,风寒舍于皮肤之内、分肉之间而发,发则阳气盛,阳气盛而不衰,则病矣。其气不及于阴,故但热而不寒,气内藏于心,而外舍于分肉之间,令人消烁脱肉,故命曰瘅疟。"

仲景对疸疟的认识显然源于《黄帝内经》,本条病症、病机与《素问·疟论》记载完全一致,且遗漏了"其但热而不寒者"的主要症状,说明本条为仲景根据《黄帝内经》理论制方,未必是仲景的临床经验。说明《伤寒杂病论》是一部理论结合实践的理论之作,而非单纯临床经验的总结。

阴气绝,阳气亢,《素问·阴阳应象大论》:"阳胜则热。"故见发热,手足热。以《素问·疟论》的解释,少气、呕为"肺素有热,气盛于身,厥逆上冲"而致；烦悗则是"气不及于阴，故但热而不寒，气内藏于心，而外舍于分肉之间，令人消烁脱肉"。

《黄帝内经》对烦悗还有其他认识：《灵枢·寒热病》云："舌纵涎下，烦悗。取足少阴，振寒洒洒鼓颌，不得汗出，腹胀烦悗。"《灵枢·胀论》："脾胀者，善哕，四肢烦悗，体重不能胜衣，卧不安。"

但从仲景制方分析，以白虎加桂枝人参汤治疗，仲景是以阳胜阴绝，寒热错杂为该病病机。

白虎加桂枝人参汤方

知母六两 石膏一斤 甘草二两（炙） 粳米二合 桂枝三两 人参三两

上六味，以水一斗，煮米熟，汤成去滓，温服一升，日三服。

邹解：方以知母苦寒，养阴清热，主消渴，热中，除邪气；石膏辛微寒，散热养阴，主中风寒热，心下逆气惊喘，口干苦焦，不能息；桂枝辛温散寒，主上气咳逆；人参甘微寒，益气养阴，清热，主补五脏，除邪气；甘草甘平、粳米甘苦平，健脾养阴，清热，主五脏六腑寒热邪气。

疟病，其脉如平，身无寒，但热，骨节疼烦，时作呕，此名温疟，宜白虎加桂枝汤。

邹解：《素问·疟论》云："帝曰：先热而后寒者，何也？岐伯曰：此先伤于风，而后伤于寒，故先热而后寒也，亦以时作，名曰温疟……温疟者，得之冬中于风，寒气藏于骨髓之中，至春则阳气大发，邪气不能自出，因遇大暑，脑髓烁，肌肉消，腠理发泄，或有所用力，邪气与汗皆出。此病藏于肾，其气先从内出之于外也。如是者，阴虚而阳盛，阳盛则热矣，衰则气复反入，入则阳虚，阳虚则寒矣，故先热而后寒，名曰温疟。"

疟病，冬天先感受风邪，后伤于寒邪，寒热邪气伏藏于内，脉象正常如平人。《素问·疟论》云："病……在阴，则寒而脉静。"春天遇温而发，身无寒,只有发热;邪气伏藏于肾,肾主骨,寒热邪气交作而发骨节疼烦;寒热错杂,胃气上逆而有时发作呕吐。这是温疟,用白虎加桂枝汤治疗。

白虎加桂枝汤方(即前方去人参一味)

邹解:方以知母苦寒,养阴清热,主消渴,热中,除邪气;石膏辛微寒,散热养阴,主中风寒热,心下逆气惊喘,口干苦焦,不能息;桂枝辛温散寒,主上气咳逆;甘草甘平、粳米甘苦平,健脾养阴,清热,主五脏六腑寒热邪气。

疟病,多寒,或但寒不热者,此名牝疟,蜀漆散主之,柴胡桂姜汤亦主之。

邹解:疟病的病因为风,《素问·疟论》云:"夫痎疟皆生于风。"病机为寒热错杂,《素问·疟论》云:"阴阳上下交争,虚实更作,阴阳相移也。"牝疟,《黄帝内经》不载,为仲景所首论,症状表现为多寒或但寒不发热,但不说明没有热,只是以寒为主要表现,仲景立柴胡桂姜汤也是从寒热而设。

牝疟当与寒疟鉴别:《素问·疟论》云:"疟先寒而后热者,何也?岐伯曰:夏伤于大暑,其汗大出,腠理开发,因遇夏气凄沧之水寒,藏于腠理皮肤之中,秋伤于风,则病成矣。夫寒者,阴气也;风者,阳气也。先伤于寒而后伤于风,故先寒而后热也,病以时作,名曰寒疟。"

蜀漆散方

蜀漆(洗去腥) 云母(烧二日夜) 龙骨各等分
上三味,杵为散,未发前以浆水和服半钱匙。

邹解:蜀漆辛平,散风寒,主疟及咳逆,寒热,积聚邪气,蛊毒;云母、龙骨甘平,健脾益气,主中风寒热,除邪气,安五脏,益子精。此方以蜀漆治疟，云母、龙骨主中风寒热，以药物功效针对疟病的病因病机。

柴胡桂姜汤方

柴胡半斤 桂枝三两 干姜二两 栝蒌根四两 黄芩三两 甘草二两(炙) 牡蛎二两(熬)

上七味，以水一斗，煮取六升，去滓，再煎取三升，温服一升，日三服，初服微烦，再服，汗出便愈。

邹解：方以柴胡、黄芩苦平清热，主寒热邪气，诸热，火疡；栝蒌根苦寒，清热养阴，主消渴，身热，烦满，大热，补虚安中；桂枝、干姜辛温散寒；甘草甘平，健脾益气。

辨血痹虚劳病脉证并治

问曰：血痹之病，从何得之？师曰：夫尊荣之人，骨弱，肌肤盛，重因疲劳，汗出，卧不时动摇，加被微风，遂得之。但以脉寸口微涩，关上小紧，宜针引阳气，令脉和，紧去则愈。

邹解：《灵枢·九针论》云："邪入于阴，则为血痹。"《素问·五脏生成》云："卧出而风吹之，血凝于肤者为痹。"从上条论述可以看出，仲景对血痹的认识显然出于《素问·五脏生成》。

仲景认为，养尊处优的人筋骨脆弱，肌肉皮肤肥硕，再因为劳累后出汗，性生活后受风，血痹就发生了。脉象表现为精血虚而寸口微涩，《平脉法第一》云："血偏衰者，则脉涩。"受风寒而关上小紧，《平脉法第一》云："紧则为寒。"用针刺法恢复阳气，使脉象平和，寒气消失则痊愈。

血痹，阴阳俱微，或寸口关上微，尺中小紧，外证身体不仁，如风痹状，黄芪桂枝五物汤主之。

邹解：血痹，阴阳俱虚，患者或见脉寸口、关上微，感受风寒则尺中小紧，《平脉法第一》云："紧则为寒。"外在表现为身体不仁，《素问·痹论》云："皮肤不营，故为不仁。"就像风痹的症状，用黄芪桂枝五物汤治疗。

《平脉法第二》云："微者卫气不行。"此处寸口、关上微为阴阳俱虚，侧证《平脉法第二》为仲景摘录《平脉辨证》。

黄芪桂枝五物汤方

黄芪三两　桂枝三两　芍药三两　生姜六两　大枣十二枚
上五味，以水六升，煮取二升，温服七合，日三服。

邹解：方以黄芪甘微温，散寒温阳，益气，主大风，补虚；桂枝、生姜辛温，散寒温阳；芍药苦平，通心阳，除血痹，益气；大枣甘平，健脾益气，养血，主心腹邪气，安中养脾，助十二经，平胃气，通九窍，补少气，少津液，身中不足。

男子平人，脉大为劳，极虚亦为劳。

邹解：正常男子，脉大为虚劳，脉极虚也是虚劳。《素问·通评虚实论》云："精气夺则虚。"

《平脉法第二》云："大为实。"又云："脉弦而大，弦则为减，大则为芤，减则为寒，芤则为虚。"与此论不同，侧证《平脉法第二》为《平脉辨证》内容。

男子面色薄者，主渴及亡血，卒喘悸，脉浮者，里虚也。

邹解：男子面色㿠白，口渴，出血，突然发作哮喘、惊悸，脉浮，这是里虚的表现。

男子脉虚沉弦,无寒热,短气,里急,小便不利,面色白,时目瞑兼衄,少腹满,此为劳使之然。

邹解:男子脉虚沉弦,气短,里急,小便不畅,面色㿠白,有时视物不清,兼有鼻衄,少腹胀满,这是虚劳的表现。

劳之为病,其脉浮大,手足烦,春夏剧,秋冬差,阴寒精自出,酸削不能行。

邹解:虚劳发病,病人脉浮大,手足不舒服,春夏重,秋冬轻,伤阴受寒而遗精,身体消瘦不能行走。

男子脉浮弱涩,为无子,精气清冷。

邹解:男子气血、阴阳不足而脉浮弱涩,不能生子,虚寒少精。

失精家,少阴脉弦急,阴头寒,目眩,发落,脉极虚芤迟者,为清谷亡血失精;脉得诸芤动微紧者,男子则失精,女子则梦交,桂枝龙骨牡蛎汤主之。天雄散亦主之。

邹解:遗精者,足少阴肾经虚寒而脉弦急,阴头寒冷;精血不足,肝失藏血而眼睛昏花,头发脱落;脉极虚、芤、迟,是脾阳虚下利清谷、亡血失精的表现;精血虚而脉芤,气血、阴阳不足而脉微弱,虚寒内生而脉紧;阴阳不和,男子会遗精,女子会梦交。用桂枝龙骨牡蛎汤治疗,天雄散也可治。

桂枝龙骨牡蛎汤方

桂枝三两 芍药三两 甘草二两(炙) 生姜三两 大枣十二枚 龙骨三两 牡蛎三两
上七味,以水七升,煮取三升,去滓,分温三服。

邹解:方以桂枝、生姜辛温,散寒温阳;芍药苦平,得辛温之助以温心助阳;牡蛎咸平,得辛温之助以温肾阳,主伤寒寒热,强骨节,延年;龙骨甘平,健脾益气,主精物老魁(魅),泄利;甘草、大枣甘平,益气健脾,养血。

天雄散方

天雄三两(炮) 白术八两 桂枝六两 龙骨三两

上四味,杵为散,酒服半钱匙,日三服,不知稍增,以知为度。

邹解： 天雄,《神农本草经》云:"味辛温。主大风,寒湿痹,历节痛,拘挛,缓急,破积聚,邪气,金创,强筋骨,轻身健行。"用之辛温散寒温阳;桂枝辛温,通阳散寒;白术苦温,温心健脾,养血助阳,轻身延年;龙骨甘平,健脾益气,养血敛精,主精物老魅。

男子平人,脉虚弱细微者,喜盗汗也。

邹解： 平常男子,阴精不足而脉虚弱细微,会经常盗汗。

人年五六十,其脉大者,病痹,挟背行;若肠鸣,马刀挟瘿者,皆为劳得之也。其脉小沉迟者,病脱气,疾行则喘渴;手足逆寒者,亦劳之为病也。

邹解： 人年五六十,天癸竭,五脏皆衰,精血不足而脉大,《素问·上古天真论》云:"女子……七七,任脉虚,太冲脉衰少,天癸竭,地道不通,故形坏而无子也……男子……六八,阳气衰竭于上,面焦,发鬓颁白;七八,肝气衰,筋不能动,天癸竭,精少,肾脏衰,形体皆极;八八,则齿发去。肾者主水,受五脏六腑之精而藏之,故五脏盛,乃能泻。今五脏皆衰,筋骨解堕,天癸尽矣。故发鬓白,身体重,行步不正,而无子耳。"感受寒邪则病痹,痹阻于足太阳膀胱经侠背穴循行部位。《素问·气府论》云:"足太阳脉气所发者……侠背以下至尻尾二十一节。"

如果肠中虚寒则肠鸣,寒热郁久化痈而出现马刀挟瘿,都是因虚劳而得。《灵枢·痈疽》云:"其痈坚而不溃者,为马刀挟瘿。"病人脉小沉迟,病机是脱气,快走则耗气而喘,伤阴而口渴;手足逆寒,也是因为虚劳而致阳虚。

虚劳里急,悸衄,腹中痛,梦失精,四肢酸疼,手足烦热,咽干口燥者,小建中汤主之。

邹解：虚劳里急，虚热上扰而惊悸、鼻衄；虚寒内生而腹中疼痛；肾阳不固，阴阳不和而梦中遗精；阳虚内寒而四肢酸疼；虚热外透则手足烦热；虚热伤阴则咽干口燥。用小建中汤治疗。

小建中汤方

桂枝三两　芍药六两　甘草三两(炙)　生姜三两　大枣十二枚　饴糖一升

上六味，以水七升，煮取三升，去滓，纳胶饴，更上微火消解，温服一升，日三服。

邹解：方以桂枝、生姜辛温，散寒温阳；芍药苦平，清虚热，益气营血；饴糖甘微温，益气养阴，温阳，主补虚乏，止渴；甘草甘平，健脾益气。

虚劳里急，诸不足者，黄芪建中汤主之。

邹解：虚劳里急，各种不足，都可以用黄芪建中汤治疗。

黄芪建中汤方

即前方小建中加黄芪一两半。

气短，胸满者，加生姜一两；腹满者，去大枣，加茯苓一两半；大便秘结者，去大枣，加枳实一两半；肺气虚损者，加半夏三两。

邹解：方以桂枝、生姜辛温，散寒温阳；芍药苦平，益气养血；黄芪、饴糖甘微温，益气养阴，温阳，主补虚，止渴；甘草甘平，健脾益气。

虚劳，腰痛，少腹拘急，小便不利者，肾气丸主之。

邹解：虚劳，肾阳虚而腰痛；肾阴虚，精血不荣而致少腹拘急；肾阳虚致膀胱气化不利而小便不利。用肾气丸治疗。

肾气丸方

地黄八两　薯蓣四两　山茱萸四两　泽泻三两　牡丹皮三两　茯苓三两　桂枝一两
附子一枚(炮)

上八味,捣筛,炼蜜和丸,如梧桐子大,酒下十五丸,渐加至二十五丸,日
再服,不能饮者,白饮下之。

邹解: 方以地黄、泽泻甘寒,益气养阴,主伤中,风、寒、湿痹,填骨
髓,养五脏,益气力,能行水上;薯蓣甘温,健脾益气,温中,主伤中,补
虚羸,除寒热邪气,补中益气力,长肌肉;山茱萸酸平补肝,主寒热,温
中,逐寒湿痹;牡丹苦辛寒,主寒热,中风,瘛疭,痉,安五脏;茯苓甘平,
健脾益气,主寒热烦满,利小便;附子、桂枝辛温,散寒通阳,主风寒,温
中,寒湿,踒,躄拘挛,主补中益气。

虚劳虚烦不得眠,酸枣仁汤主之。

邹解: 虚劳,虚热内生,阳不入阴而虚烦、失眠,用酸枣仁汤治疗。

酸枣仁汤方

酸枣仁二升　甘草一两　知母二两　茯苓二两　芎䓖一两
上五味,以水八升,煮酸枣仁,得六升,纳诸药,煮取三升,去滓,温服一
升,日三服。

邹解: 方以酸枣仁酸平,柔肝养血,主心腹寒热,邪结气聚;甘草、
茯苓甘平,健脾益气,养阴;知母苦寒,清热养阴,主消渴,热中,除邪
气,补不足,益气;川芎辛温,助阳入阴,与苦寒相制为用。

五劳虚极,羸瘦腹满,不能饮食,食伤,忧伤,饮伤,房室伤,饥伤,劳伤,
经络营卫气伤,内有干血,肌肤甲错,两目黯黑,缓中补虚,大黄䗪虫丸主之。

邹解: 仲景此论五劳指食伤,忧伤,饮伤,房室伤,饥伤,非《黄帝内
经》五劳。《素问·宣明五气》云:“久视伤血,久卧伤气,久坐伤肉,久

立伤骨,久行伤筋,是谓五劳所伤。"仲景此篇论虚劳,除本条之外,其他皆为房劳。五劳所伤致病人极度虚弱,气血、阴阳不足而身体消瘦,脾阳虚生内寒而腹部胀满,胃虚而不能受纳则不能进饮食;虚劳内伤,导致经络营卫受伤,气滞血瘀而致经络瘀血,出现肌肤甲错,两目黯黑。以缓中补虚为法,用大黄䗪虫丸治疗。

大黄䗪虫丸方

大黄十两 黄芩二两 甘草三两 桃仁一升 杏仁一升 芍药四两 地黄十两 干漆一两 虻虫一升 水蛭百枚 蛴螬一升 䗪虫半升

上十二味,末之,炼蜜和丸,如小豆大,酒饮服五丸,日三服。

邹解: 方以大黄苦寒,主下瘀血,血闭,寒热,破癥瘕积聚,推陈致新,调中化食,安和五脏;黄芩、芍药苦平,主下血闭,除血痹,破坚积寒热;地黄甘寒,主逐血痹,填骨髓,长肌肉;杏仁甘温,健脾温阳,助肺;桃仁苦平,主瘀血,血闭瘕邪;水蛭咸平,主逐恶血瘀血,破血瘕积聚;虻虫苦微寒,主逐瘀血,破下血积坚痞癥瘕,寒热,通利血脉及九窍;干漆辛温,主绝伤补中,续筋骨,填髓脑,安五脏,五缓六急,风、寒、湿痹;蛴螬咸微温,主恶血,血瘀,痹气,破折血在胁下坚满痛;䗪虫咸寒,主心腹寒热,血积癥瘕,破坚,下血闭;甘草甘平,主五脏六腑寒热邪气,坚筋骨,长肌肉,倍力,解毒,调和诸药。此方仲景用诸药以功效为主,调和性味寒温平、辛甘苦咸,共治五劳所伤后所致瘀血内阻诸症。

女劳,膀胱急,少腹满,身尽黄,额上黑,足下热,其腹胀如水状,大便溏而黑,胸满者,难治,硝石矾石散主之。

邹解: 女子虚劳,下焦有热而膀胱急,下焦虚寒而少腹满,湿热内蕴而全身发黄,肾阴虚生内热,热气上蒸则额上黑,热气在下而见足下热;脾阳不运,寒湿内生而见腹胀如水状;脾肾阳虚而见大便溏,颜色黑;虚热扰胸而见胸满。这是难治之证,用硝石矾石散治疗。

硝石矾石散方

硝石（熬黄） 矾石（烧）各等分

上二味，为散，大麦粥汁和服方寸匕，日三服，大便黑，小便黄，是其候也。

邹解： 方以硝石苦寒清热，主五脏积热，胃胀闭，涤去蓄结饮食，推陈致新，除邪气；矾石酸寒清热，主寒热泄利，坚筋骨齿。

此为寒热错杂之难治之证，以苦寒、酸寒之矿物类药物清内热，对于寒闭于内，以通因通用之法；二药主治功效，皆取《神农本草经》，与女劳病症相符。

以大麦粥汁和服，大麦，《名医别录》云："味咸，温、微寒，无毒。主治消渴，除热，益气，调中。又云令人多热，为五谷长。"用之清热益气，并佐制寒凉。

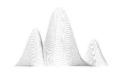

辨咳嗽水饮黄汗历节病脉证并治

师曰:咳嗽发于肺,不专属于肺病也。五脏六腑感受客邪,皆能致咳。所以然者,邪气上逆,必干于肺,肺为气动,发声为咳,欲知其源,必察脉息,为子条记,传与后贤。

邹解:《素问·咳论》云:"黄帝问曰:肺之令人咳,何也? 岐伯对曰:五脏六腑皆令人咳,非独肺也。"可见,仲景对咳嗽的认识源于《黄帝内经》。仲景指出,咳嗽发于肺,不专属于肺病。五脏六腑感受邪气,皆能致咳。邪气上逆,必侵犯到肺,肺气不宣,发为咳嗽。

肺咳,脉短而涩。假令浮而涩,知受风邪;紧短而涩,知受寒邪;数短而涩,知受热邪;急短而涩,知受燥邪;濡短而涩,知受湿邪。此肺咳之因也。其状则喘息有音,甚则唾血。

邹解:《素问·咳论》云:"肺咳之状,咳而喘息有音,甚则唾血。"仲景曰:"其状则喘息有音,甚则唾血。"仲景论述五脏六腑咳的症状,完全应用了《黄帝内经》理论。

《黄帝内经》对咳嗽的发病原因仅限于感受寒邪,而仲景则提出了风、寒、热、燥、湿都是咳嗽的病因。《素问·咳论》云:"皮毛者,肺之合也,皮毛先受邪气,邪气以从其合也。其寒饮食入胃,从肺脉上至于肺则肺寒,肺寒则外内合邪,因而客之,则为肺咳。"仲景指出:肺咳,感受风邪,脉浮而涩;感受寒邪,脉紧短而涩;感受热邪,脉数短而涩;感受燥邪,脉急短而涩;感受湿邪,脉濡短而涩。这是仲景对《黄帝内经》肺咳理论的继承和发展。

肺的正常脉象为毛浮。《平脉法第一》云:"肺者金也,名太阴,其脉毛浮也。"《难经·十五难》曰:"秋脉微毛曰平。"仲景指出了肺咳的基本脉象为脉短而涩。《难经·五十八难》曰:"伤寒之脉,阴阳俱盛而紧涩;热病之脉,阴阳俱浮,浮之而滑,沉之散涩。"肺的主要生理功能为司呼吸,主宣发、肃降,寒热之邪侵袭则为脉涩,影响了肺的宣发功能,则脉短。

从仲景所论可以看出,风的基本脉象为浮,寒的基本脉象为紧,热的基本脉象为数,燥的基本脉象为急,湿的基本脉象为濡。《平脉法第一》云:"风则浮虚,寒则劳坚;沉潜水蓄,支饮急弦;动则为痛,数则热烦。"又云:"风令脉浮,寒令脉紧,又令脉急;暑则浮虚,湿则濡涩;燥短以促,火躁而数。"可见《平脉法》是打开仲景《伤寒杂病论》的钥匙,为解读《伤寒杂病论》的关键;应用《黄帝内经》《难经》《平脉辨证》《神农本草经》解读《伤寒杂病论》,循仲景写作思路,是解读《伤寒杂病论》的正确方法。

同时我们可以看出,桂林古本《伤寒杂病论》是仲景唯一真传原本,《伤寒论》《金匮要略》是王叔和在此基础上重新编撰整理的产物,后世各种版本则皆出于王叔和整理之后。

心咳,脉大而散。假令浮大而散,知受风邪;紧大而散,知受寒邪;数大而散,知受热邪;急大而散,知受燥邪;濡大而散,知受湿邪;此心咳之因也。其状则心痛,喉中介介如梗,甚则咽肿,喉痹。

邹解:《素问·咳论》云:"心咳之状,咳则心痛,喉中介介如梗状,甚则咽肿喉痹。"仲景曰:"其状则心痛,喉中介介如梗,甚则咽肿,喉痹。"与《黄帝内经》完全一致。

心咳的基本脉象为脉大而散。《平脉法第一》云:"心者火也,名少阴,其脉洪大而长,是心脉也。"心主血,感受风、寒、热、燥、湿之邪,都可以使心气耗散而脉散。感受风邪,脉浮大而散;感受寒邪,脉紧大而散;感受热邪,脉数大而散;感受燥邪,脉急大而散;感受湿邪,脉濡大而散。

肝咳，脉弦而涩。假令浮弦而涩，知受风邪；弦紧而涩，知受寒邪；弦数而涩，知受热邪；弦急而涩，知受燥邪；弦濡而涩，知受湿邪；此肝咳之因也。其状则两胁下痛，甚则不可以转，转则两胠下满。

邹解：《素问·咳论》云："肝咳之状，咳则两胁下痛，甚则不可以转，转则两胠下满。"仲景曰："其状则两胁下痛，甚则不可以转，转则两胠下满。"与《黄帝内经》完全一致。

肝咳的基本脉象为脉弦而涩。《平脉法第一》云："肝者木也，名厥阴，其脉微弦濡弱而长，是肝脉。"肝主藏血，主疏泄气机，感受风、寒、热、燥、湿之邪，都可以影响肝的藏血、疏泄功能，而致脉涩。感受风邪，脉浮弦而涩；感受寒邪，脉弦紧而涩；感受热邪，脉弦数而涩；感受燥邪，脉弦急而涩；感受湿邪，脉弦濡而涩。

脾咳，脉濡而涩。假令浮濡而涩，知受风邪；沉濡而涩，知受寒邪；数濡而涩，知受热邪；急濡而涩，知受燥邪；迟濡而涩，知受湿邪；此脾咳之因也。其状则右肋下痛，隐隐引背，甚则不可以动，动则咳剧。

邹解：《素问·咳论》云："脾咳之状，咳则右胁下痛阴阴引肩背，甚则不可以动，动则咳剧。"仲景曰："其状右肋下痛，隐隐引背，甚则不可以动，动则咳剧。"与《黄帝内经》完全一致。

脾咳的基本脉象为脉濡而涩。脾主运化、主统血，感受风、寒、热、燥、湿之邪，都可以影响脾的运化、统血之机，而见脉濡涩。感受风邪，脉浮濡而涩；感受寒邪，脉沉濡而涩；感受热邪，脉数濡而涩；感受燥邪，脉急濡而涩；感受湿邪，脉迟濡而涩。

肾咳，脉沉而濡。假令沉弦而濡，知受风邪；沉紧而濡，知受寒邪；沉数而濡，知受热邪；沉急而濡，知受燥邪；沉滞而濡，知受湿邪；此肾咳之因也。其状则肩背相引而痛，甚则咳涎。

邹解：《素问·咳论》云："肾咳之状，咳则腰背相引而痛，甚则咳涎。"仲景曰："此肾咳之因也。其状则肩背相引而痛，甚则咳涎。"与《黄帝内经》完全一致。

肾咳的基本脉象为脉沉而濡。《平脉法第一》云："肾者水也，其脉沉而石。"肾主封藏,为阴中之阴脏,感受风、寒、热、燥、湿之邪,都可以影响肾的封藏之功而脉见沉濡。感受风邪,脉沉弦而濡;感受寒邪,脉沉紧而濡;感受热邪,脉沉数而濡;感受燥邪,脉沉急而濡;感受湿邪,脉沉滞而濡。

需要指出的是,《素问·咳论》云:"五脏各以其时受病,非其时,各传以与之。人与天地相参,故五脏各以治时,感于寒则受病,微则为咳,甚者为泄为痛。乘秋则肺先受邪,乘春则肝先受之,乘夏则心先受之,乘至阴则脾先受之,乘冬则肾先受之。"仲景在此篇没有提及五脏应五时,也没有提及五脏相传,但具体应用在《热病脉证并治》《湿病脉证并治》《伤燥脉证并治》《伤风脉证并治》《寒病脉证并治》。这也许是仲景为什么在《素问·热论》的基础上以六经论伤寒,而又另立专篇《寒病脉证并治》的原因。

肺咳不已,则流于大肠,脉与肺同,其状则咳而遗失也。

邹解:《素问·咳论》云:"肺咳不已,则大肠受之,大肠咳状,咳而遗失。"仲景曰:"其状则咳而遗失也。"与《黄帝内经》完全一致。

仲景指出:肺咳不已,则流于大肠,脉与肺同。《素问·咳论》云:"五脏之久咳,乃移于六腑。"五脏与六腑表里相传,故肺咳传大肠;大肠咳,脉与肺咳相同。仲景完全阐发了《黄帝内经》理论。

心咳不已,则流于小肠,脉与心同,其状则咳而失气,气与咳俱失也。

邹解:《素问·咳论》云:"心咳不已,则小肠受之,小肠咳状,咳而失气,气与咳俱失。"仲景曰:"其状则咳而失气,气与咳俱失也。"与《黄帝内经》完全一致。

心与小肠相表里,故心咳传小肠,小肠咳脉与心咳脉相同。

肝咳不已,则流于胆,脉与肝同,其状则呕苦汁也。

邹解:《素问·咳论》云:"肝咳不已,则胆受之,胆咳之状,咳呕胆汁。"仲景曰:"其状则呕苦汁也。"与《黄帝内经》完全一致。

肝与胆相表里,故肝咳传胆,胆咳脉与肝咳脉相同。

脾咳不已,则流于胃,脉与脾同,其状则呕,呕甚则长虫出也。

邹解:《素问·咳论》云:"脾咳不已,则胃受之,胃咳之状,咳而呕,呕甚则长虫出。"仲景曰:"其状则呕,呕甚则长虫出也。"与《黄帝内经》完全一致。

脾与胃相表里,故脾咳传胃,胃咳脉与脾咳脉相同。

肾咳不已,则流于膀胱,脉与肾同,其状则咳而遗溺也。

邹解:《素问·咳论》云:"肾咳不已,则膀胱受之,膀胱咳状,咳而遗溺。"仲景曰:"其状则咳而遗溺也。"与《黄帝内经》完全一致。

肾与膀胱相表里,故肾咳传膀胱,膀胱咳脉与肾咳脉相同。

值得注意的是,仲景在多个条文中称小便为"溺"字,应该是引用经文的原因。

久咳不已,则移于三焦,脉随证易,其状则咳而腹满,不欲食饮也。

邹解:《素问·咳论》云:"久咳不已,则三焦受之,三焦咳状,咳而腹满,不欲食饮。"仲景曰:"其状则咳而腹满,不欲食饮也。"与《黄帝内经》完全一致。

久咳不缓解,最后会传入三焦。《素问·咳论》云:"此皆聚于胃,关于肺,使人多涕唾而面浮肿气逆也。"《黄帝内经》所论为肺感受寒邪,在脏腑相传,肺气不宣为咳,邪传三焦则寒气聚在胃而腹满、不欲饮食;影响三焦气机,气逆于上会见多涕唾而面浮肿的症状。

咳而有饮者,咳不得卧,卧则气急,此为实咳;不能言,言则气短,此为虚咳。病多端,治各异法,谨守其道,庶可万全。

邹解:仲景在论述《黄帝内经》五脏六腑引起咳嗽的基础上,进一步提出了实咳和虚咳。实咳表现为:咳而有水饮,咳不能躺下,躺下就会气急而咳嗽更加剧烈。虚咳表现为:肺气虚不能说话,说话就会气短。

咳家其脉弦者,此为有水,十枣汤主之。

邹解:咳嗽患者脉弦,这是有水气,用十枣汤治疗。

十枣汤方

芫花(熬) 甘遂 大戟各等分

上三味,捣筛,以水一升五合,先煮肥大枣十枚,取八合,去滓,纳药末,强人服一钱匙,羸人服半钱匙,平旦温服之,不下,明日更加半钱,得快利后,糜粥自养。

邹解:芫花辛温宣肺,散寒逐饮,主咳逆上气,喉鸣,喘,咽肿,短气;甘遂苦寒,主面目浮肿,留饮,破癥坚积聚,种水谷道;大戟苦寒,主十二水肿,中风,吐逆。仲景以芫花辛温宣肺散寒,治水气,甘遂、大戟以其功效治水。

咳而气逆,喉中作水鸡声者,射干麻黄汤主之。

邹解:咳嗽,肺气上逆,寒水交结而喉中有哮鸣音,如水鸡的声音,用射干麻黄汤治疗。

射干麻黄汤方

射干三两 麻黄三两 半夏半升 五味子半升 生姜四两 细辛三两 大枣七枚

上七味,以水一斗二升,先煮麻黄,去上沫,纳诸药,煮取三升,分温三服。

邹解:方以半夏辛平、生姜、细辛辛温,散寒逐水,主咳逆上气,寒热,喉咽肿痛,逐风;射干苦平,主咳逆上气,喉痹咽痛,散急气;麻黄苦温,止咳逆上气,除寒热;五味子酸温,主益气,咳逆上气;大枣甘平,健脾以补肺气,虚则补其母,主心腹邪气,补少气,和百药。

咳逆上气,时唾浊痰,但坐不得眠者,皂荚丸主之。

邹解:肺气不宣而咳嗽,肺气上逆而气喘,肺失肃降而有时咳浊痰,肺气急而阴阳不和则只能坐不能睡眠,皂荚丸主之。

皂荚丸方

皂荚八两(刮去皮,酥炙)

上一味,末之,蜜丸如梧桐子大,以枣膏和汤,服三丸,日三服,夜一服。

邹解:《神农本草经》云:"皂荚味辛咸温。主风痹,死肌,邪气,风头,泪出,利九窍,杀精物。"以其辛温散寒宣肺;咸温降逆引气下行,缓急,引阳入阴。一药多效,全在性味。

咳而脉浮者,厚朴麻黄汤主之。

邹解:此为风邪伤肺证。肺气不宣而咳嗽,感受风邪而脉浮,《平脉法第一》云:"风则浮虚。"用厚朴麻黄汤治疗。

厚朴麻黄汤方

厚朴五两 麻黄四两 石膏如鸡子大 杏仁半升 半夏半升 五味子半升

上六味,以水一斗,先煮麻黄,去沫,纳诸药,煮取三升,去滓,分温三服。

邹解:方以厚朴苦温,主中风,伤寒,头痛,寒热;麻黄苦温,主中风伤寒,去邪热气,止咳逆上气,除寒热;石膏辛微寒,主中风寒热,心下逆气惊喘;杏仁甘温,主咳逆上气;半夏辛平,主咳逆;五味子酸温,主咳逆上气。仲景以寒温相制,酸、苦、辛、甘并用,以酸制金,以辛入金,以苦克金,以甘补金,共奏宣肺降气祛风之功。

咳而脉沉者,泽漆汤主之。

邹解:此为肾咳。肺气不宣而咳嗽,脉沉为肾咳,仲景曰:"肾咳,脉沉而濡。"用泽漆汤治疗。

泽漆汤方

半夏半升 紫参五两 泽漆三升 生姜五两 人参三两 甘草三两(炙)

上六味,以东流水五斗,先煮泽漆,取一斗五升,纳诸药,煮取五升,温服五合,日夜服尽。

邹解: 方以泽漆苦微寒,补肾气,主大腹,水气,四肢面目浮肿,丈夫阴气不足;半夏辛平散寒,主咳逆;紫参苦辛寒,主寒热邪气,通九窍;生姜辛温散寒,主咳逆上气;人参甘微寒,益气养阴,主补五脏,除邪气;甘草甘平,健脾补肺,虚则补其母,主五脏六腑寒热邪气。

咳而上气,咽喉不利,脉数者,麦门冬汤主之。

邹解: 此为热邪伤肺证。热邪伤肺,肺气不宣而咳嗽,肺气上逆而喘,热邪伤阴而咽喉不利,脉数;用麦门冬汤治疗。

麦门冬汤方

麦门冬七升 半夏一升 人参二两 甘草二两(炙) 粳米三合 大枣十二枚

上六味,以水一斗二升,煮取六升,去滓,温服一升,日三服,夜三服。

邹解: 方以麦门冬甘平,健脾益气,养阴,肺虚则补其母,主羸瘦短气;半夏辛平散寒,主咳逆;人参甘微寒,益气养阴,清热,主补五脏,除邪气;甘草、大枣甘平,健脾补肺,虚则补其母,补少气;粳米甘苦平,清热养阴,健脾以补肺,主益气,止烦。

咳逆倚息,不得卧,脉浮弦者,小青龙汤主之。

邹解: 此为风寒伤肺证。风寒袭肺,肺气不宣则咳嗽,肺气上逆而喘息,阴阳不和而不能卧,感受风寒则脉浮弦。

小青龙汤方

麻黄三两　甘草三两(炙)　桂枝三两　芍药三两　五味子半升　干姜三两　半夏半升　细辛三两

上八味,以水一斗,先煮麻黄,减二升,去上沫,纳诸药,煮取三升,去滓,分温三服。

邹解:方以麻黄苦温、芍药苦平,温中散寒;半夏辛平,干姜、细辛、桂枝辛温散寒,主咳逆上气,寒热,逐风;五味子酸温,主咳逆上气;甘草益气健脾,补肺气,虚则补其母。寒温相制,酸、苦、辛、甘并用,调和阴阳。

咳而胸满,振寒脉数,咽干不渴,时出浊唾腥臭,久久吐脓,如米粥者,此为肺痈,桔梗汤主之。

邹解:此为肺痈证。肺气不宣而咳嗽,寒热郁肺而胸满,寒热错杂则振寒脉数,热邪伤阴而咽干,有寒而不渴,寒热郁结而见时出浊唾腥臭,寒热郁久化脓则吐脓,脓如米粥样,这是肺痈。用桔梗汤治疗。

桔梗汤方

桔梗一两　甘草二两
上二味,以水三升,煮取二升,去滓,分温再服。

邹解:方以桔梗辛微温散寒热,主胸胁痛如刀刺,腹满;甘草甘平,健脾益气,补肺,虚则补其母,主五脏六腑寒热邪气。

咳而气喘,目如脱状,脉浮大者,此为肺胀,越婢加半夏汤主之;小青龙加石膏汤亦主之。

邹解:此为风热犯肺之肺胀证。《灵枢·胀论》说:"肺胀者,虚满而喘咳。"《灵枢·经脉》说:"肺手太阴之脉……是动则病肺胀满膨膨而喘咳。"

风热犯肺,肺气不宣而咳嗽,肺气上逆而气喘;风热上扰,则目如脱状,脉浮大,《平脉法第一》云:"浮则为风。"又云:"寸口脉浮而大,有热。"这是肺胀,用越婢加半夏汤治疗;小青龙加石膏汤亦治。

越婢加半夏汤方

麻黄六两　石膏半斤　甘草二两　生姜三两　大枣十五枚　半夏半升

上六味,以水六升,先煮麻黄,去上沫,纳诸药,煮取三升,去滓,分温三服。

邹解:方以麻黄苦温,发表,去邪热气;半夏辛平、生姜辛温解表,温助宣肺;石膏辛微寒,发散风热邪气;甘草、大枣甘平,益气健脾,补肺,虚则补其母。

小青龙加石膏汤方

即前小青龙汤加石膏二两

邹解:方以麻黄苦温、芍药苦平,温中散寒,发表,去邪热气;半夏辛平,干姜、细辛、桂枝辛温散寒,主咳逆上气,寒热,逐风;五味子酸温,主咳逆上气;甘草益气健脾,补肺气,虚则补其母;石膏辛微寒,发散风热邪气。

咳而气逆,喘鸣,迫塞胸满而胀,一身面目浮肿,鼻出清涕,不闻香臭,此为肺胀,葶苈大枣泻肺汤主之。

邹解:此为风寒犯肺之肺胀证。风寒犯肺,肺气不宣而咳嗽,肺气上逆而喘鸣;风寒迫肺,则胸满而胀;风寒侵袭,经脉不通而一身面目浮肿;风寒郁闭则鼻出清涕,不闻香臭;这是肺胀,用葶苈大枣泻肺汤治疗。

葶苈大枣泻肺汤方

葶苈捣丸如弹子大(熬令黄色) 大枣十二枚

上二味,以水三升,先煮大枣取二升,去枣,纳葶苈,煮取一升,去滓,顿服。

邹解:方以葶苈辛寒,宣肺散寒,主结气,寒热;大枣甘平,健脾补肺,虚则补其母,主心腹邪气,安中养脾肋(助)十二经,补少气,四肢重。

原文:葶苈熬令黄色(捣丸如弹子大),考虑传抄错误,改。

似咳非咳,唾多涎沫,其人不渴,此为肺冷,甘草干姜汤主之。

邹解:此为肺寒证。肺受寒气,似咳非咳,唾多涎沫,病人不渴,这是肺寒,用甘草干姜汤治疗。

甘草干姜汤方

甘草四两(炙) 干姜二两(炮)
上二味,以水三升,煮取一升五合,去滓,分温再服。

邹解:方以干姜辛温散寒,甘草甘平,健脾补肺,虚则补其母。

咳而唾涎沫不止,咽燥,口渴,其脉浮细而数者,此为肺痿,炙甘草汤主之。

邹解:此为感受风寒热之肺痿证。风寒热犯肺,肺气不宣而咳嗽;肺寒而唾涎沫不止;风热伤阴而咽燥、口渴;风热伤阴而脉浮细数,这是肺痿,用炙甘草汤治疗。

炙甘草汤方

甘草四两(炙) 桂枝三两 麦门冬半升 麻仁半升 地黄一斤 阿胶二两 人参二两

生姜三两　大枣三十枚

上九味,以酒七升,水八升,先煮八味,取三升,去滓,纳胶消尽,温服一升,日三服。

邹解: 方以炙甘草、麦门冬、阿胶、麻子甘平,健脾补肺,虚而补其母;桂枝、生姜辛温,散寒祛风;人参甘微寒,益气养阴,清热;地黄甘寒,清热养阴,除寒热积聚。

问曰:饮病奈何? 师曰:饮病有四:曰痰饮,曰悬饮,曰溢饮,曰支饮。其人素盛今瘦,水走肠间,沥沥有声,为痰饮;水流胁下,咳唾引痛,为悬饮;水归四肢,当汗不汗,身体疼重,为溢饮;水停膈下,咳逆倚息,短气不得卧,其形如肿,为支饮。

邹解:《素问·经脉别论》云:"饮入于胃,游溢精气,上输于脾,脾气散精,上归于肺,通调水道,下输膀胱。水精四布,五经并行。"

饮病相当于《黄帝内经》之"水""水胀""胕肿"等。《黄帝内经》对水肿的论述颇多。

《素问·水热穴论》云:"上下溢于皮肤,故为胕肿,胕肿者,聚水而生病也。"

《灵枢·五癃津液别》云:"阴阳气道不通,四海闭塞,三焦不泻,津液不化,水谷并行肠胃之中,别于回肠,留于下焦,不得渗膀胱,则下焦胀,水溢则为水胀。"

《素问·六元正纪大论》云:"湿胜则濡泄,甚则水闭胕肿。"

《素问·至真要大论》云:"诸湿肿满,皆属于脾。"

《素问·六元正纪大论》又云:"湿胜甚则水闭胕肿。"

《素问·气交变大论》云:"岁水不及,湿乃大行……脚不痛,甚则胕肿。"

仲景首提饮病并区别了饮病的四种类型:痰饮、悬饮、溢饮和支饮。

痰饮:病人平时胖现在变瘦,水在肠间,沥沥有声。

悬饮:水在胁下,咳嗽,唾吐涎沫,牵引疼痛。

溢饮:水在四肢,不能出汗,身体疼痛沉重。溢饮在《黄帝内经》有论述。《素问·脉要精微论》云:"肝脉……其软而散,色泽者,当病溢饮。溢饮者,渴暴多饮,而易入肌皮肠胃之外也。"《黄帝内经》的溢饮与仲景所论不同。

支饮：水在膈下，咳嗽气逆喘息，短气不能平卧，形态似肿胀。

水在心，则心下坚筑，短气，恶水不欲饮；水在肺，必吐涎沫，欲饮水；水在脾，则少气身重；水在肝，则胁下支满，嚏则胁痛；水在肾，则心下悸。

邹解：《黄帝内经》对五脏水肿也有论述。如《素问·水热穴论》云："故其本在肾，其末在肺，皆积水也。"《素问·脉要精微论》云："脾脉……其软而散色不泽者，当病足胻肿，若水状也。"《素问·气厥论》云："肺移寒于肾，为涌水。涌水者，按腹不坚，水气客于大肠，疾行则鸣濯濯如囊裹浆，水之病也。"《素问·水热穴论》云："肾者胃之关也，关门不利，故聚水而从其类也。上下溢于皮肤，故为胕肿。胕肿者，聚水而生病也。"

仲景指出：水在心，会出现心下坚硬，气短，恶水不愿饮水；水在肺，必吐涎沫，想饮水；水在脾，会乏力，身体沉重；水在肝，会胁下胀满，打喷嚏，胁痛；水在肾，出现心下悸。

心下有留饮，其人必背寒冷如掌大，咳则胁下痛引缺盆。
胸中有留饮，其人必短气而渴，四肢历节痛。

邹解：以上两条论述了留饮的症状。心下留饮，背部寒冷，位置固定有手掌大小，咳嗽会导致胁下疼痛牵引到缺盆。胸中留饮，气短，口渴，四肢关节疼痛。

夫平人食少饮多，水停心下，久久成病，甚者则悸，微者短气，脉双弦者寒也，脉偏弦者饮也。

邹解：正常人吃得少喝得多，水停在心下，日久形成疾病，重者心悸，轻者气短，左右脉都弦为寒饮，一侧脉弦为水饮。

夫短气有微饮者，当从小便去之。

邹解：《素问·汤液醪醴论》云："平治于权衡，去宛陈莝，微动四极，温衣，缪刺其处，以复其形。开鬼门，洁净府，精以时服，五阳已布，疏涤五脏,故精自生,形自盛,骨肉相保,巨气乃平。"仲景继承了《黄帝内经》治法,指出:气短而水饮较轻,应当利小便。

病者脉伏,其人欲自利,利反快,虽利,心下续坚满,此为留饮,甘遂半夏汤主之。

邹解:留饮,病人脉沉伏,病人想大便,大便后很舒服,虽然大便了,但心下仍然硬满,用甘遂半夏汤治疗。

甘遂半夏汤方

甘遂大者三枚 半夏十二枚 芍药五枚 甘草如指大一枚(炙)
上四味,以水二升,煮取半升,去滓,以蜜半升和药汁,煎取八合,顿服。

邹解:方以甘遂苦寒泻下,主大腹疝瘕,腹满,面目浮肿,留饮,破癥坚积聚,种水谷道;芍药苦平,助甘遂泻下,主邪气腹痛,破坚积寒热,利小便;半夏辛平,散结化饮,主伤寒,寒热,心下坚,下气,咳逆肠鸣;甘草甘平,健脾益气,主五脏六腑寒热邪气。

心下有痰饮,胸胁支满,目眩,脉沉弦者,茯苓桂枝白术甘草汤主之。

邹解:痰饮在心下,表现为胸胁胀满,目眩,脉沉弦,用茯苓桂枝白术甘草汤治疗。

茯苓桂枝白术甘草汤方

茯苓四两 桂枝三两 白术三两 甘草二两(炙)
上四味,以水六升,煮取三升,去滓,分温三服,小便利则愈。

邹解:方以桂枝辛温,散寒化痰;白术苦温,助心温脾化水;茯苓、甘草甘平,益气健脾,化水。

悬饮内痛,脉沉而弦者,十枣汤主之。(方见前)

邹解： 悬饮，水在胁下，胁部疼痛，脉沉弦，用十枣汤治疗。

病溢饮者，当发其汗，大青龙汤主之，小青龙汤亦主之。(方见前)

邹解： 病溢饮，水在四肢，不能出汗，身体疼痛沉重，应当用汗法，用大青龙汤治疗，小青龙汤也治。

大青龙汤方

麻黄六两(去节) 桂枝二两(去皮) 杏仁四十个(去皮尖) 甘草二两(炙) 石膏如鸡子大(碎) 生姜三两(切) 大枣十二枚(劈)

上七味，以水九升，先煮麻黄，减二升，去上沫，纳诸药，煮取三升，去滓，温服一升，覆取微似汗，不汗再服。

邹解： 方以麻黄苦温，助心健脾，化水，解表发汗，除寒热；桂枝辛温，解表发汗；石膏辛微寒，发散寒邪，清热解表；杏仁甘温，健脾化水；甘草甘平，益气健脾，化水。

膈间支饮，其人喘满，心下痞坚，面色黧黑，其脉沉紧，得之数十日，医吐下之不愈者，木防己汤主之；不差，木防己去石膏加茯苓芒硝汤主之。

邹解： 支饮，水在膈间，病人喘息胸满，心下满闷坚硬，面色发黑，脉沉紧，患病数十天，用吐法、下法不愈，用木防己汤治疗；不效，用木防己去石膏加茯苓芒硝汤治疗。

木防己汤方

木防己三两 石膏鸡子大十二枚 桂枝二两 人参四两
上四味，以水六升，煮取二升，去滓，分温再服。

邹解： 方以木防己辛平散水，主风寒温疟热气诸痛，除邪，利大小便；石膏辛微寒，主心下逆气惊喘，不能息，腹中坚痛；桂枝辛温，主上气咳逆，结气，补中益气；人参味甘微寒，益气，主补五脏，除邪气。

木防己去石膏加茯苓芒硝汤方

木防己二两 桂枝二两 茯苓四两 人参四两 芒硝三合

上四味,以水六升,煮取二升,去滓,纳芒硝,再微煎,分温再服,微利则愈。

邹解: 方以木防己辛平散水,主风、寒、温、疟、热、气诸痛,除邪,利大小便;桂枝辛温,主上气咳逆,结气,补中益气;人参味甘微寒益气,主补五脏,除邪气;茯苓甘平,益气健脾,化水;芒硝苦寒泻水,涤去蓄结,推陈致新,除邪气。

心下有支饮,其人苦冒眩,泽泻汤主之。

邹解: 支饮,水在心下,湿气上扰而病人头晕如裹,用泽泻汤治疗。

泽泻汤方

泽泻五两 白术二两

上二味,以水二升,煮取一升,分温再服。

邹解: 方以泽泻甘寒利水,主风、寒、湿痹,益气力,能行水上;白术苦温,助心健脾,化湿,虚则补其母,主风、寒、湿痹。

支饮,胸满者,厚朴大黄汤主之。

邹解: 支饮,胸满,用厚朴大黄汤治疗。

厚朴大黄汤方

厚朴八两 大黄四两

上二味,以水五升,煮取二升,去滓,温服一升,不差再服。

邹解：方以厚朴苦温，助心健脾，化水，虚则补其母；大寒苦寒泻水，主留饮，通利水谷。

支饮，不得息，葶苈大枣泻肺汤主之。（方见前）

邹解：支饮，喘息不停，用葶苈大枣泻肺汤治疗。

支饮，口不渴，作呕者，或吐水者，小半夏汤主之。

邹解：支饮，口不渴，水气上逆而发作呕吐，或者吐水，用小半夏汤治疗。

小半夏汤方

半夏一升　生姜半斤
上二味，以水七升，煮取一升半，去滓，分温再服。

邹解：方以半夏辛平，宣降肺气，散水气；生姜辛温散寒，助肺气宣降。

腹满，口舌干燥，肠间有水气者，防己椒目葶苈大黄丸主之。

邹解：痰饮，肠间有水气，腹满，水气内停而口舌干燥，用防己椒目葶苈大黄丸治疗。

防己椒目葶苈大黄丸方

防己　椒目　葶苈　大黄各一两
上四味，捣筛，炼蜜为丸，如梧桐子大，先食，饮服一丸，日三服，不知稍增。

邹解：防己辛平、椒目辛温，助肺宣降，发散水气；大黄苦寒泻水，破癥瘕积聚，留饮，通利水谷；葶苈辛寒散水，主癥瘕积聚，结气，破坚。

膈间有水气,呕、吐、眩、悸者,小半夏加茯苓汤主之。

邹解: 支饮,膈间有水气,水气上逆而呕吐、头晕、心悸,用小半夏加茯苓汤治疗。

小半夏加茯苓汤方

半夏一升 生姜半斤 茯苓四两
上三味,以水七升,煮取二升,去滓,分温再服。

邹解: 方以半夏辛平、生姜辛温,助肺宣发肃降,发散水气;茯苓甘平,健脾化水。

病人脐下悸,吐涎沫而头眩者,此有水也,五苓散主之。

邹解: 病人脐下悸,吐涎沫而头晕,这是有水气,用五苓散治疗。

五苓散方

猪苓十八铢(去皮) 泽泻一两六铢 白术十八铢 茯苓十八铢 桂枝半两
上五味,捣为散,以白饮和方寸匕,日三服,多饮暖水,汗出愈,如法将息。

邹解: 方以猪苓、茯苓甘平,健脾化水;泽泻甘寒利水,主风、寒、湿痹,益气力,能行水上;白术苦温,助心,健脾,化湿,虚则补其母,主风、寒、湿痹。

师曰:病有风水,有皮水,有正水,有石水,有黄汗。
风水其脉自浮,其证骨节疼痛,恶风。皮水其脉亦浮,其证胕肿,按之没指,不恶风,腹如鼓,不渴,当发其汗。正水其脉沉迟,其证为喘。石水其脉自沉,其证腹满不喘,当利其小便。黄汗其脉沉迟,其证发热,胸满,四肢头面肿,久不愈,必致痈脓。

邹解：仲景又进一步论述了风水、皮水、正水、石水和黄汗。

风水：风水相搏，骨节疼痛，恶风，脉浮。《灵枢·论疾诊尺》云："视人之目窠上微痈，如新卧起状，其颈脉动，时咳，按其手足上窅而不起者，风水肤胀也。"《素问·水热穴论》云："勇而劳甚，则肾汗出，肾汗出逢于风，内不得入于脏腑，外不得越于皮肤，客于玄府，行于皮里，传为胕肿，本之于肾，名曰风水。所谓玄府者，汗空也。"

皮水：水溢皮下，皮肤肿，按之没指，不恶风，腹胀如鼓，不渴，脉浮，应当用汗法。

正水：寒水壅痹于肺而喘，寒水在肾而脉沉迟。《素问·水热穴论》云："其本在肾，其末在肺，皆积水也。"

石水：水聚于肾，腹部胀满，不喘，脉沉，应当利小便。《素问·大奇论》云："肾肝并沉为石水。"《灵枢·邪气脏腑病形》云："肾脉……微大为石水，起脐以下至少腹睡睡然。"《素问·阴阳别论》云："多阴少阳曰石水，少腹肿。"

黄汗：寒热错杂而发热，胸满，四肢头面浮肿，脉沉迟，久不愈，必致痈脓。

脉浮而洪，浮则为风，洪则为气。风气相搏，风强则为瘾疹，身体为痒，痒者为泄风，久为痂癞。气强则为水，难以俯仰，身体洪肿，汗出乃愈。恶风则虚，此为风水。不恶风者，小便通利，上焦有寒，其口多涎，此为黄汗。

邹解：仲景指出：脉浮而洪，浮则为风，洪则为气。

风气相搏，风强则为瘾疹，身体痒，身体痒为泄风，时间久为痂癞。气强为水，难以俯仰，身体浮肿，汗出就痊愈了。《平脉法第二》云："寸口脉浮而大，浮为风虚，大为气强；风气相搏，必成瘾疹，身体为痒，痒者名泄风，久久为痂癞。"

恶风是虚，这是风水的表现。

不恶风，小便通畅，上焦有寒，病人口中多涎，这是黄汗。

寸口脉沉滑者，中有水气，面目肿大有热，名曰风水。其人之目窠上微肿，如蚕新卧起状，其颈脉动，时时咳，按其手足上，陷而不起者，亦曰风水。

邹解：寸口脉沉滑，这是体内有水气，面目浮肿，发热，名为风水。病人眼睑微肿，如蚕新卧起的形态，病人颈脉跳动，不停地咳嗽，按其手足，凹陷不起，也是风水。

《灵枢·论疾诊尺》曰："视人之目窠上微痛，如新卧起状，其颈脉动，时咳，按其手足上窅而不起者，风水肤胀也。"《灵枢·水胀》云："水始起也，目窠上微肿，如新卧起之状，其颈脉动，时咳，阴股间寒，足胫肿，腹乃大，其水已成矣。以手按其腹，随手而起，如裹水之状，此其候也。"

太阳病，脉浮而紧，法当骨节疼痛，今反不痛，体重而酸，其人不渴，此为风水，汗出即愈，恶寒者此为极虚，发汗得之。渴而不恶寒者，此为皮水。身肿而冷，状如周痹，胸中窒，不能食，反聚痛，躁不得眠，此为黄汗。痛在骨节，咳而喘不渴者，此为正水，其状如肿，发汗则愈。然诸病此者，若渴而下利，小便数者，皆不可发汗，但当利其小便。

邹解：太阳经受病，感受风寒脉浮而紧，应当骨节疼痛，现在反不痛，身体沉重而酸胀，病人不渴，这是风水，汗出就痊愈。如果恶寒，这是极虚，是发汗引起的。

口渴而不恶寒，为皮水。表现为身体浮肿怕冷，形态似周痹证，胸中压抑，不能进食，出现固定性疼痛，烦躁不能睡眠，这是黄汗。

骨节疼痛，咳嗽、气喘而不渴，这是正水，病人症状表现似肿胀，发汗就痊愈。

所有的此类疾病，如果口渴伴有腹泻，小便频数，都不可以用汗法，只应当利小便。

心水为病，其身重而少气，不得卧，烦躁，阴肿。
肝水为病，其腹大，不能自转侧，胁下痛，津液微生，小便续通。
肺水为病，其身肿，小便难，时时鸭溏。
脾水为病，其腹大，四肢苦重，津液不生，但苦少气，小便难。
肾水为病，其腹大，脐肿，腰痛，不得溺，阴下湿如牛鼻上汗，其足逆冷，面反瘦。
诸有水者，腰以下肿，当利小便；腰以上肿，当发汗乃愈。

邹解：以上论述了五脏水饮病的症状表现和治疗原则。

心水发病，身体沉重，乏力气短，不能平卧，烦躁，阴部水肿。

肝水发病，腹部胀大，不能自转侧，胁下疼痛；津液逐渐产生，小便会再通畅。

肺水发病，身体浮肿，小便困难，不停腹泻像鸭溏。

脾水发病，腹部胀大，四肢困重，津液不生，只有乏力气短，小便困难。

肾水发病，腹部胀大，脐周肿胀，腰痛，不能尿，阴部潮像象牛鼻上出的汗，足冷，面部消瘦。

以上所有的水饮病，腰以下浮肿，应当利小便；腰以上浮肿，应当发汗就痊愈。正是《黄帝内经》治则的具体应用，如《素问·汤液醪醴论》云："开鬼门，洁净府，精以时服，五阳已布，疏涤五脏，故精自生，形自盛，骨肉相保，巨气乃平。"

寸口脉沉而迟，沉则为水，迟则为寒，寒水相搏，脾气衰则鹜溏，胃气衰则身肿，名曰水分。

邹解：寸口脉沉而迟，沉则为水，迟则为寒，寒水相搏，脾气衰弱则腹泻青黑鹜溏，胃气衰弱则身体浮肿，名为水分。

少阳脉卑，少阴脉细，男子则小便不利；妇人则经水不利；名曰血分。

邹解：少阳血虚而脉卑，《平脉法第一》云："营气弱，名曰卑。"少阴血虚而脉细；男子则小便不利；妇人则经水不利；这是血分病。

妇人经水，前断后病水者，名曰血分，此病难治；先病水，后经水断，名曰水分，此病易治，水去则经自下也。

邹解：妇人经水，先停经后病水，名为血分，此病难治。
先病水，后停经，名为水分，此病易治，水去则月经自下。

寸口脉沉而数，数则为出，沉则为入，出为阳实，入为阴结；趺阳脉微而弦，微则无胃气，弦则不得息；少阴脉沉而滑，沉为在里，滑则为实，沉滑相搏，血结胞门，其瘕不泻，经络不通，名曰血分。

邹解：寸口脉沉数,数则为水气出表,沉则为水气在里,出为阳气盛,入为阴水结聚。

趺阳脉微而弦,微则无胃气;弦为胃气寒,会不停地喘息。

少阴脉沉而滑,沉为水气在里,滑则为水气实,沉滑相搏,血结胞门,形成癥瘕积聚,致经络不通,名为血分。

问曰:病者苦水,面目身体皆肿,四肢亦肿,小便不利,脉之,不言水,反言胸中痛,气上冲咽状如炙肉,当感咳喘,审如师言,其脉何类? 师曰:寸口脉沉而紧,沉为水,紧为寒,沉紧相搏,结在关元,始时尚微,年盛不觉,阳衰之后,营卫相干,阳损阴盛,结寒微动,肾气上冲,咽喉塞噎,胁下急痛,医以为留饮而大下之,沉紧不去,其病不除,复重吐之,胃家虚烦,咽燥欲饮水,小便不利,水谷不化,面目手足浮肿,又与葶苈下水,当时如小差,食饮过度,肿复如前,胸胁苦痛,象若奔豚,其水扬溢,则咳喘逆,当先攻其冲气令止,乃治其咳,咳止,喘自差,先治新病,水当在后。

邹解：问,患者症状像水饮病,面目身体皆浮肿,四肢也浮肿,小便不利。医者诊脉,患者不说水气,反而说胸中疼痛,气上冲咽状如火烤,应当感到咳嗽、气喘,请问老师,这是何种脉象?

答,寸口脉沉紧,沉为水,紧为寒,沉紧相搏,寒水聚结在关元穴部位;开始时还轻微,年轻气盛而没有症状感觉;阳气虚衰之后,营卫交争,阳虚阴盛,寒水积聚微微涌动,肾气上冲,致咽喉噎塞,胁下拘急疼痛;医者以为是留饮而用较重的下法,使水寒不消,疾病不除;再重新用吐法,胃阴伤而出现虚烦,咽燥想喝水;阴津不足而小便不利;脾阳虚弱而水谷不化,脾不化水则面目手足浮肿;又给与葶苈逐水,当时好像会稍微好转,就过度饮食,结果浮肿又恢复到之前的样子;胸胁疼痛,症状似奔豚,水气泛滥,出现咳嗽气喘上逆,应当先降冲气,再治咳嗽;咳嗽停止,气喘自愈;先治新病,水应当后治。

《素问·标本病传论》云:"病发而有余,本而标之,先治其本,后治其标;病发而不足,标而本之,先治其标,后治其本。"仲景灵活应用了《黄帝内经》的思想。

水之为病,其脉沉小者,属少阴为石水;沉迟者,属少阴为正水;浮而恶风者,为风水,属太阳;浮而不恶风者,为皮水,属太阳;虚肿者,属气分,发其汗即已,脉沉者,麻黄附子甘草汤主之;脉浮者,麻黄加术汤主之。

邹解: 水气发病,脉沉小,属少阴为石水;脉沉迟,属少阴为正水;脉浮而恶风,为风水,属太阳;脉浮而不恶风,为皮水,属太阳;虚肿,属气分,发汗即愈,脉沉,用麻黄附子甘草汤治疗;脉浮,麻黄加术汤治疗。

麻黄附子甘草汤方

麻黄二两 附子一枚(炮) 甘草二两(炙)

上三味,以水七升,先煮麻黄,去上沫,纳诸药,煮取三升,去滓,分温三服。

邹解: 方以麻黄苦温,助心,温脾,化水,发表,出汗,去邪热气,止咳逆上气,除寒热,破癥坚积聚;附子辛温散水,温肺助宣发肃降,主风寒,咳逆邪气,温中,破癥坚积聚,寒湿;甘草甘平,益气健脾化水,主五脏六腑寒热邪气。

麻黄加术汤方

麻黄三两 桂枝二两 杏仁七十个 甘草一两(炙) 白术四两

上五味,以水九升,先煮麻黄,减二升,去上沫,纳诸药,煮二升半,去滓,温服八合,覆取微汗,不汗再服,得汗停后服。

邹解: 方以麻黄苦温,助心温脾,化水,发表,出汗,去邪热气,止咳逆上气,除寒热,破癥坚积聚;桂枝辛温,散寒发表,温肺助宣发肃降;杏仁甘温,温脾化水,主咳逆上气;白术苦温,助心温脾化水,虚则补其母;甘草甘平,益气健脾,化水,主五脏六腑寒热邪气。

风水,脉浮,身重,汗出,恶风者,防己黄芪汤主之。

邹解：风水相搏,脉浮为风,水留肌肤而身体沉重,风气内扰而汗出,恶风,用防己黄芪汤治疗。

防己黄芪汤方

防己一两　甘草五钱(炙)　白术七钱半　黄芪一两

上四味,锉如麻豆大,每抄五钱匙,生姜四片,大枣一枚,水一升半,煮取八合,去滓,温服;喘者,加麻黄五钱;胃中不和者,加芍药三分;气上冲者,加桂枝三分;下有陈寒者,加细辛三分;服后当如虫行皮中,从腰下如冰,后坐被上,又以一被绕腰下,温令有微汗差。

邹解：方以防己辛平,助肺宣发肃降,化水气,除邪,利大小便;黄芪甘微温,益气健脾,化水,补虚;白术苦温,助心,温脾,化水,虚则补其母;甘草甘平,益气健脾,化水,主五脏六腑寒热邪气。

风水,恶风,一身悉肿,脉浮不渴,续自汗出,无大热者,越婢汤主之。

邹解：风水,风与水相搏,恶风,全身浮肿,口不渴,脉浮,再有自汗出,无大热者,用越婢汤治疗。

越婢汤方

麻黄六两　石膏半斤　甘草二两　生姜三两　大枣十二枚

上五味,以水六升,先煮麻黄,去上沫,纳诸药,煮取三升,去滓,分温三服。

邹解：方以麻黄苦温,发表,去邪热气;生姜辛温,解表祛风,助肺宣发肃降;石膏辛微寒,发散风热邪气;甘草、大枣甘平,益气健脾,化水,补肺,虚则补其母。

皮水,四肢肿,水气在皮肤中,四肢聂聂动者,防己茯苓汤主之。

邹解：皮水，四肢浮肿，水气在皮肤中，四肢微微颤抖，用防己茯苓汤治疗。

防己茯苓汤方

防己三两　黄芪三两　桂枝三两　茯苓六两　甘草二两（炙）
上五味，以水六升，煮取三升，分温三服。

邹解：方以防己辛平、桂枝辛温，助肺宣发肃降，化水气，除邪，利大小便；黄芪甘微温，益气健脾，化水，补虚；茯苓、甘草甘平，益气健脾，化水，主五脏六腑寒热邪气，利小便。

里水，一身面目黄肿，其脉沉，小便不利，甘草麻黄汤主之；越婢加术汤亦主之。

邹解：里水为水气在里，影响脾阳运化，全身面目发黄、浮肿，小便不利，脉沉，用甘草麻黄汤治疗；越婢加术汤也治。

甘草麻黄汤方

甘草二两　麻黄四两
上二味，以水五升，先煮麻黄，去上沫，纳甘草，煮取三升，去滓，温服一升，复令汗出，不汗再服。

邹解：方以甘草甘平，益气健脾，运化水液；麻黄苦温，助心温脾化水，虚则补其母，发表，出汗，去邪热气，除寒热，破积聚。

越婢加术汤方

麻黄六两　石膏半斤　甘草二两（炙）　生姜三两　大枣十五枚　白术四两
上六味，以水六升，先煮麻黄，去上沫，纳诸药，煮取三升，分温三服。

邹解： 方以麻黄苦温，发表，去邪热气；生姜辛温，解表祛风，助肺宣发肃降；石膏辛微寒，发散风热邪气；甘草、大枣甘平，益气健脾，化水；白术苦温，助心温脾化水，虚则补其母。

问曰：黄汗之为病，身体肿，若重汗出而发热口渴，状如风水，汗沾衣，色正黄如柏汁，脉自沉，从何得之？师曰：以汗出入水中浴，水从汗孔入得之，宜黄芪芍药桂枝汤。

邹解： 问：病发黄汗，身体浮肿，如果出汗多而发热、口渴，形态像风水，出汗沾衣，颜色正黄像柏汁，脉沉，这是什么原因？师答：这是因为汗出后在水中洗浴，水从汗孔进入，宜黄芪芍药桂枝汤。

黄芪芍药桂枝汤方

黄芪五两　芍药三两　桂枝三两

上三味，以苦酒一升，水七升，相合，煮取三升，去滓，温服一升，当心烦，服至六七日乃解；若心烦不止者，以苦酒阻故也，以美酒醯易之。

邹解： 方以黄芪甘微温，健脾化水，补虚；芍药苦平，得温药以助心、温脾、化水，利小便，益气；桂枝辛温，助肺宣发肃降以宣通水之上源，主补中益气。

黄汗之病，两胫自冷，假令发热，此属历节。食已汗出，暮常盗汗，此营气热也；若汗出已，反发热者，久久身必甲错；若发热不止者，久久必生恶疮；若身重，汗出已辄，轻者，久久身必瞤，瞤即胸痛；又从腰以上汗出，以下无汗，腰髋弛痛，如有物在皮中状，剧则不能食，身疼重，烦躁，小便不利，此为黄汗，桂枝加黄芪汤主之。

邹解： 黄汗发病，两胫部怕冷，假如发热，这是历节病。进食后出汗，晚上经常盗汗，这是营血热；如果出汗后，反而发热，伤及营血，时间久了，身体会出现皮肤甲错；如果发热不止，时间久了，会生恶疮，这是热邪煎熬营血的原因。《素问·至真要大论》云："诸痛痒疮，皆属于心。"

如果身体沉重,出汗后症状就可以减轻,时间久了,身体会产生肌肉颤动,肌肉颤动就会引起胸痛;如果又从腰以上出汗,腰以下无汗,腰髋部松弛、疼痛,像有东西在皮肤中的感觉,严重到不能进食,身体疼痛沉重,烦躁,小便不利,这是寒热错杂造成的黄汗,用桂枝加黄芪汤治疗。

桂枝加黄芪汤方

桂枝三两 芍药三两 甘草二两(炙) 生姜三两(切) 大枣十五枚 黄芪二两
上六味,以水八升,煮取三升,去滓,温服一升,日三服。

邹解:方以桂枝、生姜辛温散寒;芍药苦平清营,益气;黄芪甘温,健脾化水;甘草、大枣甘平,益气健脾,养血化水。

寸口脉沉而弱,沉即主骨,弱即主筋,沉即为肾,弱即为肝,汗出入水中,如水伤心,历节痛,黄汗出,故曰历节。
味酸则伤筋,筋伤则缓,名曰泄;咸则伤骨,骨伤则痿,名曰枯;枯泄相搏,名曰断泄。营气不通,卫不独行,营卫俱微,三焦无御,四属断绝,身体羸瘦,独足肿大,黄汗出,两胫热,便为历节。

邹解:寸口脉沉弱,沉主骨,弱主筋,沉为肾,弱为肝,出汗后进入水中,如果水气伤心,关节疼痛,出黄汗,所以称为历节。
其病机是:过食酸味会伤筋,筋伤则弛缓,称为泄;过食咸味会伤骨,骨伤则痿痹,称为枯;枯泄相搏,称为断泄。营气不通,卫气不行,营卫俱虚,三焦不能气化,肢体痿废不用,身体消瘦,足部肿大,出黄汗,两胫部发热,便发为历节。

少阴,脉浮而弱,弱则血不足,浮则为风,风血相搏,即疼痛如掣。
肥盛之人,脉涩小,短气,自汗出,历节疼,不可屈伸,此皆饮酒汗出当风所致也。

邹解:少阴脉浮弱,弱为血不足,浮为风,风血相搏,发作疼痛并有抽掣感。

肥胖的人,脉涩小,气短,自汗出,关节疼痛,不能屈伸,这都是饮酒后汗出受风所引起的。

诸肢节疼痛,身体羸瘦,脚肿如脱,头眩短气,温温欲吐者,桂枝芍药知母甘草汤主之。

邹解:各种四肢关节疼痛,病机为水气伤肾;营卫虚,气血不足而身体消瘦;肾虚水气不化而足部严重肿胀;气血虚而头晕气短;营卫虚,胃气不和而恶心欲吐。用桂枝芍药知母甘草汤治疗。

桂枝芍药知母甘草汤方

桂枝三两 芍药三两 知母二两 甘草二两
上四味,以水六升,煮取三升,去滓,温服一升,日三服。

邹解:方以桂枝辛温,助肺宣发肃降,开水之上源,辛温可以助肾气,虚则补其母;利关节,补中益气;芍药苦平,除血痹,破坚积寒热,止痛,利小便,益气;知母苦寒,主肢体浮肿,下水,补不足,益气;甘草甘平,益气健脾,化水。

此方桂枝辛温可宣发水气,甘草甘平可健脾化水;而以苦寒、苦平之剂则不考虑性味,全在药物功效,对症治疗。

病历节,疼痛,不可屈伸,脉沉弱者,乌头麻黄黄芪芍药甘草汤主之。

邹解:病历节,病机为水气伤及肝肾,水气伤肾而骨节疼痛;水气伤肝,不能养筋而致关节不可屈伸,水气伤肾而脉沉,水气伤肝而脉弱,仲景曰:"寸口脉沉而弱,沉即主骨,弱即主筋,沉即为肾,弱即为肝。"用乌头麻黄黄芪芍药甘草汤治疗。

乌头麻黄黄芪芍药甘草汤方

乌头五枚(切) 麻黄三两 黄芪三两 芍药三两 甘草三两

上五味,先以蜜二升煮乌头,取一升,去滓,别以水三升煮四味,取一升,去滓,纳蜜再煮一二沸,服七合,不知尽服之。

邹解:方以乌头辛温,助肺,补肾气,虚则补其母,除寒湿,痹,破积聚,寒热;黄芪甘温,健脾化水;麻黄苦温,助心温脾,化水,发表,出汗,去邪热气,除寒热,破癥坚积聚;芍药苦平,除血痹,破坚积寒热,止痛,利小便,益气;甘草甘平,益气健脾,化水。

后世认为芍药酸苦平,酸可养肝柔筋,但汉代以其苦平。

病历节,疼痛,两足肿,大小便不利,脉沉紧者,甘草麻黄汤主之;脉沉而细数者,越婢加白术汤主之。(二方俱见前)

邹解:病历节,水气伤肾而骨节疼痛,两足浮肿,大小便不利,水气伤肾而脉沉,感受寒邪而致脉紧,《平脉法第一》云:"紧则为寒。"用甘草麻黄汤治疗。水气伤肾而脉沉;水气在里而脉沉细,《平脉法第一》云:"凡里有病者,脉当沉细。"脉数为有热,《平脉法第一》云:"数则热烦。"用越婢加白术汤治疗。

师曰:寸口脉迟而涩,迟则为寒,涩为血不足,趺阳脉微而迟,微则为气,迟则为寒,胃气不足,则手足逆冷,营卫不利,则腹满肠鸣相逐,气转膀胱,营卫俱劳。阳气不通即身冷,阴气不通即骨疼;阳前通则恶寒,阴前通则痹不仁,阴阳相得,其气乃行,大气一转,寒气乃散,实则失(矢)气,虚则遗溺,名曰气分。

邹解:寸口脉迟涩,迟为寒,涩为血不足;趺阳脉微迟,微为胃气虚,迟为寒,胃气不足,影响脾阳健运,出现手足逆冷;营卫不和,虚寒内生出现腹满、肠鸣;寒气传到足太阳膀胱经,营卫俱虚,阳气不通出现身体怕冷,阴气不通出现骨节疼痛;寒气伤阳则恶寒,寒气伤及阴血则虚痹、麻木不仁。阴阳调和,经气才可以运行通畅;阳气恢复,寒气才会消散;胃气实则排气、排便,膀胱气虚则遗尿,称为气分。

气分,心下坚,大如盘,边如旋杯,桂枝甘草麻黄生姜大枣细辛附子汤主之。

邹解：气分病，营卫不和，内有寒气，胃气实与寒气交结而心下坚硬，大小像盘子一般，边缘像旋转的杯子，桂枝甘草麻黄生姜大枣细辛附子汤治疗。

桂枝甘草麻黄生姜大枣细辛附子汤方

桂枝三两　甘草二两(炙)　麻黄二两　生姜二两(切)　大枣十二枚　细辛三两　附子一枚(炮)

上七味，以水七升，先煮麻黄，去沫，纳诸药，煮取三升，分温三服，汗出即愈。

邹解：方以桂枝、生姜、细辛、附子辛温散寒，主风寒湿，破癥坚积聚；麻黄苦温，发表，出汗，去邪热气，除寒热，破癥坚积聚；大枣甘平，益气健脾，调和营卫。

水饮，心下坚，大如盘，边如旋杯，枳实白术汤主之。

邹解：水饮病，水气与胃气实相交结而致心下坚硬，大小像盘子一般，边缘像旋转的杯子，用枳实白术汤治疗。

枳实白术汤方

枳实七枚　白术二两

上二味，以水五升，煮取三升，去滓，分温三服。

邹解：方以枳实苦寒，泻胃气实，除寒热结，利五脏，益气轻身；白术苦温，助心健脾化水，主风、寒、湿痹，消食。

小便不利，其人有水气，若渴者，栝蒌瞿麦薯蓣丸主之。

邹解：病人有水气，水气不化而小便不利，如果口渴，用栝蒌瞿麦薯蓣丸治疗。

栝蒌瞿麦薯蓣丸方

栝蒌根二两　瞿麦一两　薯蓣二两　附子一枚(炮)　茯苓三两

上五味,末之,炼蜜为丸,如梧桐子大,饮服二丸,日三服,不知可增至七八丸,以小便利,腹中温为知。

邹解:方以栝蒌根苦寒,主消渴,补虚安中;瞿麦苦寒,主关格,诸癃结,小便不通;薯蓣甘温,健脾阳,化水,利水之中源,补虚羸,除寒热邪气,补中益气力;附子辛温,助肺宣发肃降,利水之上源,补肾通阳,利水之下源,主寒湿;茯苓甘平,健脾利水,主口焦舌干,利小便。

方中栝蒌根、瞿麦苦寒,以其功效。

小便不利,其人有水气在血分者,滑石乱发白鱼散主之;茯苓白术戎盐汤亦主之。

邹解:水气在血分,水气不化而小便不利,用滑石乱发白鱼散治疗;茯苓白术戎盐汤也治。

滑石乱发白鱼散方

滑石一斤　乱发一斤(烧)　白鱼一斤

上三味,杵为散,饮服方寸匕,日三服。

邹解:方以滑石甘寒,入脾利血分,主癃闭,利小便,益精气;乱发苦温,入血分,主五癃,关格不通,利小便水道;白鱼,《证类本草》云衣鱼,一名白鱼,"味咸,温,无毒。主妇人疝瘕,小便不利"。《素问·脏气法时论》云"咸软",以化血分水气。

茯苓白术戎盐汤方

茯苓半斤　白术二两　戎盐二枚(弹丸大)

上三味,先以水一斗,煮二味,取三升,去滓,纳戎盐,更上微火一二沸化之,分温三服。

邹解: 方以茯苓甘平,健脾化水,通血分,利小便;白术苦温,入血分,化水饮,主风、寒、湿痹;戎盐咸寒,《素问·脏气法时论》云"咸软",以化血分水气。

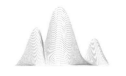

伤寒杂病论卷第十五

辨瘀血吐衄下血疮痈病脉证并治

病人胸满、唇痿、舌青、口燥，但欲嗽水，不欲咽，无寒热，脉微大来迟，腹不满，其言我满，此为有瘀血。

邹解：病人胸满、口唇枯痿、舌质青暗、口中干燥，只想嗽水，不想咽下，没有恶寒发热，脉微大来迟，自诉腹满，按诊而腹不满，这是有瘀血。从症状表现分析，仲景此论瘀血应该是胃肠道出血后形成的瘀血。《辨阳明病脉证并治》："阳明病，口燥，但欲漱水，不欲咽者，此必衄。"

病人如有热状，烦满，口干燥而渴，其脉反无热，此为阴伏，是瘀血也，当下之，宜下瘀血汤。

邹解：病人像有发热症状，血瘀而阴血不足，烦躁满闷，口干燥而渴，诊脉反而无热象，这是阴伏，为瘀血。应当用下法，用下瘀血汤。

下瘀血汤方

大黄三两　桃仁二十枚　䗪虫二十枚（去足）

上三味，末之，炼蜜和丸，以酒一升，水一升，煮取八合，顿服之，血下如豚肝愈。

邹解：方以大黄苦寒攻下，主下瘀血，血闭，寒热，破癥瘕积聚，荡涤肠胃，推陈致新；桃仁苦平入血分，主瘀血，血闭瘕邪；䗪虫咸寒，软坚化瘀，《素问·脏气法时论》云"咸软"。主心腹寒热，血积癥瘕，破坚，下血闭。

膈间停留瘀血,若吐血色黑者,桔梗汤主之。

邹解:膈间停留瘀血,如果吐黑色血,用桔梗汤治疗。

桔梗汤方

桔梗一两 甘草二两
上二味,以水三升,煮取一升,去滓,温分再服。

邹解:桔梗辛微温散瘀,《素问·脏气法时论》云"辛散",主胸胁痛如刀刺;甘草甘平,健脾益气,气行则血行。

吐血不止者,柏叶汤主之;黄土汤亦主之。

邹解:上消化道出血,吐血不止,用柏叶汤治疗;黄土汤也治疗。

柏叶汤方

柏叶三两 干姜三两 艾叶三把
上三味,以水五升,取马通汁一升,合煮取一升,去滓,分温再服。

邹解:柏叶,《神农本草经》不载,《证类本草》云:"味苦,微温,无毒。主吐血、衄血,痢血,崩中赤白,轻身益气。"看来汉代已经认识到了柏叶治疗吐血的作用。干姜辛温,温中止血;艾叶,《神农本草经》不载,早在《黄帝内经》已有灸法,以其温中止血。

黄土汤方

灶中黄土半斤 甘草三两 地黄三两 白术三两 附子三两(炮) 阿胶三两 黄芩三两
上七味,以水八升,煮取三升,去滓,分温三服。

邹解:灶中黄土,又名伏龙肝,具有止血之功,《神农本草经》不载,

《名医别录》云："伏龙肝,味辛,微温。主治妇人崩中,吐下血,止咳逆,消痈肿毒气。"甘草甘平,益气健脾,主金创膧;地黄味甘寒,主折跌绝筋,伤中,逐血痹;白术味苦温,助心健脾,虚则补其母;阿胶甘平,健脾,养血止血,主心腹,内崩,劳极,女子下血安胎,久服轻身益气;附子辛温化瘀,《素问·脏气法时论》云"辛散"。主破癥坚积聚,血瘕;黄芩苦平,下血闭。全方共收止血、化瘀之功。

心气不足,吐血,若衄血者,泻心汤主之。

邹解:心主血,心气不足,血热妄行,灼伤血络,出现吐血,如果伴有衄血,用泻心汤治疗。

泻心汤方

大黄二两 黄连一两
上二味,以水三升,煮取一升,去滓,顿服之。

邹解:方以大黄、黄连苦寒泻心火,主下瘀血,血闭,破癥瘕积聚,推陈致新。

本方不以补心气,但以清心泻火,以治血热妄行,急则治其标。

下血,先便而后血者,此远血也,黄土汤主之。(方见前)
下血,先血而便者,此近血也,赤豆当归散主之。

邹解:便血,先大便而后出血,这是肛门远端出血,用黄土汤治疗。便血,先出血而后大便,这是肛门近端出血,用赤豆当归散治疗。

赤豆当归散方

赤小豆三升(浸,令毛出,曝干) 当归十两
上二味,杵为散,浆水和服方寸匙,日三服。

邹解：赤小豆，味甘平，益气健脾，活血止血，主下水，排痈肿脓血；当归甘温，益气健脾，具有养血止血之功，主妇人漏下绝子，金创。

师曰：病人面无色，无寒热，脉沉弦者，必衄血；脉浮而弱，按之则绝者，必下血，烦而咳者，必吐血。

从春至夏衄血者，属太阳也；从秋至冬衄血者，属阳明也。

尺脉浮，目睛晕黄者，衄未止也；黄去睛慧了者，知衄已止。

邹解：病人出血后血虚、气脱而见面色无华，无寒热，血虚气脱而脉沉弦，气脱不守，血溢脉络而衄血；血虚气脱则见脉浮弱，气血皆虚脱则沉按脉绝，《平脉法第一》云："气血脱者，则脉绝。"胃气衰，脾不统血，必会便血；虚热内扰而烦躁、咳嗽，损伤胃络必会吐血。

从春至夏衄血，阳气升发，太阳为一身阳气之表，故多属太阳；从秋至冬衄血，阳气潜藏，阳明在里，故属阳明。

血虚而尺脉浮，《平脉法第二》云："浮为虚。"肝为藏血之脏，肝开窍于目，眼睛黄有晕，说明衄血未止；眼睛明亮，黄晕消失，是衄血已止的表现。

问曰：寸口脉微浮而涩，法当亡血，若汗出，设不汗出者云何？师曰：若身有疮，被刀斧所伤，亡血故也，此名金疮；无脓者，王不留行散主之；有脓者，排脓散主之，排脓汤亦主之。

邹解：问：寸口脉微浮而涩，应当是亡血，如果用汗法，假如不出汗是为何？师回答：如果身上有被刀斧所伤所引起的溃疡，是失血很多造成的，这是金疮。如果伤口没有化脓，用王不留行散治疗；如果伤口化脓，用排脓散治疗，排脓汤也可以治疗。

王不留行散方

王不留行十分(烧) 蒴藋细叶十分(烧) 桑根白皮十分(烧) 甘草十八分 黄芩二分 蜀椒三分(去目) 厚朴二分 干姜二分 芍药二分

上九味,为散,饮服方寸匕,小疮即粉之,大疮但服之,产后亦可服。

邹解:方以王不留行苦平,主金创,止血逐通,出刺;蒴藋细叶清热解毒,桑根白皮甘寒,主伤中,五劳六极,羸瘦,崩中,脉绝,补虚益气;蜀椒辛温,主温中,逐骨节,皮肤死肌;干姜辛温,主温中止血,出汗;黄芩苦平,主诸热,下血闭,恶创恒蚀,火疡;厚朴苦温,主血痹,死肌;甘草甘平,主金创尰,解毒。

仲景曰:"小疮即粉之,大疮但服之。"即溃疡面积小则粉碎成粉剂外敷,溃疡面积大的用水煎口服,最早体现了外治之法亦内服之理。

排脓散方

枳实十六枚 芍药六分 桔梗二分

上三味,杵为散,取鸡子黄一枚,以药散与鸡黄相等,揉和令相得,饮和服之,日一服。

邹解:方以枳实苦寒,清热解毒,除寒热结,长肌肉,利五脏,益气轻身;芍药苦平,清热解毒,除血痹,破坚积寒热,疝瘕,益气;桔梗辛微温,散瘀血,排脓,主胸胁痛如刀刺。

排脓汤方

甘草二两 桔梗三两 生姜一两 大枣十枚

上四味,以水三升,煮取一升,去滓,温服五合,日再服。

邹解:方以甘草甘平,健脾益气,排脓解毒,主金创尰,解毒;桔梗辛微温,散瘀血,排脓,主胸胁痛如刀刺;生姜辛温,散瘀血,排脓解毒;大枣甘平,健脾益气,养血。

浸淫疮,从口流向四肢者,可治;从四肢流来入口者,不可治。

浸淫疮,黄连粉主之。

邹解：《平脉法第二》云："寸口脉大而涩，时一弦，无寒热，此为浸淫疮所致也；若加细数者，为难治。"说明浸淫疮最早见于《平脉辨证》，仲景进一步认识并给予方药治疗。

仲景指出了浸淫疮的预后：从口流向四肢者，可治；从四肢流来入口者，不能治。

浸淫疮，用黄连粉治疗。

黄连粉方

黄连十分　甘草十分
上二味，捣为末，饮服方寸匙，并粉其疮上。

邹解：方以黄连苦寒清热解毒，《素问·至真要大论》云："诸痛痒疮，皆属于心。"甘草甘平，健脾益气，解毒。

诸脉浮数，法当发热，而反洒淅恶寒，若有痛处，当发其痈。

邹解：脉浮数，应当发热，病人反而出现瑟瑟怕冷，这是重热则寒的表现；如果有固定疼痛部位，这是要发痈病。《灵枢·痈疽》云："营卫稽留于经脉之中，则血泣而不行，不行则卫气从之而不通，壅遏而不得行，故热。大热不止，热胜则肉腐，肉腐则为脓，故命曰痈。"

《平脉法第二》云："寸口脉洪数，按之急滑者，当发痈脓；发热者，暴出；无热者，久久必至也。"可见《平脉辨证》所论与仲景不同。

师曰：诸痈肿者，欲知有脓无脓？以手掩肿上，热者，为有脓；不热者，为无脓也。

邹解：痈病热胜肉腐而化脓，要鉴别有脓无脓，用手按压在痈肿上面，发热为有脓，不发热则没有化脓。

肠痈之为病，其身甲错，腹皮急，按之濡，如肿状，腹无积聚，身无热，脉数，此为肠内有痈也，薏苡附子败酱散主之。

邹解：肠痈发病，病人身体皮肤甲错，腹部皮肤拘急，按压濡软，像肿胀的样子，腹部没有积聚，身体不发热，脉数，这是肠内有痈肿，用薏苡附子败酱散治疗。

肠痈最早见于《黄帝内经》。《素问·厥论》云："少阳厥逆，机关不利，机关不利者，腰不可以行，项不可以顾，发肠痈不可治，惊者死。"《平脉辨证》论述了肠痈，与仲景所论不同。《平脉法第二》云："寸口脉浮滑，按之弦急者，当发内痈；咳嗽胸中痛为肺痈，当吐脓血；腹中掣痛为肠痈，当便脓血。"

薏苡附子败酱散方

薏苡十分 附子二分 败酱五分
上三味，杵为末，取方寸匙，以水二升，煮减半，去滓，顿服，小便当下血。

邹解：方以薏苡仁甘微寒，清热解毒，排痈；附子辛温，散结化痈，《素问·脏气法时论》云"辛散"，主金创，破癥坚积聚，血瘕；败酱苦平，清热解毒，主暴热火创，赤气，热气。《素问·至真要大论》云："诸痛痒疮，皆属于心。"

少腹肿痞，按之即痛如淋，小便自调，时时发热，自汗出，复恶寒，此为肠外有痈也；其脉沉紧者，脓未成也，下之当有血；脉洪数者，脓已成也，可下之，大黄牡丹汤主之。

邹解：少腹肿胀痞满，按压有小便淋疼的感觉，但小便正常，时时发热，自汗出，再恶寒，这是肠外有痈；病人脉沉紧，是未化脓的表现，如果用下法会便血；脉洪数，是已化脓的表现，可用下法，用大黄牡丹汤治疗。

仲景认为寸口脉浮数，当发其痈；脉数，肠内有痈；脉沉紧，肠外有痈而未化脓；脉洪数，肠外有痈已化脓。与《平脉法第二》有明显不同，注意鉴别。

大黄牡丹汤方

大黄四两　牡丹一两　桃仁五十个　冬瓜子半升　芒硝三合

上五味,以水六升,煮取一升,去滓,顿服之,有脓者当下脓,无脓者当下血。

邹解:方以大黄、芒硝苦寒攻下消痛,主下瘀血,血闭,破癥瘕积聚,留饮,推陈致新;牡丹苦辛寒,清热散结,消痛,除癥坚,瘀血留舍肠胃,安五脏,疗痈创;桃仁苦平,主瘀血,血闭瘕邪;冬瓜子可能为《名医别录》所云甘瓜子,《名医别录》云:"甘瓜子,主腹内结聚,破溃脓血,最为肠胃脾内壅要药。"

辨胸痹病脉证并治

师曰:夫脉当取太过不及,阳微阴弦,即胸痹而痛;所以然者,责其极虚也,今阳虚,知在上焦,胸痹而痛者,以其脉弦故也。

平人无寒热。胸痹,短气不足以息者,实也。

邹解:诊脉应取太过、不及,胸痹疼痛,患者寸脉微,尺脉弦;之所以这样,是因为极虚的原因;阳虚内寒,痹阻上焦故而胸痹疼痛,脉弦。

正常人没有寒热。出现胸痹,气短,呼吸困难,是实证。

胸痹,喘、息、咳、唾,胸背痛,寸脉沉迟,关上小紧数者,栝蒌薤白白酒汤主之。

邹解:胸痹,阳虚肺寒,气喘、呼吸不畅、咳嗽、唾涎沫,胸背疼痛;寒邪在里则寸脉沉,阴阻气血则脉迟,《平脉法第一》云:"阴阻气血,则脉迟……沉为在里。"关上小紧数,脉紧为寒,脉数为热,《平脉法第一》云:"紧则为寒","数则热烦"。用栝蒌薤白白酒汤治疗。

胸痹一词,最早见于《灵枢·本脏》:"肺大则多饮,善病胸痹、喉痹、逆气。"可见仲景此条所论胸痹与《灵枢·本脏》一脉相承。

栝蒌薤白白酒汤方

栝蒌实一枚(捣) 薤白半斤 白酒七升
上三味,同煮取二升,分温再服。

邹解:方以栝蒌实苦寒清热,主身热,烦满;薤白辛温散寒,温阳通痹;白酒,《素问·汤液醪醴论》云:"必以稻米,炊之稻薪。稻米者完,稻薪者坚。"用以通阳宣痹止痛。

胸痹不得卧,心痛彻背者,栝蒌薤白半夏汤主之。

邹解:胸痹,寒热交结,阴阻气血,阳不入阴而不能卧,寒邪痹阻心脉则心痛彻背,用栝蒌薤白半夏汤治疗。
此条胸痹则是《黄帝内经》心病。《素问·脏气法时论》云:"心病者,胸中痛,胁支满,胁下痛,膺背肩甲间痛,两臂内痛。"

栝蒌薤白半夏汤方

栝蒌实一枚(捣) 薤白三两 半夏半升 白酒一斗
上四味,同煮取四升,去滓,温服一升,日三服。

邹解:方以栝蒌实苦寒清热,主身热,烦满;薤白、半夏辛温散寒,温阳通痹;白酒,用以通阳宣痹止痛。

胸痹,心中痞,留气结在胸,胸满,胁下逆抢心者,枳实薤白桂枝厚朴栝蒌汤主之;桂枝人参汤亦主之。

邹解:胸痹,寒热交结而心中痞满;阴阻气血,郁气结聚在胸部,致胸满;胁下气逆冲心。用枳实薤白桂枝厚朴栝蒌汤治疗,桂枝人参汤也治疗。

枳实薤白桂枝厚朴栝蒌汤方

枳实四枚　薤白半斤　桂枝一两　厚朴四两　栝蒌一枚(捣)

上五味,以水五升,先煮枳实、厚朴取二升,去滓,纳诸药,煮数沸,分温三服。

邹解:方以枳实、栝蒌实苦寒清热,除寒热结聚,烦满;厚朴苦温,主寒热,惊悸气,血痹;薤白、桂枝辛温散寒,温阳通痹,主气逆,结气。寒温相制,辛苦并用,散郁结,去寒热,降气逆。

桂枝人参汤方

桂枝四两　人参三两　甘草三两　干姜三两　白术三两

上五味,以水一斗,先煮四味,取五升,纳桂枝,更煮取三升,去滓,温服一升,日三服。

邹解:方以桂枝、干姜辛温,散寒开结,温阳通痹,主气逆,结气;人参甘微寒,益气养阴,清热;白术苦温,通阳宣痹,主风、寒、湿痹,除热;甘草甘平,健脾益气,主五脏六腑寒热邪气。

胸痹,胸中气塞,或短气者,此胸中有水气也,茯苓杏仁甘草汤主之;橘皮枳实生姜汤亦主之。

邹解:胸痹,胸中有水气,胸中气塞,或者出现气短。用茯苓杏仁甘草汤治疗,橘皮枳实生姜汤也治疗。

茯苓杏仁甘草汤方

茯苓二两　杏仁五十个　甘草一两(炙)

上三味,以水一斗,煮取五升,去滓,温服一升,日三服,不差更服。

邹解:方以茯苓、甘草甘平,益气健脾,化水,主五脏六腑寒热邪气,心下结痛;杏仁甘温,益气健脾,化水,主咳逆上气,寒心。

橘皮枳实生姜汤方

橘皮一斤 枳实三两 生姜半斤

上三味,以水五升,煮取二升,去滓,分温再服。

邹解:方以橘皮、生姜辛温散寒,通阳宣痹,主胸中瘕热逆气,利水谷,胸满咳逆上气,温中;枳实苦寒清热,除寒热结,益气轻身。

胸痹,时缓时急者,薏苡附子散主之。

邹解:胸痹,寒热交结,阴阳气血,有时轻,有时重,用薏苡附子散治疗。

薏苡附子散方

薏苡十五两 大附子十枚(炮)

上二味,杵为散,白饮服方寸匙,日三服。

邹解:方以薏苡仁甘微寒,益气养阴,清热,主风湿痹,下气;附子辛温散寒,通阳宣痹,温中,破癥坚积聚,血瘕,寒湿。辛甘发散,通阳宣痹。《素问·阴阳应象大论》云:"辛甘发散为阳。"

胸痹,心中悬痛者,桂枝生姜枳实汤主之。

邹解:胸痹,寒热交结,阴阳气血,痹阻心脉而致心中悬痛,用桂枝生姜枳实汤治疗。

桂枝生姜枳实汤方

桂枝三两　生姜三两　枳实五枚

上三味,以水六升,煮取三升,去滓,分温三服。

邹解： 方以桂枝、生姜辛温,散寒通阳,开结宣痹,主气逆,结气,温中；枳实苦寒清热,除寒热结,益气轻身。

胸痹,胸痛彻背,背痛彻胸者,乌头赤石脂丸主之。

邹解： 胸痹,寒气凝滞,阴阻气血,痹阻胸背而致胸痛彻背,背痛彻胸,用乌头赤石脂丸治疗。

乌头赤石脂丸方

乌头一两　蜀椒一两　附子五钱　干姜一两　赤石脂一两

上五味,末之,蜜为丸,如梧桐子大,先食,服一丸,日三服,不知稍增,以知为度。

邹解： 方以乌头、蜀椒、附子、干姜辛温散寒,通阳宣痹,除寒热,痹痛,温中,破癥坚积聚,血瘀,寒湿；赤石脂甘平益气,色赤补心通络。《神农本草经》云："五石脂,各随五色补五脏。"辛甘发散,通阳宣痹。《素问·阴阳应象大论》云："辛甘发散为阳。"

胸痹,其人常欲蹈,其胸上先未苦时,但欲饮热者,旋覆花汤主之。

邹解： 胸痹,寒水热凝结,阴阻气血,表现为经常想用拳头锤击胸部；未发作时,水气结聚,只想喝热水。用旋覆花汤治疗。

旋覆花汤方

旋覆花三两　葱十四茎　新绛少许

上三味,以水三升,煮取一升,顿服。

邹解：旋覆花咸温，散寒通阳，化水，主结气，去五脏间寒热，补中下气；葱辛温散寒，通阳宣痹，主伤寒寒热；茜根，苦寒清热，主寒湿，风痹，补中。

胸痹，心下悸者，责其有痰也，半夏麻黄丸主之。

邹解：胸痹，寒热交结，聚水化痰，心下悸，用半夏麻黄丸治疗。

半夏麻黄丸方

半夏　麻黄各等分
上二味，末之，炼蜜和丸，如小豆大，饮服三丸，日三服。

邹解：方以半夏辛平，散寒通阳，理气化痰，主寒热，心下坚，下气；麻黄苦温，通阳宣痹，去邪热气，除寒热，破癥坚积聚。

胸痹，心下痛，或有恶血积冷者，九痛丸主之。

邹解：胸痹，寒热交结，阴阳气血，或有寒凝血瘀，心下痛，用九痛丸治疗。

九痛丸方

附子三两　狼毒四两　巴豆一两(去皮心,熬,研如脂)　人参一两　干姜一两　吴茱萸一两
上六味，末之，蜜丸如梧桐子大，酒下，强人初服三丸，日三服，弱者二丸。兼治卒中恶，腹胀痛，口不能言；又治连年积冷，流注，心胸痛，冷气上冲，落马，坠车，血疾等，皆主之；忌口如常法。

邹解：方以附子、巴豆、干姜、吴茱萸辛温，狼毒辛平，散寒，通阳宣痹，温中，止痛，除寒热，痹，破癥坚积聚，坚积，血瘀，寒湿，开通闭塞；人参味甘微寒，益气养阴，清热。辛甘发散，通阳宣痹。《素问·阴阳应象大论》云："辛甘发散为阳。"

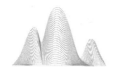

辨妇人各病脉证并治

师曰:妇人得平脉,阴脉小弱,其人呕,不能食,无寒热,此为妊娠,桂枝汤主之;于法六十日当有此证;设有医治逆者,却一月;加吐下者,则绝之。

邹解: 妇人气血平和,诊得平脉,《平脉法第一》云:"气血平者,则脉平。"尺脉稍弱,呕吐,不能进食,无寒热,这是妊娠,用桂枝汤治疗。正常情况下怀孕六十天才有此证;如果误治,要延续发作一个月;如果误用吐法、泻法,就会流产。

对于妇科疾病,《黄帝内经》所论很少,仲景开妇科疾病诊治先河。

桂枝汤方

桂枝三两(去皮) 芍药三两 甘草二两(炙) 生姜三两(切) 大枣十二枚(劈)

上五味,以水七升,煮取三升,去滓,分温三服。

邹解: 方以桂枝、生姜辛温,补中益气,温中;芍药苦平,清热益气;甘草、大枣益气健脾,和胃,安中养脾肋(助)十二经,平胃气,补少气,少津液,身中不足,和百药。

妇人宿有癥病,经断未及三月,而得漏下不止,胎动在脐上者,此为癥痼害;妊娠六月动者,前三月经水利时胎也;下血者,断后三月衃也;所以血不止者,其癥不去故也,当下其癥,桂枝茯苓丸主之。

邹解：妇人既往有癥瘕疾病，怀孕后停经不到三个月，出现阴道出血不止，脐上有胎动，这是癥瘕所致。妊娠六个月胎动，怀孕前三个月月经正常，这是正常胎动；阴道出血，为怀孕后停经三个月，癥瘕破裂所致；之所以阴道出血不止，是癥瘕不去的原因，应当攻下癥瘕，用桂枝茯苓丸治疗。《素问·六元正纪大论》云："有故无殒，亦无殒也。"

桂枝茯苓丸方

桂枝　茯苓　牡丹　桃仁　芍药各等分

上五味，末之，炼蜜为丸，如兔屎大，每日食前服一丸，不知，可渐加至三丸。

邹解：方以桂枝辛温散结，《素问·脏气法时论》云"辛散"。牡丹苦辛寒，除癥坚，瘀血，安五脏，疗痈创；桃仁苦平，主瘀血，血闭瘕邪；茯苓甘平，健脾益气。

妇人怀孕六七月，脉弦，发热，其胎愈胀，腹痛，恶寒，少腹如扇，所以然者，子藏开故也，当以附子汤温之。

邹解：妇人怀孕六七月，阳虚内寒而脉弦；虚阳外浮而发热；胎儿长大成形，腹痛、怕冷，少腹部像扇子拂风，之所以这样，是子宫扩大而阳气不足的原因。应当用附子汤温之。

附子汤方

附子二枚(炮，去皮，破八片)　茯苓三两　人参二两　白术四两　芍药三两

上五味，以水八升，煮取三升，去滓，温服一升，日三服。

邹解：方以附子辛温、白术苦温，散寒温阳；芍药苦平清热养营；人参益气养阴，清热；茯苓健脾益气。

师曰：妇人有漏下者；有半产后续下血都不绝者；假令妊娠腹中痛者，此

为胞阻,胶艾汤主之。

邹解: 妇人怀孕停经后,阴道出血,淋漓不断;有小产后继续阴道出血不止;如果妊娠腹中痛,这都是胞阻,用胶艾汤治疗。

胶艾汤方

地黄六两 芎䓖二两 阿胶二两 艾叶三两 当归三两 芍药四两 甘草二两

上七味,以水五升,清酒三升,煮六味,取三升,去滓,纳胶烊消,温服一升,日三服。

邹解: 方以地黄甘寒,益气养阴,清热,除痹;川芎、艾叶辛温散寒,通阳化瘀;阿胶甘平,益气养血,主内崩,劳极,女子下血,安胎;当归甘温,主妇人漏下;芍药苦平,清热,益气,养营;甘草甘平,健脾益气。

妇人怀妊,腹中疗痛,当归芍药散主之。

邹解: 妇人怀妊,腹部绵绵作痛,用当归芍药散治疗。

当归芍药散方

当归三两 芍药一斤 茯苓四两 白术四两 泽泻半斤 芎䓖三两

上六味,杵为散,取方寸匕,温酒和,日三服。

邹解: 方以当归甘温,益气健脾,养血;芍药苦平,主邪气腹痛,止痛,益气;茯苓甘平,健脾益气;白术苦温,温心助脾;泽泻甘寒,养五脏,益气力;川芎辛温,通阳宣痹,缓急止痛。

妊娠,呕吐不止,干姜人参半夏丸主之。

邹解: 妊娠,寒热错杂,胃气不和,呕吐不止,用干姜人参半夏丸治疗。

干姜人参半夏丸方

干姜一两　人参一两　半夏二两

上三味,末之,以生姜汁糊为丸,如梧桐子大,每服五丸,日三服,饮下。

邹解: 方以干姜、生姜辛温,半夏辛平,散寒和胃;人参甘微寒益气养阴,清热,补五脏。辛甘化阳,平调寒热,调和营卫。

妊娠,小便难,饮食如故,当归贝母苦参丸主之。

邹解: 妊娠,膀胱气化不利,小便困难,饮食正常,用当归贝母苦参丸治疗。

当归贝母苦参丸方

当归四两　贝母四两　苦参四两

上三味,末之,炼蜜为丸,如小豆大,饮服三丸,日三服。

邹解: 方以当归甘温,益气,健脾,通阳;贝母辛平,主淋沥邪气;苦参苦寒,主溺有余沥,逐水。寒温并用,辛甘化阳。

妊娠,有水气,小便不利,洒淅恶寒,起即头眩,葵子茯苓散主之。

邹解: 妊娠,水气内聚,致小便不利;寒水阻滞阳气则瑟瑟恶寒;清阳不升则站起就头晕。用葵子茯苓散治疗。

葵子茯苓散方

葵子一斤　茯苓三两

上二味,杵为散,饮服方寸匕,日三服,小便利则愈。

邹解: 方以冬葵子甘寒,主五脏六腑寒热,五癃,利小便;茯苓甘平,益气健脾,主寒热烦满,口焦舌干,利小便。小便利则水气消散,阳气舒展,清阳上升。

妇人妊娠,身无他病,宜常服当归散,则临产不难,产后亦免生他病。

邹解: 妇人妊娠,身体健康,应该经常服当归散,则临产不难,产后也免生他病。

当归散方

当归一斤 黄芩一斤 芍药一斤 芎䓖一斤 白术半斤
上五味,杵为散,酒服方寸匙,日再服。

邹解: 方以当归甘温,健脾温阳;川芎辛温通阳;芍药苦平,益气养血;白术苦温通阳。共用以温阳,益气养血。

妊娠,身有寒湿,或腹痛,或心烦,心痛,不能饮食,其胎跃跃动者,宜养之,白术散主之。

邹解: 妊娠,体内有寒湿,或者腹痛,或者心烦,心痛,不能进饮食,胎动跃跃欲试的感觉,应该养胎,用白术散主治疗。

白术散方

白术 芎䓖 蜀椒(去目汗) 牡蛎各等分
上四味,杵为散,酒服一钱匙,日三服,夜一服。

邹解: 方以白术苦温散寒,助心温脾,主风、寒、湿、痹;川芎、蜀椒辛温,通阳散寒,温中,主寒湿,寒痹,痹痛,缓急;牡蛎咸平,清热养阴。

妇人怀身七月,腹满不得小便,从腰以下如有水状,此太阴当养不养,心气实也,宜泻劳宫,关元,小便利则愈。

邹解：妇人身孕七个月，腹满不能小便，从腰以下如有水状，这是应当养太阴而没有养，心气实，宜针刺泻劳宫，关元，小便通利就痊愈。

问曰：新产妇人有三病，一者病痉，二者郁冒，三者大便难，何谓也？

师曰：新产血虚多汗出，喜中风，故令病痉；亡血，复汗，寒多，故令郁冒；亡津液胃燥，故大便难。

邹解：问：妇人新产后有三病，一是病痉，二是郁冒，三是大便难，这是为什么？

师答：新产后血虚，出汗多伤阴，易受风，所以病痉；产后出血，再出汗伤阴，感受寒邪，所以郁冒；产后亡津液致胃燥，所以大便难。

产妇郁冒，其脉微弱，呕不能食，大便反坚，但头汗出。所以然者，血虚而厥，厥则必冒，冒家欲解，必大汗出；以血虚下厥，孤阳上出，故头汗出也。所以产妇喜汗出者，亡阴血虚，阳气独盛，故当汗出，阴阳乃复；大便坚，呕不能食者，小柴胡汤主之。

邹解：产妇郁冒，血虚而见脉微弱；血虚生内热，感受寒邪，致胃内寒热错杂，胃气上逆而呕不能食；阴津不足致大便干硬；阳郁于上但见头汗出。之所以这样，是因为血虚而致阴阳气不相顺接而发厥证，厥会使阳气郁结在头如物束裹；冒病要解除，必会大汗出；是以血虚而致阴阳气不相顺接，阳气郁结在头，所以头汗出。《素问·至真要大论》："郁冒不知人者，寒热之气乱于上也。"所以产妇易出汗，血虚阴脱，阳气独盛，只有出汗，阴阳才可以平复；大便干硬，寒热错杂呕不能进食，用小柴胡汤治疗。

小柴胡汤方

柴胡半斤　黄芩三两　人参三两　甘草三两　半夏半升（洗）　生姜三两（切）　大枣十二枚（劈）

上七味，以水一斗，煮取六升，去滓，再煎取三升，温服一升，日三服。

邹解：方以柴胡、黄芩苦平清热；人参甘微寒，益气养阴，清热；半夏辛平、生姜辛温，散寒通阳；甘草、大枣甘平，益气，健脾，养血，安中养脾，助十二经，平胃气，补少气，少津液，身中不足，和百药。

郁冒病解，能食，七八日更发热者，此为胃实，大承气汤主之。

邹解：郁冒病解除，能进食，七、八天再发热，这是胃实，用大承气汤治疗。

大承气汤方

大黄四两(酒洗) 厚朴半斤(炙，去皮) 枳实五枚(炙) 芒硝三合

上四味，以水一斗，先煮二物，取五升，去滓，纳大黄，更煮取二升，去滓，纳芒硝，更上微火一两沸，分温再服，得下，停后服。

邹解：方以大黄、枳实、芒硝苦寒，清热攻下，荡涤肠胃，推陈致新，除邪气，胃张闭，调中化食，安和五脏；厚朴苦温，寒温并用，调和胃气。

产后腹中疠痛，若虚寒不足者，当归生姜羊肉汤主之。

邹解：产后腹中剧烈疼痛，如果是虚寒不足，用当归生姜羊肉汤治疗。

当归生姜羊肉汤方

当归三两 生姜五两 羊肉一斤

上三味，以水八升，煮取三升，去滓，温服一升，日三服。

邹解：当归甘温，健脾益气，温阳散寒；生姜辛温，通阳散寒；羊肉甘苦温，散寒，温心，健脾，养血。《素问·脏气法时论》云："麦、羊肉、杏、薤皆苦。"《证类本草》云："羊肉，味甘，大热。"

产后腹痛，烦满不得卧，不可下也，宜枳实芍药散和之。

邹解：产后腹痛，内有热，烦躁满闷不能卧，不可以用下法，用枳实芍药散和之。

枳实芍药散方

枳实、芍药等分

上二味，杵为散，服方寸匙，日三服，麦粥和下之。

邹解：方以枳实苦寒清热；芍药苦平，清热，养阴，益气，主邪气腹痛。

师曰：产后腹痛，法当以枳实芍药散；假令不愈，必腹中有瘀血著脐下也，下瘀血汤主之。

邹解：产后腹痛，通常用枳实芍药散；如果不愈，一定是腹中有瘀血阻滞脐下，用下瘀血汤治疗。

下瘀血汤方

大黄三两 桃仁二十枚(去皮尖) 蟅虫二十枚(去足)

上三味，末之，炼蜜和丸，以酒一升，煮取八合，顿服之，当下血如豚肝。

邹解：方以大黄苦寒，主下瘀血，血闭，寒热，破癥瘕积聚；桃仁苦平，主瘀血，血闭瘕邪；蟅虫咸寒，主血积癥瘕，破坚，下血闭。以三药功效组方。

加酒辛温以中和苦寒之性，并行药势。《名医别录》云："味苦，甘辛，大热，有毒。主行药势，杀邪恶气。"

产后七八日，无太阳证，少腹坚痛，此恶露不尽也；若不大便，烦躁，发热，脉微实者，宜和之；若日晡所烦躁，食则谵语，至夜即愈者，大承气汤主之。(方见前)

邹解：产后七八天，没有太阳证，少腹硬痛，这是恶露不尽；如果不大便，胃气郁结而发热，烦躁，脉微实，用和法；如果日晡时发生烦躁，进食就谵语，到了夜晚就好了，这是阳明经有实热，用大承气汤治疗。

产后中风，数十日不解，头痛，恶寒，发热，心下满，干呕，续自微汗出，小柴胡汤主之。(方见前)

邹解：产后感受风邪，数十日不缓解，正邪交争，寒热错杂，胃气不和，症见头痛，恶寒，发热，心下满，干呕，反复微微自汗出，用小柴胡汤治疗。

产后中风，发热，面赤，头痛，汗出而喘，脉弦数者，竹叶汤主之。

邹解：产后血虚，感受风邪，正邪交争，寒热错杂，症见发热，面赤，头痛，汗出，气喘，寒则脉弦，热则脉数。《平脉法第一》云："数则热烦。"用竹叶汤治疗。

竹叶汤方

竹叶一把　葛根三两　桔梗一两　人参一两　甘草一两　生姜五两　大枣十五枚(劈)
上七味，以水八升，煮取三升，去滓，温服一升，日三服。

邹解：方以竹叶苦平清热；葛根甘平清热，益气养阴，主消渴，身大热，起阴气；桔梗辛微温，散寒祛风；人参甘微寒，益气养阴，清热，除邪气；生姜味辛温散寒，温中，逐风；甘草、大枣甘平，益气健脾，养血，主五脏六腑寒热邪气，补少气，少津液，身中不足，和百药。

产后烦乱，呕逆，无外证者，此乳中虚也，竹皮大丸主之。

邹解：产后血虚生内热而烦躁心神不宁，胃气上逆而呕吐、气逆，没有感受外邪的症状，这是血虚内热而致乳水不足，用竹皮大丸治疗。

竹皮大丸方

竹茹二分 石膏二分 桂枝一分 甘草七分 白薇一分

上五味,末之,枣肉和丸,如弹子大,饮服一丸,日三服,夜二服,有热者倍白薇。

邹解:竹茹为竹之实,苦微寒清热益气养心,止呕吐,《神农本草经》云:"实,通神明,轻身益气。"《证类本草》云:"皮茹,微寒。主呕,温气。"石膏辛微寒,清热散热;桂枝辛温通阳;白薇苦平清热,主身热肢满,忽忽不知人,狂惑;甘草甘平,健脾益气。

产后下利,脉虚极者,白头翁加甘草阿胶汤主之。

邹解:产后血虚阳虚,脾阳虚而腹泻,气血、阴阳不足而脉虚极,用白头翁加甘草阿胶汤治疗。

白头翁加甘草阿胶汤方

白头翁二两 黄连三两 柏皮三两 秦皮三两 甘草二两 阿胶二两

上六味,以水五升,先煮五味,取三升,去滓,纳胶烊消,分温三服。

邹解:方以白头翁苦温,助心温脾;黄连苦寒、秦皮苦微寒,清热;柏皮益气养血,《神农本草经》不载,《名医别录》云:"味苦,微温,无毒。主治吐血,衄血,利血,崩中,赤白,轻身,益气。令人耐风寒,去湿痹。"阿胶甘平,益气,健脾,养血,主内崩,劳极;甘草甘平,健脾益气。

妇人咽中如有炙脔者,半夏厚朴茯苓生姜汤主之。

邹解:妇人气郁痰阻,阴阻气血,咽中堵塞,像肉被火烤的感觉,用半夏厚朴茯苓生姜汤治疗。

半夏厚朴茯苓生姜汤方

半夏一升 厚朴三两 茯苓四两 生姜五两 苏叶二两

上五味,以水一斗,煮取四升,去滓,分温四服,日三服,夜一服,苦痛者,去苏叶,加桔梗二两。

邹解:方以半夏辛平、苏叶味辛微温、生姜辛温,通阳散结,理气化痰;厚朴苦温,通阳化气,茯苓甘平,益气,健脾,化痰。辛甘相合,通阳散结。《素问·阴阳应象大论》云:"辛甘发散为阳。"

妇人脏躁,悲伤欲哭,数欠伸,象如神灵所作者,甘草小麦大枣汤主之。

邹解:妇人血虚内热而脏躁,心气虚则悲伤欲哭,《灵枢·本神》云:"心气虚则悲。"心气血不足,不停地瞌睡打呵欠,像有神灵所指使。《素问·灵兰秘典论》云:"心者,君主之官也,神明出焉。"用甘草小麦大枣汤治疗。

甘草小麦大枣汤方

甘草三两　小麦一升　大枣十枚(劈)

上三味,以水六升,煮取三升,去滓,分温三服。

邹解:方以甘草、大枣益气健脾,养血,小麦补心气,清心热。《素问·脏气法时论》云:"麦、羊肉、杏、薤皆苦。"

妇人吐涎沫,医反下之,心下即痞,当先治其吐涎沫,后治其痞,治吐宜桔梗甘草茯苓泽泻汤;治痞宜泻心汤。

邹解:妇人胃中有水气,受寒而咳吐涎沫,医者误用下法,重寒则热,寒热错杂形成心下痞满,应当先治吐涎沫,后治痞满,治咳吐涎沫用桔梗甘草茯苓泽泻汤;治痞满用泻心汤。

桔梗甘草茯苓泽泻汤方

桔梗三两　甘草二两　茯苓三两　泽泻二两

上四味,以水五升,煮取三升,去滓,温服一升,日三服。

邹解:方以桔梗辛微温,散寒化水;茯苓、甘草甘平,益气,健脾,化水;泽泻甘寒,主风、寒、湿、痹,养五脏,益气力,能行水上。

泻心汤方

大黄二两 黄连一两
上二味,以麻沸汤二升,渍之,须臾绞去滓,分温再服。

邹解:胃中有水气,受寒后咳吐涎沫,误用下法,重寒则热,寒热交结,形成痞满。方以大黄苦寒,主寒热,留饮,通利水谷;黄连苦寒,主热气。

用煮沸的开水浸泡药物,以缓大黄、黄连之寒性,因此麻沸汤为溶剂而非药物。

妇人之病,因虚积冷结,为诸经水断绝,血结胞门。或绕脐疼痛,状如寒疝;或痛在关元,肌若鱼鳞;或阴中掣痛,少腹恶寒;或引腰脊,或下气街;此皆带下。万病一言,察其寒、热、虚、实、紧、弦,行其针药,各探其源,子当辨记,勿谓不然。

邹解:妇人发病,因虚寒结聚,瘀血内阻胞宫,使其闭经。或出现绕脐疼痛,症状像寒疝;或疼痛在关元,肌肤像鱼鳞;或阴道抽掣疼痛,少腹怕冷;或疼痛牵引腰脊,或疼痛牵引到气街;这都属于妇科病。万病一言,分辨寒、热、虚、实;诊察脉象紧、弦,行针、用药,探求病因病机。

问曰:妇人年五十所,病下血数十日不止,暮即发热,少腹里急,腹满,手掌烦热,唇口干燥,何也?师曰:此病属带下,何以知之?曾经半产,瘀血在少腹不去,故唇口干燥也,温经汤主之。

邹解:问:五十多岁的妇人,阴道流血数十天不止,到了傍晚就发热,少腹拘急,腹满,手掌心烦热,口、唇干燥,这是什么原因?师答:这是妇科病,患者曾经有过流产,伤及阴血,血虚内热,感受寒邪,瘀血阻滞少腹,阴血不足而口、唇干燥,用温经汤治疗。

温经汤方

吴茱萸三两 当归二两 芎䓖二两 芍药二两 人参二两 桂枝二两 阿胶二两 牡丹皮二两 甘草二两 生姜二两

上十味,以水一斗,煮取三升,去滓,日三服,每服一升,温饮之。

邹解:方以当归甘温、吴茱萸、川芎、桂枝、生姜辛温,散寒化瘀,温中止血,缓急,主寒热,妇人漏下,除湿血痹;芍药苦平清热,主邪气腹痛,除血痹,破坚积寒热,疝瘕,益气;牡丹皮苦辛寒散热,主寒热,邪气,除癥坚,瘀血;人参甘微寒,益气养阴,清热;阿胶、甘草甘平,益气健脾,养血,主五脏六腑寒热邪气,内崩,劳极,女子下血。

经水不利,少腹满痛,或一月再经者,王瓜根散主之。阴肿者,亦主之。

邹解:月经不调,寒热错杂,瘀血内阻,少腹满而疼痛,有的一月来两次月经,用王瓜根散治疗。外阴肿胀,也可用。

王瓜根散方

王瓜根三分 芍药三分 桂枝三分 䗪虫三枚

上四味,杵为散,酒服方寸匙,日三服。

邹解:方以王瓜根苦寒,主内痹瘀血,寒热,益气;芍药苦平,清热养血,主邪气腹痛,除血痹,破坚积寒热,疝瘕,止痛,益气;桂枝辛温散寒;䗪虫咸寒,清热化瘀,《素问·脏气法时论》云"咸软",主寒热,血积癥瘕,破坚,下血闭。

妇人半产若漏下者,旋覆花汤主之;脉虚弱者,黄芪当归汤主之。

邹解:妇人流产后,瘀血内阻而阴道流血,用旋覆花汤治疗;气血虚而脉虚弱,用黄芪当归汤治疗。

旋覆花汤方

旋覆花三两 葱十四茎 新绛少许。
上三味,以水三升,煮取一升,去滓,顿服之。

邹解:方以旋覆花咸温,化瘀散结,《素问·脏气法时论》云"咸软"。葱辛温,散寒化瘀,《素问·脏气法时论》云"辛散"。新绛(茜根)少许,苦寒佐制,防温行太过,主寒湿,风痹,补中。

黄芪当归汤方

黄芪三两 当归半两
上二味,以水五升,煮取三升,去滓,温服一升,日三服。

邹解:黄芪甘微温,益气健脾,养血补虚;当归甘温,益气健脾,温阳,主寒热,妇人漏下。

妇人陷经,漏下色黑如块者,胶姜汤主之。

邹解:妇人寒热错杂,瘀血内阻,经血下陷,阴道流血不止,有黑色血块,用胶姜汤治疗。

胶姜汤方

阿胶三两 地黄六两 芎䓖二两 生姜三两(切) 当归三两 芍药三两 甘草二两(炙)
上七味,以水五升,清酒三升,先煮六味,取三升,去滓,纳胶烊消,温服一升,日三服。

邹解：阿胶甘平，益气健脾，养血，主内崩，劳极，女子下血；地黄甘寒，清热，养血化瘀，逐血痹，长肌肉，除寒热积聚，除痹；川芎、生姜辛温，散寒化瘀，主寒痹，缓急，温中止血；当归甘温，益气健脾，主寒热，妇人漏下；芍药苦平，除血痹，破坚积寒热，疝瘕，益气；甘草甘平，益气健脾，主五脏六腑寒热邪气。

胶姜汤方原文为胶汤姜方，考虑误抄，改。

妇人少腹满，如敦状，小便微难而不渴，或经后产后者，此为水与血俱结在血室也，大黄甘遂阿胶汤主之。

邹解：妇人少腹实满如敦，小便稍微困难，口不渴，如果在经后、产后出现，这是水与血聚结在胞宫，用大黄甘遂阿胶汤治疗。

大黄甘遂阿胶汤方

大黄四两 甘遂二两 阿胶二两
上三味，以水三升，煮二味，取一升，去滓，纳胶烊消，温顿服之。

邹解：方以大黄、甘遂苦寒，主下瘀血，血闭，寒热，破癥瘕积聚，疝瘕，腹满，留饮，利水；阿胶甘平，益气健脾，养血。

妇人时腹痛，经水时行时止，止而复行者，抵当汤主之。

邹解：妇人瘀热阻滞胞宫，有时腹痛，月经时行时止，止而再行，用抵当汤治疗。

抵当汤方

水蛭三十个(熬) 虻虫三十个(去翅足) 桃仁三十个 大黄三两
上四味，以水五升，煮取三升，去滓，温服一升，不下更服。

邹解：方以水蛭咸平，清热化瘀，主逐恶血瘀血，破血瘕积聚；虻虫苦微寒，清热逐瘀，主逐瘀血，破下血积，坚痞癥瘕，寒热，通利血脉及九窍; 桃仁苦平, 清热活血, 主瘀血, 血闭癥邪; 大黄苦寒, 清热逐瘀, 主下瘀血, 血闭, 寒热, 破癥瘕积聚, 安和五脏。共奏活血逐瘀之功。

妇人经水闭, 脏坚癖, 下白物不止, 此中有干血也, 矾石丸主之。

邹解: 妇人闭经, 宫腔内有硬结, 这是宫腔内瘀血已久。湿热内生, 白带不止; 用矾石丸治疗。

矾石丸方

矾石三分(烧) 杏仁一分
上二味, 末之, 炼蜜为丸, 枣核大, 纳脏中, 剧者再纳之。

邹解: 方以矾石酸寒, 清热利湿, 主白沃阴蚀; 杏仁甘温, 健脾化湿。

妇人六十二种风证, 腹中气血如刺痛者, 红蓝花酒主之。

邹解: 妇人风证六十二种, 气血瘀滞, 腹中刺痛, 用红蓝花酒治疗。

红蓝花酒方

红蓝花一两
上一味, 以酒一斗, 煎减半, 去滓, 分温再服。

邹解: 用红蓝花与酒煎, 活血化瘀, 祛风通络。

红兰花即红花, 来源于张骞出使西域所得, 故《神农本草经》不载。《本草图经》云: "红蓝花, 即红花也……主产后血病为胜, 其实亦同, 叶颇似蓝, 故有蓝名, 又名黄蓝。《博物志》云: 张骞所得也。张仲景治六十二种风, 兼腹内血气刺痛, 用红花一大两, 分为四分, 以酒一大升煎强半, 顿服之, 不止再服。"

妇人腹中诸病痛者, 当归芍药散主之, 小建中汤亦主之。(当归芍药散

见前)

邹解：妇人发作各种腹中疼痛，用当归芍药散治疗，小建中汤也治疗。

小建中汤方

桂枝三两 芍药六两 甘草三两(炙) 生姜三两(切) 大枣十二枚(劈) 饴糖一升

上六味，以水七升，煮取三升，去滓，纳胶饴，更上微火消解，温服一升，日三服。

邹解：方以桂枝、生姜辛温，散寒温经；芍药苦平清热，益气养血，主邪气腹痛，除血痹，止痛，益气；饴糖健脾，益气养阴，《证类本草》云：“味甘，微温。主补虚乏，止渴，去血。”甘草、大枣甘平健脾，益气养血。

问曰：妇人病，饮食如故，烦热不得卧，而反倚息者，何也？师曰：此名转胞，不得溺也，以胞系了戾，故致此病，但利小便则愈，肾气丸主之。

邹解：问：妇人病，饮食正常，烦热不能卧，气短喘息，这是什么原因？
师答：此病名为转胞，不能小便，因为胞胎不顺而压迫膀胱，引起此病，只用利小便的方法就会痊愈，用肾气丸治疗。

肾气丸方

地黄八两 薯蓣四两 山茱萸四两 泽泻三两 牡丹皮三两 茯苓三两 桂枝一两 附子一枚(炮)

上八味，末之，炼蜜和丸，梧桐子大，温酒下十五丸，日再服，不知渐增，至二十五丸。

邹解：方以地黄甘寒清热，除寒热积聚，除痹；薯蓣甘温，健脾益气，除寒热邪气，补中益气力；山茱萸酸平，主心下邪气，寒热，温中，逐寒湿痹；茯苓甘平，主寒热烦满，咳逆，利小便；泽泻甘寒，主风、寒、湿痹，养五脏，益气力，能行水上；牡丹皮苦辛寒，主寒热，邪气，除癥坚，安五脏；桂枝、附子辛温，助膀胱气化，主上气咳逆，温中，益气，破癥坚积聚。共奏利小便之功。

妇人阴寒，蛇床子散主之。

邹解：妇人阴部有寒气，用蛇床子散治疗。

蛇床子散方

蛇床子一两

上一味，末之，以白粉少许，和合相得，如枣大，棉裹纳阴中，自温。

邹解：蛇床子，《神农本草经》云："味苦平。主妇人阴中肿痛，男子阴痿，湿痒，除痹气，利关节，癫痫恶创。"《名医别录》云："温中下气，令妇人子脏热。"

少阴脉滑而数者，阴中疮也，蚀烂者，狼牙汤主之。

邹解：阴部生疮，溃疡，少阴脉滑数，用狼牙汤治疗。

狼牙汤方

狼牙三两

上一味，以水四升，煮取半升，去滓，以绵缠箸如茧大，浸汤沥阴中，洗之，日四遍。

邹解：狼牙苦寒清热，主邪气热气，疥搔，恶疮，创痔。

胃气下泄，阴吹而喧，如失（矢）气者，此谷道实也，猪膏发煎主之。

邹解：胃气下陷，病发阴吹，阴道连续不断地出气，就像肛门排气，这是气滞便结、肠道不通的原因,用猪膏发煎治疗。

猪膏发煎方

猪膏半斤 乱发三枚(如鸡子大)

上二味,和膏煎之,发消药成,分再服。

邹解:《证类本草》云:猪"膏生发。臣禹锡等谨按发秃通用药云:
猪膏,微寒。"《素问·脏气法时论》云:"大豆、豕肉、栗、藿皆咸。"因此,
猪膏味咸,微寒,用之以滋水润肠,开结通气;乱发苦温,升发气机,治
胃气下陷。

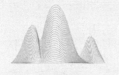

《神农本草经》所载及相关药物

邹注：仲景所用药物，皆与《神农本草经》性味、主治相吻合，作者认为，仲景所言《胎胪药录》即为《神农本草经》。

1. 麻黄

味苦温，主中风伤寒头痛温疟，发表，出汗，去邪热气，止咳逆上气，除寒热，破癥坚积聚。一名龙沙。

《吴普本草》曰：麻黄一名卑相，一名卑坚。神农雷公苦无毒，扁鹊酸无毒，李氏平，或生河东，四月，立秋采（《太平御览》）。

《名医别录》曰：一名卑相，一名卑盐。生晋地及河东，立秋采茎，阴干令青。

案《广雅》云：龙沙，麻黄也。麻黄茎，狗骨也。《范子计然》云：麻黄出汉中三辅。

2. 牡桂

味辛温。主上气咳逆，结气喉痹，叶（吐）吸，利关节，补中益气。久服通神，轻身不老。生山谷。

《名医别录》曰：生南海。

案《说文解字》云：桂，江南木，百药之长，梫桂也。《南山经》云：招摇之山多桂。郭璞云：桂，叶似枇杷，长二尺余，广数寸，味辛，白花，丛生山峰，冬夏常青，间无杂木。《尔雅》云：梫，木桂。郭璞云：今人呼桂皮厚者，为木桂，及单名桂者,是也,一名肉桂,一名桂枝,一名桂心。

邹注:《神农本草经》分牡桂、菌桂,考虑仲景所用桂枝为牡桂,后世进一步区分为牡桂、菌桂和桂枝。

3. 甘草

味甘平。主五脏六腑寒热邪气,坚筋骨,长肌肉,倍力,金创尰,解毒。久服轻身延年(《太平御览》引云一名美草,一名密甘,大观本,作黑字)。生川谷。

《名医别录》曰:一名密甘,一名美草,一名蜜草,一名蕗草。生河西积沙山,及上郡,二月八日除日,采根暴干,十日成。

案《说文解字》云:苷,甘草也,蘦,大苦也,苦,大甘苓也。《广雅》云:美草,甘草也,毛诗云隰有苓,传云,苓,大苦。《尔雅》云:蘦,大苦。郭璞云:今甘草,蔓延生,叶似荷,青黄,茎赤黄,有节,节有枝相当,或云蘦似地黄,此作甘,省字,苓通。

4. 杏核仁

味甘温。主咳逆上气,雷鸣,喉痹下气,产乳,金创,寒心,贲豚。生川谷。

《名医别录》曰:生晋山。

案《说文解字》云:杏,果也。《管子·地员》篇云:五沃之土,其木宜杏。高诱注《淮南子》云:杏有窍在中。

上果,下品二种旧同。

5. 知母

味苦寒。主消渴,热中,除邪气,肢体浮肿,下水,补不足,益气。一名蚔母,一名连母,一名野蓼,一名地参,一名水参,一名水浚,一名货母,一名蝭母。生川谷。

《吴普本草》曰:知母,神农桐君无毒,补不足益气。(《太平御览》引云:一名提母)

《名医别录》曰:一名女雷,一名女理,一名儿草,一名鹿列,一名韭蓬,一名儿踵草,一名东根,一名水须,一名沈燔,一名薅,生河内,二月八月,采根暴干。

案《说文解字》云:芪,芪母也。薅,荒藩也,或从爻作薅。《广雅》云:芪母儿踵,东根也。《尔雅》云:薅,沇藩。郭璞云:生山上,叶如韭,一曰蜈母。《范子计然》云:蜈母,出三辅,黄白者善。玉篇作芪母。

6. 石膏

味辛微寒。主中风寒热,心下逆气惊喘,口干苦焦,不能息,腹中坚痛,除邪鬼,产乳,金创。生山谷。

《名医别录》曰:一名细石,生齐山及齐卢山,鲁蒙山,采无时。

7. 大黄

味苦寒。主下瘀血,血闭,寒热,破癥瘕积聚,留饮,宿食,荡涤肠胃,推陈致新,通利水杀(谷)(《太平御览》,此下有道字),调中化食,安和五脏,生山谷。

《吴普本草》曰:大黄一名黄良,一名火参,一名肤如,神农、雷公苦有毒,扁鹊苦无毒,李氏小寒,为中将军,或生蜀郡,北部,或陇西,二月花生,生黄赤叶,四四相当,黄茎高三尺许,三月华黄,五月实黑,三月采根,根有黄汁,切,阴干(《太平御览》)。

《名医别录》曰:一名黄良,生河西及陇西,二月八月采根,火干。

案《广雅》云:黄良大黄也。

8. 厚朴

味苦温。主中风,伤寒,头痛,寒热,惊悸气,血痹,死肌,去三虫。

《吴普本草》曰:厚朴,神农岐伯雷公苦无毒,李氏小温。《太平御览》引云:一名厚皮,生交址。

《名医别录》曰:一名厚皮,一名赤朴,其树名榛,其子名逐,生交址冤句,九月十月采皮。阴干。

案《说文解字》云:朴,木皮也,榛木也。《广雅》云:重皮,厚朴也。《范子计然》云:厚朴出宏农,按今俗以榛为亲,不知是厚朴,说文榛栗,字作亲。

9. 枳实

味苦寒。主大风在皮肤中,如麻豆苦痒(《太平御览》作痰,非),除寒热结,止利(旧作痢,《太平御览》作利,是),长肌肉,利五脏,益气轻身。生川泽。

《吴普本草》曰:枳实苦,雷公酸无毒,李氏大寒,九月十月采,阴干。(《太平御览》)

《名医别录》曰:生河内,九月十月采,阴干。

案《说文解字》云:枳木似橘。《周礼》云:橘踰淮而化为枳。沈括《梦溪补笔谈》云:六朝以前,医方,唯有枳实,无枳壳,后人用枳之小嫩者为枳实,大者为枳壳。

10. 硝石

味苦寒。主五脏积热,胃张闭,涤去蓄结饮食,推陈致新,除邪气。炼之如膏,久服轻身(《太平御览》引云一名芒硝。大观本作黑字)。生山谷。

《吴普本草》曰:硝石,神农苦,扁鹊甘(丹出掌禹锡所引,亦见《太平御览》者,不箸所出)。

《名医别录》曰:一名芒硝,生益州,及五都,陇西,西羌,采无时。

案《范子计然》云:硝石出陇道,据名医,一名芒硝,又别出芒硝条,非。《北山经》云:京山,其阴处有元碥,疑碥,即硝异文。

11. 柴胡

味苦平。主心腹,去肠胃中结气,饮食积聚,寒热邪气,推陈致新。久服,轻身明目益精。一名地熏。

《吴普本草》曰:茈葫,一名山菜,一名茹草,神农岐伯雷公苦无毒,生冤句,二月八月采根(《太平御览》)。

《名医别录》曰:一名山菜,一名茹草,叶一名芸蒿,辛香可食,生宏农及冤句,二月八月采根暴干。

案《博物志》云:芸蒿叶似邪蒿,春秋有白蒻,长四五寸,香美可食,长安及河内并有之。《夏小正》云:正月采芸,《月令》云仲春芸始生。《吕氏春秋》云:菜之美者,华阳之芸,皆即此也,《急就》篇有云:颜师古注云:即今芸蒿也,然则是此茈胡叶矣,茈柴前声相转,《名医别录》,前胡条,非;陶弘景云:《本经》上品,有茈胡而无此,晚来医乃用之。

12. 黄芩

味苦平。主诸热黄疸,肠澼,泄利,逐水,下血闭,恶创恒蚀,火疡。一名腐肠。生川谷。

《吴普本草》曰:黄芩,一名黄文,一名妒妇,一名虹胜,一名红芩,一名印头,一名内虚,神农桐君黄帝雷公扁鹊苦无毒。李氏小温,二月生赤黄叶,两两四四相值,茎空中,或方员,高三四尺,四月花紫红赤,五月实黑根黄,二月至九月采。(《太平御览》)

《名医别录》曰:一名空肠,一名内虚,一名黄文,一名红芩,一名妒妇,生秭归及冤句,三月三日,采根阴干。

案《说文解字》云:薗,黄莶也。《广雅》云:蒫蓸,黄文,内虚,黄芩也。《范子计然》云:黄芩出三辅,色黄者,善。

13. 人参

味甘微寒。主补五脏,安精神,定魂魄,止惊悸,除邪气,明目,开心益智。

久服,轻身延年。一名人衔,一名鬼盖。生山谷。

《吴普本草》曰:人参一名土精,一名神草,一名黄参,一名血参,一名人微,一名玉精,神农甘小寒,桐君雷公苦,岐伯黄帝甘无毒,扁鹊有毒,生邯郸,三月生叶,小兑,核黑,茎有毛,三月九月采根,根有头足手面目如人(《太平御览》)。

《名医别录》曰:一名神草,一名人微,一名土精,一名血参,如人形者有神。生上党及辽东,二月四月八月上旬采根,竹刀刮,暴干,无令见风。

案《说文解字》云:参,人参,药草,出上党。《广雅》云:地精,人参也。《范子计然》云:人参出上党,状类人者善。刘敬叔《异苑》云:人参一名土精,生上党者佳,人形皆具,能作儿啼。

14~15. 干姜、生姜

味辛温。主胸满咳逆上气,温中止血,出汗,逐风,湿痹,肠澼,下利。生者尤良。久服去臭气,通神明。生川谷。

《名医别录》曰:生楗为及荆扬州,九月采。

案《说文解字》云:姜,御湿之菜也。《广雅》云:蔟蘆姜也。《吕氏春秋·本味》篇云:和之美者,阳朴之姜。高诱注:阳朴地名在蜀郡。司马相如上林赋,有苗姜云云。

邹注:干姜、生姜仲景用作两味,《神农本草经》尚没有区分,仅指出"生者尤良"。

16. 大枣

味甘平。主心腹邪气,安中养脾肋(助)十二经,平胃气,通九窍,补少气,少津液,身中不足,大惊,四肢重,和百药。久服轻身长年,叶覆麻黄,能令出汗。生平泽。

《吴普本草》曰:枣主调中,益脾气,令人好颜色,美志气(《大观本草》引《吴氏本草》)。

《名医别录》曰:一名干枣,一名美枣,一名良枣,八月采,曝干,生河东。

案《说文解字》云:枣,羊枣也。《尔雅》云:遵羊枣。郭璞云:实小而圆,紫黑色,今俗呼之为羊矢枣,又洗大枣。郭璞云:今河东猗氏县,出大枣也,如鸡卵。

17. 半夏

味辛平。主伤寒,寒热,心下坚,下气,喉咽肿痛,头眩胸胀,咳逆肠鸣,止汗。一名地文,一名水玉(以上八字,元本黑字)。生川谷。

《吴普本草》曰:半夏一名和姑,生微邱,或生野中,叶三三相偶,二月始生,白华员上(《太平御览》)。

《名医别录》曰:一名示姑,生槐里,五月、八月,采根暴干。

案《月令》云:二月半夏生。《范子计然》云:半夏出三辅,色白者善。《列仙传》云:赤松子服水玉以教神农,疑即半夏别名。

18. 芍药

味苦平。主邪气腹痛,除血痹,破坚积寒热,疝瘕,止痛,利小便,益气(《艺文类聚》引云:一名白术,大观本,作黑字)。生川谷及丘陵。

《吴普本草》曰:芍药,神农苦,桐君甘,无毒,岐伯咸。李氏小寒,雷公酸,一名甘积,一名解仓,一名诞,一名余容,一名白术,三月三日采(《太平御览》)。

《名医别录》曰:一名白术,一名余容,一名犁食,一名解食,一名铤,生中岳,二月八月,采根暴干。

案《广雅》云:挛夷,芍药也。白术、牡丹也。《北山经》云:绣山其草多芍药。郭璞云:芍药一名辛夷,亦香草属。《毛诗》云:赠之以芍药。传云:芍药,香草。《范子计然》云:芍药出三辅。崔豹《古今注》云:芍药有三种,有草芍药,有木芍药,木有花,大而色深,俗呼为牡丹,非也。又云:一名可离。

19. 茯苓

味甘平。主胸胁逆气(《太平御览》作疝气),忧恚,惊邪,恐悸,心下结痛,寒热烦满,咳逆,口焦舌干,利小便。久服安魂养神,不饥延年。一名茯菟,(《太平御览》作茯神,案元本云:其有抱根者,名茯神,作黑字)生山谷。

《吴普本草》曰:茯苓通神,桐君甘,雷公扁鹊甘无毒,或生茂州,大松根下,入地三丈一尺,二月七日采(《太平御览》)。

《名医别录》曰:其有抱根者名茯神,生太山大松下,二月八月采,阴干。

案《广雅》云:茯神,茯苓也。《范子计然》云:茯苓,出嵩高三辅。《列仙传》云:昌容采茯苓,饵而食之。《史记》褚先生云:传曰,下有伏灵,上有兔丝,所谓伏灵者,在兔丝这下,状似飞鸟之形,伏灵者,千岁松根也,食之不死。《淮南子·说林训》云:茯苓掘,兔丝死,旧作茯,非。

20. 术

味苦温。主风寒湿痹死肌,痉疸,止汗,除热,消食,作煎饵。久服,轻身延年,不饥。一名山蓟(《艺文类聚》引作山筋),生山谷。

《吴普本草》曰:术,一名山连,一名山芥,一名天苏,一名山姜(《艺文类聚》)。

《名医别录》曰:一名山姜,一名山连,生郑山,汉中,南郑,二月三月八月九月,采根暴干。

案《说文解字》云:术,山蓟也。《广雅》云:山姜,术也,白术,牡丹也。《中山经》云:首山草多术;郭璞云:术,山蓟也。《尔雅》云:术,山蓟。郭璞云:今术似蓟,而生山中。《范子计然》云:术出三辅,黄白色者善。《列仙传》云:涓子好饵术。《抱朴子·仙药》篇云:术一名山蓟,一名山精,故神药经曰:必欲长生,长服山精。

21. 附子

味辛温。主风寒咳逆邪气,温中,金创,破癥坚积聚,血瘕,寒湿,踒(《太平御览》作痿)。躄拘挛,脚痛,不能行步(《太平御览》引云:为百药之长,大观本,作黑字)。生山谷。

《吴普本草》曰:附子一名茛,神农辛,岐伯、雷公甘有毒,李氏苦有毒,大温。或生广汉,八月采,皮黑肥白(《太平御览》)。

《名医别录》曰:生犍为及广汉东,月采为附子,春采为乌头(《太平御览》)。

案《范子计然》云:附子出蜀武都中,白色者善。

22. 细辛

味辛温。主咳逆,头痛,脑动,百节拘挛,风湿。痹痛,死肌。久服明目,利九窍,轻身长年。一名小辛,生山谷。

《吴普本草》曰:细辛一名细草(《太平御览》引云:一名小辛),神农、黄帝、雷公桐君辛小温,岐伯无毒,李氏小寒,如葵叶,色赤黑,一根一叶相连(《太平御览》引云:三月八月采根)。

《名医别录》曰:生华阴,二月八月采根,阴干。

案《广雅》云:细条,少辛,细辛也。《中山经》云:浮戏之山,上多少辛。郭璞云:细辛也。《管子·地员》篇云:小辛大蒙。《范子计然》云:细辛出华阴,色白者善。

23. 黄连

味苦寒。主热气。目痛,眦伤,泣出,明目(《太平御览》引云:主茎伤,大观本,无),肠癖,腹痛,下利,妇人阴中肿痛。久服,令人不忘。一名王连。生川谷。

《吴普本草》曰:黄连,神农、岐伯、黄帝、雷公苦无毒,李氏小寒,或生蜀郡,太山之阳(《太平御览》)。

《名医别录》曰:生巫阳及蜀郡,太山,二月八月采。

案《广雅》云:王连,黄连也。《范子计然》云:黄连出蜀郡,黄肥坚者善。

24. 檗木(黄柏)

味苦寒。主五脏,肠胃中结热,黄疸,肠痔,止泄利,女子漏下赤白,阴阳蚀创,一名檀桓。生山谷。

《名医别录》曰:生汉中及永昌。

案《说文解字》云:檗,黄木也,蘖木也。司马相如赋有蘖。张揖云:蘖木可染者。颜师古云:蘖,黄薜也。

25. 梅实

味酸平。主下气,除热,烦满,安心,肢体痛,偏枯不仁,死肌,去青黑志,恶疾。生川谷。

《吴普本草》曰:梅实(《大观本草》作核),明目,益气(《太平御览》),不饥(《大观本草》引《吴氏本草》)。

《名医别录》曰:生汉中,五月采,火干。

案《说文解字》云:檬,干梅之属,或作藻,某,酸果也,以梅为楠。《尔雅》云:梅楠。郭璞云:似杏实酢,是以某注梅也,周礼笾人,馈食,笾、其实干檬。郑云:干檬干梅也,有桃诸梅诸,是其干者。《毛诗》疏云:梅暴为腊,羹臛齑中,人含之以香口(《大观本草》)。

26. 茜根(新绛)

味苦寒。主寒湿,风痹,黄疸,补中。生川谷。

《名医别录》曰:可以染绛,一名地血,一名茹藘,一名茅蒐,一名茜,生乔山,二月三月,采根,阴干。

案《说文解字》云:茜,茅搜也,搜,茅搜,茹藘,人血所生,可以染绛,从草从鬼。《广雅》云:地血,茹藘,茜也。《尔雅》云:茹藘茅鬼;郭璞云:今茜也,可以染绛。《毛诗》云:茹藘在阪。传云:茹藘,茅搜也。陆玑云:一名地血,齐人谓之茜,徐州人谓之牛蔓。徐广注《史记》云:茜,一名红蓝,其花染绘,赤黄也,按名医别出红蓝条,非。

27. 当归

味甘温。主咳逆上气,温疟,寒热,洗在皮肤中(大观本,洗音癣)。妇人漏下绝子,诸恶创痈金创。煮饮之。一名干归。生川谷。

《吴普本草》曰:当归,神农、黄帝、桐君、扁鹊甘无毒,岐伯、雷公、辛无毒,李氏小温,或生羌胡地。

《名医别录》曰:生陇西,二月八月,采根阴干。

案《广雅》云:山靳,当归也。《尔雅》云:薜,山靳。郭璞云:今似靳而粗大,又薜,白靳。郭璞云:即上山靳。《范子计然》云:当归,出陇西,无枯者善。

28. 栝蒌根

味苦寒。主消渴,身热,烦满,大热,补虚安中,续绝伤。一名地楼。生川谷及山阴。

《吴普本草》曰:栝蒌,一名泽巨,一名泽姑(《太平御览》)。

《名医别录》曰:一名果裸,一名天瓜,一名泽姑。实名黄瓜,二月八月采根,暴干,三十日成。生宏农。

案《说文解字》云:菩,菩蒌,果也。《广雅》云:王白,荂也(党为王菩)。《尔雅》云:果裸之实,栝蒌。郭璞云:今齐人呼之为天瓜。《毛诗》云:果裸之实,亦施于宇。传云:果裸,栝蒌也。《吕氏春秋》云:王善生;高诱云:善,或作瓜,瓟瓠也。案《吕氏春秋》善字乃之菩误。

29. 牡丹

味苦辛寒。主寒热,中风,瘈疭,痉,惊痫,邪气,除癥坚,瘀血留舍肠胃,安五脏,疗痈创。一名鹿韭,一名鼠姑。生山谷。

《吴普本草》曰:牡丹,神农岐伯辛,李氏小寒,雷公桐君苦无毒,黄帝苦有毒,叶如蓬相植,根如柏,黑中有核,二月采,八月采,日干。人食之,轻身益寿(《太平御览》)。

《名医别录》曰:生巴郡及汉中,二月八月,采根阴干。

案《广雅》云:白术,牡丹也。《范子计然》云:牡丹也汉中河内,赤色者变善。

30. 干地黄

味甘寒。主折跌绝筋,伤中,逐血痹,填骨髓,长肌肉,作汤,除寒热积聚,除痹,生者尤良。久服,轻身不老。一名地髓,生川泽。

《名医别录》曰:一名芐,一名芑,生咸阳,黄土地者佳,二月八日采根阴干。

案《说文解字》云:芐,地黄也,礼曰钘毛牛藿,羊芐,豕薇。《广雅》云:地髓,地黄也。《尔雅》云:芐,地黄。郭璞云:一名地髓,江东呼芐。《列仙传》云:吕尚服地髓。

31. 阿胶

味甘平。主心腹,内崩,劳极,洒洒如疟状,腰腹痛,四肢酸疼,女子下血安胎,久服轻身益气,一名傅致胶。

《名医别录》曰:生平东郡煮牛皮作之,出东阿。

案二胶,本经不着所出,疑本经但作胶,名医增白字阿字,分为二条。

上兽,上品六种,旧同。

32. 巵子(栀子)

(旧作栀,《艺文类聚》及《太平御览》引,作支,是)味苦寒。主五内邪气,胃中热气面赤,酒泡,皶鼻,白赖,赤癞,创疡。一名木丹。生川谷。

《名医别录》曰:一名樾桃,生南阳,九月采实,暴干。

案《说文解字》云:栀,黄木可染者。《广雅》云:栀子,榝桃也。《史记·货殖列传》云:巴蜀地饶巵。《集解》云:徐广曰音支,烟支也。紫,赤色也,据说文当为栀。

33. 猪苓

味甘平。主阂疟,解毒蛊,注(《太平御览》作蛀)。不祥利水道。久服轻身耐老(《太平御览》作能老)。一名猳猪尿。生山谷。

《吴普本草》曰：猪苓，神农甘，雷公苦无毒。(《太平御览》引云，如茯苓，或生冤句，八月采)。

《名医别录》曰：生衡山及济阴冤句，二月八月采，阴干。

案《庄子》云：豕零，司马彪注，作豕囊云，一名猪苓，根似猪卵，可以治渴。

34. 泽泻

味甘寒。主风寒湿痹，乳难消水，养五脏，益气力，肥健。久服耳目聪明，不饥、延年，轻身，面生光，能行水上。一名水泻，一名芒芋，一名鹄泻。生池泽。

《名医别录》曰：生汝南，五六八月采根，阴干。

案《说文解字》云：藗水写也。《尔雅》云：蕍蕮。郭璞云：今泽舄，又藗，牛脣。郭璞云：毛诗传云：水藗也，如续断，寸寸有节，拔之可复。《毛诗》云，言采其藗。传云：藗，水舄也。陆玑云：今泽舄也，其叶如车前草大，其味亦相似，徐州广陵人食之。

35. 滑石

味甘寒。主身热泄癖，女子乳难，癃闭。利小便，荡胃中积聚寒热，益精气。久服，轻身，耐饥，长年。生山谷。

《名医别录》曰：一名液石，一名共石，一名脱石，一名番石，生赭阳，及太山之阴，或掖北，白山山，或卷山。采无时。

案《范子计然》云：滑石，白滑者善。《南越志》云：膋城县出膋石，即滑石也。

36. 秦皮

味苦微寒。主风寒湿痹，洗洗，寒气，除热，目中青翳白膜。久服，头不白，轻身。生川谷。

《吴普本草》曰：岑皮，一名秦皮，神农雷公黄帝岐伯酸无毒，李氏小，或生

冤句水边,二月八日采。(《太平御览》)

《吴普本草》曰:一名岑皮,一名石檀,生庐江及冤句,二月八月采皮,阴干。

案《说文解字》云:梣、青皮木,或作梣。《淮南子·俶真训》云:梣木,色青翳。高诱云:梣木,苦历木也,生于山,剥取其皮,以水浸之,正青,用洗眼,愈人目中肤翳。据《吴普本草》云:岑皮,名秦皮,本经作秦皮者,后人以俗称改之,当为岑皮。

37. 香蒲

味甘平。主五脏,心下邪气,口中烂臭,坚齿明目聪耳。久服轻身耐老(《太平御览》作能老)。一名睢(《太平御览》云睢蒲)。生池泽。

《吴普本草》曰:睢,一名睢石,一名香蒲,神农雷公甘,生南海,池泽中(《太平御览》)。

《名医别录》曰:一名醮,生南海。

案《说文解字》云:菩,草也。《玉篇》云:菩,香草也,又音蒲。《本草图经》云:香蒲,蒲黄苗也,春初生嫩叶,未出水时,红白色茸茸然,周礼以为菹。

38. 百合

味甘平。主邪气腹胀心痛,利大小便,补中益气。生川谷。

《吴普本草》曰:百合,一名重迈,一名中庭,生冠朐及荆山(《艺文类聚》引云:一名重匡)。

《名医别录》曰:一名重箱,一名摩罗,一名中逢花,一名强瞿,生荆州,二月八月,采根,暴干。

案《玉篇》云:蹯,百合蒜也。

39~40. 竹叶、竹茹

竹叶味苦平。主咳逆上气溢筋急,恶疡,杀小虫。根,作汤,益气止渴,补虚下气。汁,主风痓。实,通神明,轻身益气。

《名医别录》曰:生益州。

案《说文解字》云:竹,冬生草也,象形,下垂者,箁,箬也。

《证类本草》:皮茹微寒。主呕哕,温气,寒热,吐血,崩中,溢筋。

邹注:竹茹《神农本草经》不载,与竹叶相关。

41. 麦门冬

味甘平。主心腹,结气伤中伤饱,胃络脉绝,羸瘦短气。久服轻身,不老不饥。生川谷及堤阪。

《吴普本草》曰:一名马韭,一名衅冬,一名忍冬,一名忍陵,一名不死药,一名仆垒,一名随脂(《太平御览》引云,一名羊韭,秦,一名马韭,一名禹韭,韭,越一名羊齐,一名麦韭,一名禹韭,一名衅韭,一名禹余粮),神农岐伯甘平,黄帝桐君雷公甘无毒,李氏甘小温,扁鹊无毒,生山谷肥地,叶如韭,肥泽丛生,采无时,实青黄。

《名医别录》曰:秦名羊韭,齐名麦韭,楚名马韭,越名羊蓍,一名禹葭,一名禹余粮,叶如韭,冬夏长生,生函谷肥土,石间久废处,二月三月八月十月采,阴干。

案《说文解字》云:荵,荵冬草。《中山经》云:青要之山,是多仆累,据吴普说,即麦门冬也,忍,荵,垒,累,音同。陶弘景云:实如青珠,根似矿麦,故谓麦门冬。

42. 牡蛎

味咸平。主伤寒寒热,温疟洒洒,惊恚怒气,除拘缓鼠瘘,女子带下赤白。久服,强骨节、杀邪气、延年。一名蛎蛤。生池泽。

《名医别录》曰:一名牡蛤。生东海。采无时。

案《说文解字》云:蜃,蚌属,似螊,微大,出海中,今民食之,读若赖。又云:蠇属,有三,皆生于海,蛤蛎,千岁雀所化,秦谓之牡蛎。

43~44. 大豆黄卷(赤小豆、淡豆豉)

大豆黄卷味甘平。主湿痹。筋挛,膝痛。生大豆,涂痈肿。煮汁,饮,杀鬼毒,止痛。

赤小豆,主下水,排痈肿脓血。生平泽。

《吴普本草》曰:大豆黄卷,神农黄帝雷公无毒,采无时,去面黠,得前胡、乌啄、杏子、牡蛎、天雄、鼠屎,共蜜和佳,不欲海藻龙胆,此法,大豆初出黄土芽是也。生大豆,神农岐伯生熟寒,九月采,杀乌豆毒,并不用元参。赤小豆,神农黄帝咸,雷公甘,九月采(《太平御览》)。

《名医别录》曰:生大山,九月采。

案《说文解字》云:椒豆也,象豆生之形也。荅,小椒也,藿椒之少也。《广雅》云:大豆,椒也,小豆,荅也,豆角谓之荚,其叶谓之藿。《尔雅》云:戎叔,谓之荏叔。孙炎支大豆也。

赤小豆,《名医别录》:味甘、酸,平,温,无毒。主治寒热、热中、消渴,止泄,利小便,吐逆,卒癖,下胀满。

《重修政和经史证类备用本草》:味甘、酸,平,无毒。主下水,排痈肿脓血,寒热,热中,消渴,止泄,利小便,吐逆,卒癖,下胀满。

陶隐居云:大、小豆共条,犹如葱、薤义也。以大豆为蘗芽,生便干之,名为黄卷。用之亦熬,服食所须。煮大豆,主温毒水肿殊效。复有白大豆,不入药。小豆,性逐津液,久服令人枯燥矣。唐本注云:《别录》云,叶名藿,止小便数,去烦热。

淡豆豉(香豉、盐豉),《名医别录》:豉,味苦,寒,无毒。主治伤寒、头痛、寒热、瘴气、恶毒、烦躁、满闷、虚劳、喘吸、两脚疼冷,又杀六畜胎子诸毒。

邹注:淡豆豉《神农本草经》不载,与大豆相关。仲景用淡豆豉分豉(见栀子大黄汤方)、香豉(见枳实栀子豉汤方等)、盐豉(见百合洗方),仲景以豉、香豉为同(如栀子豉汤),盐豉没有应用。

45. 瓜蒂

味苦寒。主大水身面四肢浮肿,下水,杀蛊毒,咳逆上气,及食诸果,病在胸腹中,皆吐下之。生平泽。

《名医别录》曰:生蒿高,七月七日采,阴干。

案《说文解字》云:瓜,㼐也,象形。蒂,瓜当也。《广雅》云:水芝,瓜也。陶弘景云:甜瓜蒂也。

46. 黄芪

味甘微温。主痈疽久败创,排脓止痛,大风,痢疾,五痔,鼠瘘,补虚,小儿百病。一名戴糁。生山谷。

《名医别录》曰:一名戴椹,一名独椹,一名芰草,一名蜀脂,一名百本,生蜀郡白水汉中,二月十月采,阴干。

47. 防己

味辛平。主风寒温疟热气诸痫,除邪,利大小便。一名解离(《太平御览》作石解引云:通腠理,利九窍,大观本,六字黑)。生川谷。

《吴普本草》曰:木防己,一名解离,一名解燕,神农辛,黄帝岐伯桐君苦无毒,李氏大寒,如芳,茎蔓延,如艽,白根外黄似桔梗,内黑又如车辐解,二月八月十月,采根(《太平御览》)。

《名医别录》曰:生汉中,二月八月,采根阴干。

案《范子计然》云:防己出汉中旬阳。

48. 五味子

味酸温。主益气,咳逆上气,劳伤羸瘦,补不足,强阴,益男子精(《太平御览》引云:一名会及,大观本,作黑字)。生山谷。

《吴普本草》曰:五味子,一名元及(《太平御览》)。

《名医别录》曰:一名会及,一名元及,生齐山及代郡,八月,采实,阴干。

案《说文解字》云:菋荎藸也。荎,荎藸草也。《广雅》云:会及,五味也。《尔雅》云:菋,荎藸。郭璞云:五味也,蔓生子,丛在茎头。《抱朴子·仙药》

篇云：五味者五行之精，其子有五味，移门子服五味子十六年，色如玉女，入水不沾，入火不灼也。

49~50. 蒲黄、蒲灰

蒲黄味甘平。主心腹膀胱寒热，利小便，止血，消瘀血。久服，轻身益气力，延年神仙。生池泽。

《名医别录》曰：生河东，四月采。

案《玉篇》云：蒚，谓今蒲头，有台，台上有重台，中出黄，即蒲黄。陶弘景云：此即蒲厘花上黄粉也，仙经亦用此，考尔雅苻离，其上蒚，苻离与蒲厘声相近，疑即此。

蒲灰：蒲黄烧灰。

51. 皂荚

味辛咸温。主风痹，死肌，邪气，风头，泪出，利九窍，杀精物。生川谷。

《名医别录》曰：生雍州，及鲁邹县，如猪牙者良，九月十月采，阴干。

案《说文解字》云：荚草实。《范子计然》云：皂荚出三辅。上价一枚一钱。《广志》曰：鸡栖子，皂荚也（《太平御览》），皂即草省文。

52. 薏苡仁

味甘微寒。主筋急，拘挛不可屈神（伸），风湿痹，下气。久服轻身益气。其根下三虫，一名解蠡。生平泽及田野。

《名医别录》曰：一名屋菼，一名起实，一名赣，生真定，八月采实，采根无时。

案《说文解字》云：䕬苢，一曰䕬英，赣，一曰薏苢。《广雅》云：赣，起实，䕬苢也，吴越春秋，鲧娶于有莘氏之女，名曰女嬉，年壮未孳，嬉于砥山，得薏苡面而吞之，意若为人所感，因而妊孕，后汉书马援传，援在交趾。常饵薏苡实，用能轻身省欲以胜瘴，䕬，俗做薏，非。

53. 麻蕡（麻子）

味辛平。主五劳七伤,利五脏,下血,寒气,多食,令人见鬼狂走。久服,通神明,轻身。一名麻勃。

麻子,味甘平。主补中益气,肥健不老神仙。生川谷。

《吴普本草》曰:麻子中仁,神农岐伯辛,雷公扁鹊无毒。不欲牡蛎白薇,先藏地中者食杀人,麻蓝,一名麻蕡,一名青欲,一名青葛,神农辛,岐伯有毒,雷公甘,畏牡蛎白薇,叶上有毒,食之杀人。麻勃,一名花,雷公辛无毒。畏牡蛎(《太平御览》)。

《名医别录》曰:麻勃,此麻花上勃勃者。七月七日采。良,子九月采。生太山。

案《说文解字》云:麻与林同,人所治在屋下,枲麻也,葩枲实也,或作黂莩,麻母也。苴,芋也,以蕡为杂香划。《尔雅》云:黂,枲实,枲,麻孙。炎云:黂麻子也。郭璞云:别二名,又芋,麻母。郭璞云:苴,麻盛子者。周礼,笾朝事之笾,其实蕡。郑云:黂枲实也。郑司农云:麻麻曰黂。《淮南子·齐俗训》云:胡人见黂,不知其可以为布。高诱云:黂,麻实也。据此则宏景以为牡麻无实,非也。唐本以为麻实,是。

上米,谷,上品二种,旧三种,今以青蘘入草。

54. 石蜜

味甘平。主心腹邪气,诸惊痉痫,安五脏,诸不足,益气补中,止痛解毒,除众病,和百药。久服,强志轻身,不饥不老。一名石饴。生山谷。

《吴普本草》曰:石蜜,神农雷公甘气平。生河源或河梁(《太平御览》又一引云:生武都山谷)。

《名医别录》曰:生武都河源及诸山石中。色白如膏者,良。

案《说文解字》云:蜜蜂。甘饴也。一曰螟子,或作蜜。《中山经》云:平逢之山多沙石,实惟蜂蜜之庐。郭璞云:蜜,赤蜂名。《西京杂记》云:南越王献高帝石蜜五斛。《玉篇》云:蝇蚤,甘饴也。苏恭云:当去石字。

55. 连翘

味苦平。主寒热，鼠瘘，瘰疬，痈肿，恶创，瘿瘤，结热，蛊毒。一名异翘，一名兰华，一名轵，一名三廉。生山谷。

《名医别录》曰：一名折根，生太山，八月采，阴干。

案《尔雅》云：连，异翘。郭璞云：一名连苕，又名连本草云。

56. 桔梗

味辛微温。主胸胁痛如刀刺，腹满，肠鸣，幽幽惊恐悸气（《太平御览》引云：一名利如，大观本，作黑字）。生山谷。

《吴普本草》曰：桔梗，一名符扈，一名白药，一名利如，一名梗草，一名卢如，神农医和苦无毒，扁鹊黄帝咸，岐伯雷公甘无毒，李氏大寒，叶如荠苨，茎如笔管，紫赤，二月生（《太平御览》）。

《名医别录》曰：一名利如，一名房图，一名白药，一名梗草，一名荠苨，生嵩高及冤句，二八月采根，暴干。

案《说文解字》云：桔，桔梗，药名。《广雅》云：犁如。桔梗也。《战国策》云：今求柴胡，及之睪黍梁父之阴，则郄车而载耳。桔梗于沮泽，则累世不得一焉。《尔雅》云：苨，菧苨。郭璞云：荠苨。据名医是此别名，下又出荠苨条，非，然陶弘景亦别为二矣。

57. 葛根

味甘平。主消渴，身大热，呕吐，诸痹，起阴气，解诸毒，葛谷，主下利，十岁以上。一名鸡齐根。生种谷。

《吴普本草》曰：葛根，神农甘。生太山（《太平御览》）。

《名医别录》曰：一名鹿藿，一名黄斤，生汶山，五月采根，暴干。

58. 橘柚

味辛温。主胸中瘕热逆气，利水谷。久服，去臭下气通神。一名橘皮。

生川谷(旧在果部,非)。

《名医别录》曰:生南山,江南。十月采。

案《说文解字》云:橘果出江南,柚条也。似橙而酢。《尔雅》云:柚条。郭璞云:似橙实酢,生江南。禹贡云:厥包橘柚。伪孔云:大曰橘,小曰柚。《列子·汤问》篇云:吴楚之国有木焉,其名为柚,碧树而冬生,实丹而味酸,食其皮汁,已愤厥之疾,司马相如赋,有橘柚。张揖曰:柚,即橙也,似橘而大,味酢皮厚。

上木,上品二十种,旧一十九种,考果部,橘柚当入此。

59. 酸枣

味酸平。主心腹寒热,邪结气聚,四肢酸疼,湿痹。久服安五脏,轻身延年。生川泽。

《名医别录》曰:生河东,八月采实,阴干,四十日成。

案《说文解字》云:樲,酸枣也。《尔雅》云:樲,酸枣。郭璞云:味小实酢。《孟子》云:养其樲棘。赵岐云:樲棘,小棘,所谓酸枣是也。

60. 芎䓖(川芎)

味辛温。主中风入脑,头痛,寒痹,筋挛,缓急,金创,妇人血闭,无子。生川谷。

《吴普本草》曰:芎䓖(《太平御览》引云一名香果),神农黄帝岐伯雷公辛无毒,扁鹊酸无毒,李氏生温熟寒,或生胡无桃山阴,或太山(《太平御览》作或斜谷西岭,或太山),叶香细青黑,文赤如藁本,冬夏丛生,五月华赤,七月实黑,茎端两叶,三月采,根有节,似马衔状。

《名医别录》曰:一名胡䓖,一名香果,其叶名蘼芜,生武功斜谷西岭,三月四月,采根暴干。

案《说文解字》云:营,营䓖,香草也,芎,司马相如说或从弓。《春秋左传》云:有山鞠穷乎。杜预云:鞠穷所以御湿。《西山经》云:号山,其草多芎䓖。郭璞云:芎䓖一名江蓠。《范子计然》云:芎䓖生始无,枯者善(有脱字)。司

马相如赋:有芎䒷。司马贞引司马彪云:芎䒷似藁本。郭璞云:今历阳呼为
江蓠。

61. 禹余粮

味甘寒。主咳逆寒热,烦满下(《太平御览》有痢字),赤白,血闭,症瘕,大
热。炼饵服之,不饥,轻身延年。生池泽及山岛中。

《名医别录》曰:一名白余粮,生东海及池泽中。

案《范子计然》云:禹余粮出河东。《列仙传》云:赤斧,上华山取禹余粮。
《博物志》云:世传昔禹治水,弃其所余食于江中,而为药也,按此出神农经,则
禹非夏禹之禹,或本名白余粮,名医等移其名耳。

62. 桃核仁

味苦平。主瘀血,血闭瘕邪,杀小虫。桃花杀注恶鬼,令人好颜色。桃凫,
微温。主杀百鬼精物(《初学记》引云,枭桃在树不落,杀百鬼)。桃毛,主下血
瘕寒热,积寒无子。桃蠹,杀鬼邪恶不祥。生川谷。

《名医别录》曰:桃核,七月采,取仁,阴干,花三月三日采,阴干,桃凫一
名桃奴,一名枭景,是实着树不落,实中者,正月采之,桃蠹,食桃树虫也。生
太山。

案《说文解字》云:桃,果也。《玉篇》云:桃,毛果也。《尔雅》云:桃李丑
核。郭璞云:子中有核仁。孙炎云:桃李之实,类皆有核。

63. 龙骨

味甘平。主心腹,鬼注,精物老魁(魅),咳逆,泄利,脓血,女子漏下,癥瘕
坚结,小儿热气惊痫。龙齿,主小儿大人惊痫瘨疾狂走,心下结气,不能喘息,
诸痉,杀精物。久服,轻身通神明,延年。生山谷。

《吴普本草》曰:龙骨生晋地,山谷阴,大水所过处,是龙死骨也,青白者
善,十二月采,或无时,龙骨畏干漆,蜀椒,理石,龙齿神农李氏大寒,治惊痫,

久服轻身(《太平御览》大观本节文)。

《名医别录》曰:生晋地及太山,岩水岸上穴中死龙处,采无时。

案《范子计然》云:龙骨生河东。

64. 水蛭

味咸平。主逐恶血瘀血,月闭(《太平御览》作水闭),破血瘕积聚,无子,利水道。生池泽。

《名医别录》曰:一名蜞,一名至掌,生雷泽,五月六月采,暴干。

案《说文解字》云:蛭,蚑也,蝚,蛭蝚,至掌也。《尔雅》云:蛭蚑。郭璞云:今江东呼水中蛭虫入人肉者为蚑,又蛭蝚至掌。郭璞云未详,据名医,即蛭也。

65. 蝱虫

味苦微寒。主逐瘀血,破下血积坚痞癥瘕,寒热,通利血脉及九窍。生川谷。

《名医别录》曰:生江夏,五月取,腹有血者良。

66. 吴茱萸

(《太平御览》引、无吴字,是)味辛温。主温中,下气,止痛,咳逆,寒热,除湿血痹,逐风邪,开凑(旧作腠,《太平御览》作涛,是)理。根杀三虫。一名藙,生山谷。

《名医别录》曰:生冤句,九月九日采,阴干。

案《说文解字》云:茱,茱萸,属,萸,茱萸也。煎茱萸,汉律,会稽献藙一斗。《广雅》云:枳,椒,档,榝,茱萸也。三苍云:莍,茱萸也(《太平御览》)。《尔雅》云:椒、榝,丑莍。郭璞云:茱萸子,聚生成房貌,今江东亦呼榝,似茱萸而小,赤色。《礼记》云:三牲用藙。郑注:藙煎茱萸也。汉律会稽献焉,《尔雅》谓之榝。《范子计然》云:茱萸,出三辅。陶弘景云:礼记名椒而作俗中呼为藙子,当是不识藙字似杂字,仍似相传。

67. 贝母

味辛平。主伤寒烦热,淋沥邪气,疝瘕,喉痹,乳难,金创,风痉,一名空草。

《名医别录》曰:一名药实,一名苦花,一名苦菜,一名商(茵字)草,一名勤母,生晋地,十月采根暴干。

案《说文解字》云:茵,贝母也。《广雅》云:贝父,药实也。《尔雅》云:茵,贝母。郭璞云:根如小贝,圆而白华,叶似韭。《毛诗》云:言采其虻。《传》云:虻贝母也。陆玑云:其叶如栝蒌而细小,其子在根下如芋子,正白,四方连累相著有分解也。

68. 亭历

(旧作葶苈,《太平御览》作亭历)味辛寒。主癥瘕积聚,结气,饮食、寒热,破坚。一名大室,一名大适。生平泽,及田野。

《名医别录》曰:一名下历,一名蕳蒿,生藁城,立夏后,采实阴干,得酒良。

案《说文解字》云:䔰亭历也。《广雅》云:狗荠,大室,亭苈也。《尔雅》云:䔰,亭历。郭璞云:实叶皆似芥。《淮南子·缪称训》云:亭历愈张。《西京杂记》云:亭历死于盛夏。

69. 甘遂

味苦寒。主大腹疝瘕,腹满,面目浮肿,留饮宿食,破癥坚积聚,种水谷道。一名主田。生川谷。

《吴普本草》曰:甘遂一名主田,一名曰泽,一名重泽,一名鬼丑,一名陵藁,一名甘槁,一名甘泽,神农桐君苦有毒,歧伯雷公有毒,须二月八月采(《太平御览》)。

《名医别录》曰:一名甘藁,一名陵藁,一名陵泽,一名重泽,生中山,二月采根,阴干。

案《广雅》云:陵泽,甘遂也。《范子计然》云:甘遂,出三辅。

70. 文蛤

主恶疮,蚀(《太平御览》作除阴蚀),五痔(《太平御览》下有大孔出血,大观本,作黑字)。

《名医别录》曰:生东海,表有文,采无时。

71. 巴豆

味辛温。主伤寒,温疟,寒热,破癥瘕结聚,坚积,留饮,淡癖,大腹水张,荡炼五脏六腑,开通闭塞,利水谷道,去恶内,除鬼毒蛊注邪物(《太平御览》作鬼毒邪注),杀虫鱼,一名巴叔(占作椒,《太平御览》作菽),生川谷。

《吴普本草》曰:巴豆,一名巴菽,神农岐伯桐君辛有毒,黄帝甘有毒,李氏主温热寒,叶如大豆,八月采(《太平御览》)。

《名医别录》曰:生巴郡,八月采,阴干,用之,去心皮。

案《广雅》云:巴菽,巴豆也。《列仙传》云:元俗饵巴豆。《淮南子·说林训》云:鱼食巴菽而死,人食之而肥。

72. 芫花

味辛温。主咳逆上气,喉鸣,喘咽肿,短气,蛊毒,鬼疟,疝瘕,痈肿,杀虫鱼。一名去水。生川谷(旧在木部,非)。

《吴普本草》曰:芫华一名去水,一名败华,一名儿草根,一名黄大戟,神农黄帝有毒,扁鹊岐伯苦,李氏大寒,二月生,叶青,加厚则黑。华有紫赤白者,三月实落尽,叶乃生,三月五月采花,芫华根,一名赤芫根,神农雷公苦有毒,生邯郸,九月八月采,阴干,久服令人泄,可用毒鱼(《太平御览》亦见图经节文)。

《名医别录》曰:一名毒鱼,一名杜芫,其根名蜀桑,可用毒鱼,生淮源,三月三日采药,阴干。

案《说文解字》云:芫,鱼毒也,《尔雅》云:杬,鱼毒。郭璞云:杬,大木,子似栗,生南方,皮厚,汁赤,中藏卵果。《范子计然》云:芫华出三辅,《史记·仓公传》,临淄女子病蛲瘕,饮以芫花一撮,出蛲可数升,病已。颜师古注《急就

篇云:郭景纯说,误耳,其生南方用藏卵果,自别一杬木,乃左思所云:绵杬,杶
栌者耳,非毒鱼之杬。

上草,下品四十九种,旧四十八种,考木部芫华宜入此。

73. 大戟

味苦寒。主蛊毒,十二水肿,满,急痛,积聚,中风,皮肤疼痛,吐逆。一名
邛钜(案此无生川泽三字者,古或与泽漆为一条)。

《名医别录》曰:生常山,十二月采根,阴干。

案《尔雅》云:荞,邛钜。郭璞云:今药草之戟也。《淮南子·缪尔训》云:大
戟去水。

74. 赤石脂

青石、赤石、黄石、白石、黑石脂等味甘平。主黄疸,泄利,肠癖,脓血,阴
蚀,下血,赤白,邪气,痈肿,疽痔,恶创,头疡,疥搔。久服,补髓益气,肥健,不
饥,轻身延年。五石脂,各随五色补五脏,生山谷中。

《吴普本草》曰:五色石脂,一名青、赤、黄、白、黑等。青符神农甘,雷公酸
无毒,桐君辛无毒,李氏小寒,生南山,或海涯,采无时。赤符,神农雷公甘,黄
帝扁鹊无毒,李氏小寒,或生少室,或生太山,色绛,滑如脂。黄符,李氏小寒,
雷公苦,或生嵩山,色如犭屯脑,雁雏,采无时。白符,一名随髓,岐伯雷公酸无
毒,李氏小寒,桐君甘无毒,扁鹊辛,或生少室天娄山,或太山。黑符,一名石
泥,桐君甘无毒,生洛西山空地。

《名医别录》曰:生南山之阳,一本作南阳,又云黑石脂,一名石涅,一名石墨。

案吴普引神农甘云云:五石脂各有条,后世合为一条也。《范子计然》云:
赤石脂出河东,色赤者善。《列仙传》云:赤须子好食石脂。

75. 太乙余粮

味甘平,主咳逆上气,癥瘕,血闭,漏下,余邪气。久服耐寒暑,不饥,轻身,

飞行千里、神仙(《太平御览》引作若神仙)。一名石脑,生山谷。

《吴普本草》曰:太一禹余粮,一名禹哀,神农岐伯雷公甘平,李氏小寒,扁鹊甘无毒,生太山上,有甲,甲中有白,白中有黄,如鸡子黄色,九月采,或无时。

《名医别录》曰:生太白,九月采。

案《抱朴子·金丹》篇云:灵丹经,用丹沙,雄黄,雌黄,石硫黄,曾青,矾石,磁石,戎盐,太一禹余粮,亦用六一泥,及神室祭醮,合之,三十六日成。

76. 旋覆花

味咸温。主结气,胁下满,惊悸,除水,去五脏间寒热,补中下气。一名金沸草,一名盛椹。生川谷。

《名医别录》曰:一名戴椹,生平泽,五月采花,日干,二十日成。

案《说文解字》云:复,盗庚也。《尔雅》云:复盗庚。郭璞云:旋复似菊。

77. 代赭

味苦寒。主鬼注,贼风,蛊毒,杀精物恶鬼,腹中毒,邪气,女子赤沃漏下。一名须丸。生山谷。

《名医别录》曰:一名血师,生齐国,赤红青色如鸡冠,有泽,染爪甲,不渝者良,采无时。

案《说文解字》云:赭,赤土也。《北山经》云:少阳之山,其中多美赭。《管子·地数》篇云:山上有赭者,其下有铁。《范子计然》云:石赭出齐郡,赤色者善,蜀赭,出蜀郡。据《元和郡县志》云:少阳山在交城县,其地近代也。

78. 茵陈

(《太平御览》作茵蒿)味苦平。主风湿寒热,邪气,热结黄疸。久服轻身,益气耐老(《太平御览》作能老)。生邱陵阪岸上。

《吴普本草》曰:因尘,神农岐伯雷公苦无毒,黄帝辛无毒,生田中,叶如蓝,十一月采(《太平御览》)。

《名医别录》曰:白兔食之仙,生太山。五月及立秋采,阴干。

案《广雅》云:因尘,马先也。陶弘景云:仙经云,白蒿,白兔食之仙,而今茵陈乃云此,恐非耳;陈藏器云:茵陈,经冬不死,因旧苗而生,故名茵陈,后加蒿字也,据此,知旧作茵陈蒿,非。又按《广雅》云:马先,疑即马新蒿,亦白蒿之类。

79. 王瓜

味苦寒。主消渴内痹瘀血,月闭,寒热,酸疼,益气,愈聋。一名土瓜。生平泽。

《名医别录》曰:生鲁地田野,及人家垣墙间。三月采根,阴干。

案《说文解字》云:苀,王苀也。《广雅》云:葵茹,瓜瓠,王瓜也。《夏小正》云:四月王苀秀。《尔雅》云:钩葵茹。郭璞云:钩,瓠也。一名王瓜,实如咆瓜,正赤,味苦,月令,王瓜生。郑元云:月令云,王苀生。孔颖连云:疑王苀,则王瓜也。《管子·地员》篇,剽土之次,曰:五沙:其种大苀细苀,白茎青秀以蔓。《本草图经》云:大,即王苀也。芍亦谓之土瓜,自别是一物。

80. 通草(木通)

(《太平御览》作草)味辛平。主去恶虫,除脾胃寒热,通利九窍,血脉关节,令人不忘。一名附支。生山谷。

《吴普本草》曰:蓪草,一名丁翁,一名附支,神农黄帝辛,雷公苦,生石城山谷,叶菁蔓延,止汗,自正月采(《太平御览》)。

《名医别录》曰:一名丁翁,生石城及山阳,正月采枝,阴干。

案《广雅》云:附支,蓪草也。《中山经》云:升山其草多寇脱。郭璞云:寇脱草,生南方,高丈许,似荷叶,而茎中有瓤,正白,零陵人植而日灌之,以为树也。《尔雅》云:离南活莌。郭璞注同,又倚商,活脱。郭璞云:即离南也。《范子计然》云:蓪草,出三辅。

81. 发髲（乱发）

味苦温。主五癃，关格不通，利小便水道，疗小儿痫，大人痓，仍自还神化。

案《说文解字》云：发，根也。髴鬓也。鬌髮也。或作髲。《毛诗》云：不屑髢。笺云：鬌髮也。《仪礼》云：主妇被锡，注云：被锡，读为髴鬓，古者或剔贱者刑者之发，以被妇人之紒，为饰，因名髴鬓焉。李当之云：是童男发，据汉人说：发髲，当是剃荆人发，或童男发本经不忍取人发用之，故用剃余也。方家至用天灵盖，害及枯骨，卒不能治病。古人所无矣。

上人一种，旧同。

82. 云母

味甘平。主身皮死肌，中风寒热，如在车船上，除邪气，安五脏，益子精，明目，久服轻身延年。一名云珠，一名云华，一名云英，一名云液，一名云沙，一名磷石，生山谷。

《名医别录》曰：生太山、齐卢山，及琅邪，北定山石间，二月采（此录名医说者，即是仲景元化，及普所说，但后人合之，无从别耳，亦以补普书不备也）。

案《列仙传》云：方回，炼食云母。《抱朴子·仙药》篇云：云母有五种，五色并具，而多青者，名云英，宜以春服之。五色并具，而多赤者，名云珠。宜以夏服之。五色并具，而多白者，名云液，宜以秋服之。五色并具，而多黑者，名云母，宜以冬服之。但有青黄二色者，名云沙，宜以季夏服之。晶晶纯白名磷石，可以四时长服之也。李善文选注：引《异物志》。云母一名云精，人地万岁不朽，《说文解字》无磷字。《玉篇》云：磷薄也，云母之别名。

83. 葱实

味辛温。主明目补中不足，其茎可作汤，主伤寒寒热，出汗，中风面目肿。

84. 梓白皮

味苦寒。主热,去三虫。叶捣传(傅)猪创,饲猪肥大三倍,生山谷。

《名医别录》曰:生河内。

案《说文解字》云:梓,楸也,或作梓,椅梓也,楸,梓也,榎,楸也。《尔雅》云:槐小叶曰榎。郭璞云:槐为楸楸,当细叶者为榎,又大而皵,楸。郭璞云:老乃皮粗,皵者为楸,又椅梓。郭璞云:即楸。毛诗云椅,桐梓漆,传云椅,梓属。陆玑云:梓者楸之,疏,理,白色而生子者,梓,梓实,桐皮,曰椅。

85. 升麻

味甘辛(大观本作甘平)。主解百毒,杀百老物殃鬼,辟温疾,障,邪毒蛊。久服不夭(大观本作主解百毒,杀百精老物殃鬼,辟瘟疫瘴气邪气虫毒,此用《太平御览》文)。一名周升麻(大观本,作周麻)。生山谷(旧作黑字,据吴普有云,神农甘,则本经当有此,今增入)。

《吴普本草》曰:升麻,神农甘(《太平御览》)。

《名医别录》曰:生益州,二月八月采根,日干。

案《广雅》云:周麻,升麻也(此据《太平御览》)。

86. 白头翁

味苦温。主温疟,狂易,寒热,癥瘕积聚,瘿气,逐血,止痛,疗金疮。一名野丈人,一名胡王使者。生山谷。

《吴普本草》曰:白头翁,一名野丈人,一名奈河草,神农扁鹊苦无毒,生嵩山川谷,破气狂寒热,止痛(《太平御览》)。

《名医别录》曰:一名奈河草,生高山及田野,四月采。

案陶弘景云:近根处有白茸状似人白头,故以为名。

87. 紫参

味苦辛寒。主心腹积聚,寒热邪气,通九窍,利大小便,一名牡蒙。生山谷。

《吴普本草》曰：伏蒙，一名紫参，一名泉戎，一名音腹，一名伏菟，一名重伤。神农黄帝苦，李氏大寒，生河西山谷或宛句商山，圆聚生，根黄赤月文，皮黑中紫，五月花紫，赤实黑，大如豆，三月采根（《太平御览》大观本节文）。

《名医别录》曰：一名众戎，一名童肠，一名马行，生河西及宛句，三月采根，火炙使紫色。

案《范子计然》云：紫参出三辅，赤青色者善。

88. 乌头

味辛温。主中内，恶风，洗洗，出汗，除寒湿。痹，咳逆上气，破积聚，寒热。其汁煎之，名射罔，杀禽兽。一名奚毒，一名即子，一名乌喙。生山谷。

《吴普本草》曰：乌头，一名茛，一名千狄，一名毒公，一名卑负（《太平御览》作果负），一名耿子，神农雷公桐君黄帝甘有毒，正月始生。叶厚、茎方、中空，叶四四相当，与蒿相似。

又云：乌喙，神农雷公桐君黄帝有毒，李氏小寒，十月采，形如乌头，有两岐相合，如乌之喙，名曰乌喙也，所畏恶使，尽与乌头同，一名萴子，一名茛，神农岐伯有大毒，李氏大寒，八月采，阴干。是附子角之大者，畏恶与附子同（《太平御览》）。

《名医别录》曰：生郎陵，正月二月采，阴干，长三寸，以上为天雄。

按《说文解字》云：萴，乌喙也。《尔雅》云：芨，堇草。郭璞云：即乌头也，江东呼为堇。《范子计然》云：乌头出三辅中，白者善。《国语》云：骊姬置堇于肉。韦昭云：堇，乌头也。《淮南子·主术训》云：莫凶于鸡毒。高诱云：鸡毒，乌头也，按鸡毒即奚毒；即子，即萴子侧子也，名医别出侧子条，非。

89. 署豫

（旧作薯蓣，《太平御览》作署豫是），味甘温。主伤中，补虚羸，除寒热邪气，补中益气力，长肌肉。久服耳目聪明，轻身不饥、延年。一名山芋，生山谷。

《吴普本草》曰：薯蓣，一名诸署（《太平御览》作署豫，作诸署，《艺文类聚》，亦作诸），齐越名山芋，一名修脆，一名儿草（《太平御览》引云，秦楚名玉延，齐越名山芋，郑赵名山芋，一名玉延）神农甘小温，桐君雷公甘（御引作苦），无毒，或生临朐钟山，始生，赤茎细蔓，五月华白，七月实青黄，八月熟落，根中白，皮黄，类芋（《太平御览》引云，二月八月采根，恶甘遂）。

《名医别录》曰：秦楚名玉延，郑越名土诸，生嵩高，二月八月采根暴干。

案《广雅》云：玉延，薯豫，署蓣也。《北山经》云：景山草多薯豫。郭璞云：根似羊蹄可食，今江南单呼为薯，语有轻重耳。《范子计然》云：薯豫本出三辅，白色者善。《本草衍义》云：山药上一字犯宋英庙讳，下一字曰蓣，唐代宗名豫，故改下一字为药。

90. 山茱萸

味酸平。主心下邪气，寒热，温中，逐寒湿痹，去三虫。久服轻身。一名蜀枣。生山谷。

《吴普本草》曰，山茱萸，一名魁实，一名鼠矢，一名鸡足，神农黄帝雷公扁鹊酸无毒，岐伯辛，一经酸，或生冤句琅邪，或东海承县，叶如梅，有刺毛，二月，华如杏四月实如酸枣，赤，五月采实（《太平御览》）。

《名医别录》曰：一名鸡足，一名魁实，生汉中及琅邪冤句，东海承县，九月十月采实，阴干。

91. 商陆

味辛平。主水张疝瘕痹，熨除痈肿，杀鬼精物，一名荡根，一名夜呼。生川谷。

《名医别录》曰：如人行者，有神，生咸阳。

案《说文解字》：荡草，枝枝相值，叶叶相当。《广雅》云：常蓼，马尾，商陆也。《尔雅》云：蓫荡马尾。郭璞云：今关西亦呼为荡也，盖荡即荡俗字，商即荡假音。

92. 蜀漆

味辛平。主疟及咳逆,寒热,腹中癥坚,痞结,积聚邪气,蛊毒,鬼注(旧作疰,《太平御览》作蛀)。生川谷。

《吴普本草》曰:蜀漆叶,一名恒山,神农岐伯雷公辛有毒,黄帝辛,一经酸,如漆叶蓝青相似,五月采(《太平御览》)。

《名医别录》曰:生江陵山,及蜀汉中常山,苗也,五月采叶,阴干。

案《广雅》云:恒山蜀漆也。《范子计然》云:蜀漆出蜀郡。

93. 海藻

味苦寒。主瘿瘤气,颈下核,破散结气,痈肿癥瘕坚气,腹中上下鸣,下水十二肿。一名落首。生池泽。

《名医别录》曰:一名薅,生东海,七月七日采,暴干。

案《说文解字》云:薅,水草也,或作藻。《广雅》云:海萝,海藻也。《尔雅》云:薅,海藻也。郭璞云:药草也。一名海萝,如乱发,生海中。《本草》云:又薅石衣。郭璞云:水苔也,一名石发,江东食之,或曰薅。叶似韭而大,生水底也,亦可食。

94. 雄黄

味苦平寒。主寒热,鼠瘘恶创,疽痔死肌,杀精物、恶鬼、邪气、百虫毒,胜五兵。炼食之,轻身神仙。一名黄食石。生山谷。

《吴普本草》曰:雄黄,神农苦,山阴有丹雄黄,生山之阳,故曰雄,是丹之雄,所以名雄黄也。

《名医别录》曰:生武都敦煌之阳,采无时。

案《西山经》云:高山其下多雄黄。郭璞云:晋太兴三年,高平郡界有山崩,其中出数千斤雄黄。《抱朴子·仙药》篇云:雄黄当得武都山所出者,纯而无杂,其赤如鸡冠,光明晔晔可用耳,其但纯黄似雄黄,色无赤光者,不任以作仙药,可以合理病药耳。

95. 鳖甲

味咸平。主心腹癥瘕坚积,寒热,去痞息肉,阴蚀,痔恶肉。生池泽。

《名医别录》曰:生丹阳,取无时。

案《说文解字》云:鳖,甲虫也。

96. 䗪虫

味咸寒。主心腹寒热,洗洗,血积癥瘕,破坚,下血闭,生子大,良。一名土鳖。生川泽。

《吴普本草》曰:䗪虫,一名土鳖(《太平御览》)。

《名医别录》曰:一名土鳖,生河东及沙中,人家墙壁下,土中湿处,十月暴干。

案《说文解字》云:䗪虫属螽,目螽也。《广雅》云:负蠜,䗪也。《尔雅》云:草虫,负蠜。郭璞云:常羊也。《毛诗》云:喓喓草虫。传云:草虫,常羊也。陆玑云:小大长短如蝗也,奇音,青色,好在茅草中。

97. 天雄

味辛温。主大风,寒湿痹,沥节痛,拘挛,缓急,破积聚,邪气,金创,强筋骨,轻身健行。一名白幕。(《太平御览》引云,长阴气,强志,令人武勇,力作不倦,大观本,作黑字)生山谷。

《名医别录》曰:生少室,二月采根,阴干。

案《广雅》云:𦰼,奚毒,附子也,一岁为萴子,二岁为乌喙,三岁为附子,四岁为乌头,五岁为天雄。《淮南子·缪称训》云:天雄,乌喙,药之凶毒也,良医以活人。

98. 干漆

味辛温无毒。主绝伤补中,续筋骨填髓脑,安五脏,五缓六急,风寒湿痹,生漆去长虫。久服轻身耐老。生川谷。

《名医别录》曰：生汉中，夏至后采，干之。

案《说文解字》云：桼木汁可以髹物，象形，桼如水滴而下，以漆为漆水字。《周礼·载师》云：漆林之征。郑元云：故书漆林为蕀林。杜子春云：当为漆林。

99. 蛴螬

味咸微温。主恶血，血瘀，(《太平御览》作血瘴)痹气，破折血在胁下坚满痛，月闭，目中淫肤，青翳，白膜。一名蟦蛴。生平泽。

《名医别录》曰：一名蟹齐，一名勃齐，生河内人家积粪草中，取无时，反行者，良。

案《说文解字》云：蝤、蝤蠤也，蝤、蝤蛴也，蝎，蝤蛴也。《广雅》云：蛭蛒，蟦蝎，地蚕，蠤，蛴螬。《尔雅》云：蟦、蛴螬。郭璞云：在粪土中，又蝤蛴，蝎。郭璞云：在木中，今虽通名蝎，所在异，又蝎，蛣蛹。郭璞云：木中囊虫，蝎，桑蠤。郭璞云：即拮掘。《毛诗》云：领如蝤蛴。传云：蝤蛴，蝎虫也。方言云：蛴螬，谓之蟦，自关而东，谓之蝤蛴，或谓之蚕蠋，梁益之间，谓之蛒，或谓之蝎或谓之蛭蛒，秦晋之间，谓之蠤，或谓之天蝼。《列子·天瑞》篇云：乌足根为蛴螬。《博物志》云：蛴螬以背行，快于足用，说文无蟦字，当借蟹为之，声相近，字之误也。

100. 涅石(矾石)

(旧作矾石，据郭璞注，《山海经》引作涅石)味酸寒。主寒热泄利，白沃阴蚀，恶创，目痛，坚筋骨齿。炼饵服之，轻身不老，增年。一名羽涅，生山谷。

《吴普本草》曰：矾石一名羽涅，一名羽泽，神农岐伯酸，扁鹊咸，雷公酸，无毒，生河西，或陇西，或武都，石门。采无时，岐伯，久服伤人骨(《太平御览》)。

《名医别录》曰：一名羽泽，生河西，及陇西，武都，石门，采无时。

案《说文解字》无矾字，《玉篇》云：矾石也，涅，矾石也。《西山经》云：女床之山，其阴多涅石。郭璞云即矾石也，楚人名为涅石，秦名为羽涅也，本草经,亦名曰涅石也。《范子计然》云:矾石出武都。《淮南子·俶真训》云:以涅染缁。高诱云:涅,矾石也,旧,涅石作矾石,羽涅作羽涅非。

101. 射干

味苦平。主咳逆上气,喉痹咽痛不得消息,散急气,腹中邪逆,食饮大热。一名乌扇,一名乌蒲。生川谷。

《吴普本草》曰:射干,一名黄远也(《太平御览》)。

《名医别录》曰:一名乌翣,一名乌吹,一名草姜,生南阳田野,三月三日,采根阴干。

案《广雅》云:鸢尾乌萐,射干也。《荀子·劝学篇》云:西方有木焉,名曰射干,茎长四寸。《范子计然》云:射干根如□□□安定。

102. 泽漆

味苦微寒。主皮肤热,大腹,水气,四肢面目浮肿,丈夫阴气不足。生川泽。

《名医别录》曰:一名漆茎,大戟苗也,生太山,三月三日,七月七日,采茎叶,阴干。

案《广雅》云:黍茎,泽漆也。

103. 苦参

味苦寒。主心腹结气,癥瘕积聚,黄疸,溺有余沥,逐水,除痈肿,补中,明目,止泪。一名水槐,一名苦识。生山谷及田野。

《名医别录》曰:一名地槐,一名菟槐,一名骄槐,一名白茎,一名虎麻,一名芩茎,一名禄曰,一名陵郎。生汝南。三月八月十月,采根,暴干。

104. 瞿麦

味苦寒。主关格,诸癃结,小便不通,出刺,决痈肿,明目去翳,破胎堕子,下闭血。一名巨句麦。生川谷。

《名医别录》曰:一名大菊,一名大兰,生大山,立秋,采实,阴干。

案《说文解字》云:蘧,蘧麦也。菊,大菊,蘧麦。《广雅》云:茈威,陵苕,蘧麦也。《尔雅》云:大菊,蘧麦。郭璞云:一名麦句姜,即瞿麦。陶弘景云:子颇似麦,故名瞿麦。

105. 戎盐

主明目。目痛,益气,坚肌骨,去毒蛊。大盐,令人吐(《太平御览》引云,主肠胃结热,大观本,作黑字)。卤盐,味苦寒,主大热,消渴狂烦,除邪及下蛊毒,柔肌肤(《太平御览》引云,一名寒石,明目益气)。生池泽(旧作三种,今并)。

《名医别录》曰:戎盐,一名胡盐,生胡盐山,及西羌,北地,酒泉,福禄城东南角,北海青,南海赤,十月采,大盐,生邯郸又河东,卤盐,生河东盐池。

案《说文解字》云:盐咸也,古者宿沙初作煮海盐,卤,西方咸地也,从西省象盐形,安定有卤县,东方谓之斥,西方谓之卤盐,河东盐池,袤五十一里,广七里,周百十六里。《北山经》云:景山南望盐贩之泽。郭璞云:即解县盐池也,今在河东猗氏县,案在山西安邑运城。

106. 王不留行

味苦平。主金创,止血逐通(痛),出刺,除风痹内寒。久服,轻身耐老(《太平御览》作能老),增寿。生山谷。

《吴普本草》曰:王不留行,一名王不流行。神农苦平,岐伯雷公甘,三月八月采(《太平御览》)。

案郑樵云:王不留行,曰禁宫花,曰剪金花,叶似花,实作房。

107. 桑根白皮

味甘寒。主伤中,五劳六极,羸瘦,崩中,脉绝,补虚益气。叶主除寒热出汗。桑耳黑者,主女子漏下,赤白汁,血病,癥瘕积聚,阴补阴阳,寒热，无子。五木耳名糯，益气不饥，轻身强志。生山谷。

《名医别录》曰：桑耳一名桑菌，一名木麦，生犍为，六月多雨时采，即暴干。

案《说文解字》云：桑，蚕所食叶，木蕈，木耳也。蕈，桑蕈。《尔雅》云：桑瓣有葚栀。舍人云：桑树一半有葚，半无葚，名栀也。郭璞云：瓣，半也，又女桑，桋桑。郭璞云：今俗呼桑树小而条长者，为女桑树，又檿山桑。郭璞云：似桑材中作弓及车辕，又桑柳槐条。郭璞云：阿那垂条。

108. 败酱

味苦平。主暴热火创，赤气，疥搔，疽痔，马鞍，热气。一名鹿肠。生川谷。

《名医别录》曰：一名鹿首，一名马草，一名泽败，生江夏，八月采根曝干。

案《范子计然》云：败酱出三辅。陶弘景云：气如败酱。故以为名。

109. 薤(韰)

味辛温。主金创，创败，轻身不饥耐老。生平泽。

《名医别录》曰：生鲁山。

案《说文解字》云：薤菜也，叶似韭。《广雅》云：韭、薤、荞，其华谓之菁。《尔雅》云：薤、鸿荟。郭璞云：即薤菜也，又劲山贲。陶弘景云：葱薤异物，而今共条，本经既无韭，以其同类，故也。

110~111. 蜀菽、椒目

蜀菽味辛温。主邪气咳逆，温中，逐骨节，皮肤死肌，寒湿，痹痛，下气，久服之，头不白，轻身增年，生川谷。

《名医别录》曰：一名巴椒，一名蓎藙，生武都及巴郡，八月采实，阴干。

案《范子计然》云：蜀椒出武都，赤色者善。陆玑云：蜀人作茶，又见秦椒，即尔雅莍。陶弘景云：俗呼为樛。

椒目《神农本草经》不载,因与蜀椒相关,故列此条。《伤寒杂病论》白术散方:白术芎藭蜀椒(去目汗)牡蛎各等分。以此分析椒目为蜀椒目。性味、功效与蜀椒同。

112. 狼毒

味辛平。主咳逆上气,破积聚饮食,寒热,水气恶创,鼠瘘,疽蚀,鬼精,蛊毒,杀飞鸟走兽,一名续毒。生山谷。

《名医别录》曰:生秦亭及奉高,二月八月,采根阴干。

案《广雅》云:狼毒也,疑上脱续毒二字。《中山经》云:大騩之山有草焉,其状如蓍而毛,青华而白实,其名曰蒗,服之不夭,可以为腹病。

113. 冬葵子

味甘寒。主五脏六腑,寒热羸瘦,五癃,利小便。久服坚骨长肌肉,轻身延年。

《名医别录》曰:生少室山,十二月采之。

案《说文解字》云:䓨,古文终,葵菜也。《广雅》云:蒫,葵也。考䓨与终形相近,当即尔雅蒝葵。《尔雅》云蒝,葵繁露。郭璞云:承露也,大茎小叶,花紫黄色。《本草图经》云:吴人呼为繁露,俗呼胡燕支,子可妇人涂面及作口脂。按名医别有落葵条,一名繁露,亦非也。陶弘景以为终冬至春作子,谓之冬葵,不经甚矣。

114. 白薇

味苦平。主暴中风,身热肢满,忽忽不知人,狂惑,邪气,寒热酸痋,温疟,洗洗发作有时。生川谷。

《名医别录》曰:一名白幕,一名薇草,一名春草,一名骨美,生平原,三月三日,采根阴干。

115. 蛇床子

味苦平。主妇人阴中肿痛，男子阴痿，湿痒，除痹气，利关节，癫痫恶创。久服轻身。一名蛇米。生川谷及田野。

《吴普本草》曰：蛇床一名蛇珠（《太平御览》）。

《名医别录》曰：一名蛇粟，一名虺床，一名思盐，一名绳毒，一名枣棘，一名墙蘼，生临淄，五月采实，阴干。

案《广雅》云：蛇粟，马床，蛇床也。《尔雅》云：盱虺床。《淮南子·氾论训》云：乱人者若蛇床之与蘼芜。

116. 牙子（狼牙）

味苦寒。主邪气热气，疥搔，恶疡，创痔，去白虫。一名狼牙，生川谷。

《吴普本草》曰：狼牙一名支兰，一名狼齿，一名犬牙，一名抱子，神农黄帝：苦有毒，桐君或咸，岐伯雷公扁鹊无毒，生冤句，叶青，根黄赤，六月七月华，八月实，黑，正月八月采根（《太平御览》）。

《名医别录》曰：一名狼齿，一名狼子，一名犬牙，生淮南及冤句，八月采根，暴干。

案《范子计然》云：狼牙出三辅，色白者善。

117. 衣鱼（白鱼）

味咸温。无毒。主妇人疝瘕，小便不利（《太平御览》作泄利），小儿中风（《太平御览》作头风），项强（《太平御览》作彊），背起摩之。一名白鱼。生平泽。

《吴普本草》曰：衣中白鱼，一名蟫（《太平御览》）。

《名医别录》曰：一名蟫，生咸阳。

案《说文解字》云:蟫,白鱼也。《广雅》云:白鱼,蛃鱼也。《尔雅》云:蟫白鱼。郭璞云:衣书中虫,一名蛃鱼。

118. 瓜子(冬瓜仁)

味甘平。主令人阅泽,好颜色,益气不饥。久服轻身耐老。一名水芝(《太平御览》作土芝)生平泽。

《吴普本草》曰:瓜子一名瓣,七月七日采,可作面脂(《太平御览》)。

《名医别录》曰:一名白瓜子。生嵩高。冬瓜仁也,八月采。

案《说文解字》云:瓣,瓜中实。《广雅》云:冬瓜蔬也,其子谓之瓤。陶弘景云:白当为甘,旧有白字。据《名医别录》云:列中白瓜子,则本名当无。

119. 水苏(苏叶)

味辛微温。主下气,辟口臭,去毒,辟恶。久服,通神明,轻身,耐老。生池泽。

《吴普本草》曰:芥蒩一名水苏,一名劳祖(《太平御览》)。

《名医别录》曰:一名鸡苏,一名劳祖,一名芥蒩,一名芥苴,生九真,七月采。

案《说文解字》云:苏,桂荏也。《广雅》云:芥蒩,水苏也。《尔雅》云:苏、桂、荏。郭璞云:苏荏类,故名桂荏。方言云:苏、亦荏也,关之东西或谓之苏或谓之荏,周郑之间,谓之公贲,沅湘之南,谓之䔖,其小者谓之酿菜,按酿菜,即香薷也,亦名香菜,名医别出香薷条,非,今紫苏薄荷等,皆苏类也,名医俱别出之。

120. 铅丹

味辛微寒。主吐逆胃反,惊痫瘨疾,除热下气,炼化还成九光。久服通神明(《太平御览》引作吐下,云久服成仙)。生平泽。

《名医别录》曰:一名铅华。生蜀郡。

案《说文解字》云:铅,青金也。陶弘景云:即今熬铅所作黄丹也。

121~123. 豚卵(猪膏、猪肤、猪胆汁)

豚卵,味苦温。主惊痫,癫疾,鬼注,蛊毒,除寒热,贲豚,五癃,邪气,挛缩。一名豚颠,悬蹄,主五痔,伏热在肠,肠痈,内蚀。

案《说文解字》云:豨,小豕也,从豕省,象形,从又,持肉以给祭祀,篆文作豚。方言云:猪,其子或谓之豚,或谓之豯。

吴扬之间,谓之猪子。

猪膏,《证类本草》云:鬐膏,生发。臣禹锡等谨按发秃通用药云:猪鬐膏,微寒。《素问·脏气法时论》云:"大豆、豕肉、栗、藿皆咸。"结合《黄帝内经》,猪膏味咸,微寒。

猪肤,《长沙药解》:猪肤,味甘,气腥,入手太阴肺经。利咽喉而消肿痛,清心肺而除烦满。结合《黄帝内经》,猪肤味甘、咸。

猪胆汁,《证类本草》云:胆,主伤寒热渴。臣禹锡等谨按大便不通通用药云:猪胆,微寒。胆汁苦,结合《黄帝内经》,猪胆汁味咸、苦、寒。

邹注:《神农本草经》载豚卵而未载猪膏、猪肤、猪胆汁,仲景用猪膏、猪肤、猪胆汁与之相关,故列此条下。

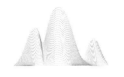

《神农本草经》未载药物

1. 粳米

《名医别录》：味甘、苦，平，无毒。主益气，止烦，止泄。

《重修政和经史证类备用本草》：味甘、苦，平，无毒。主益气，止烦，止泄。

陶隐居云：此即人常所食米，但有白、赤、小、大异族四五种，犹同一类也。前陈廪米亦是此种，以廪军人，故曰廪尔。唐本注云：传称食廪为禄。廪，仓也。前陈仓米曰廪，字误作廪，即廪军米也。若廪军新米，亦为陈乎？臣禹锡等谨按蜀本云：断下痢，和胃气，长肌肉，温中。

2. 小麦

《名医别录》：味甘，微寒，无毒。主除热，止燥渴咽干，利小便，养肝气，止漏血、唾血。以作曲，温。消谷，止痢。以作面，温，不能消热，止烦。

《重修政和经史证类备用本草》：味甘，微寒，无毒。主除热，止躁渴咽干，利小便，养肝气，止漏血、唾血。以作曲，温，消谷，止痢。以作面，温，不能消热止烦。

陶隐居云：小麦合汤皆完用之，热家疗也。作面则温，明矿麦亦当如此。今服食家啖面，不及大矿麦，犹胜于米尔。

3. 大麦

《名医别录》：味咸，温、微寒，无毒。主治消渴，除热，益气,调中。又云令人多热,为五谷长。蜜为之使。

《重修政和经史证类备用本草》:味咸,温、微寒,无毒。主消渴,除热,益气调中。又云:令人多热,为五谷长。蜜为之使。

陶隐居云:今稞麦,一名麳(音牟)麦,似矿麦,惟皮薄尔。唐本注云:大麦出关中,即青稞麦是。

4. 饴糖

《名医别录》:味甘,微温,主补虚乏,止渴,去血。

《重修政和经史证类备用本草》:味甘,微温。主补虚乏,止渴,去血。

陶隐居云:方家用饴糖,乃云胶饴,皆是湿糖如厚蜜者,建中汤多用之。其疑强及牵白者,不入药。今酒曲、糖用蘖,犹同是米麦,而为中上之异。糖当以和润为优,酒以醺乱为劣也。臣禹锡等谨按蜀本图经云:饴,即软糖也,北人谓之饧。粳米、粟米、大麻、白术、黄精、枳(音止)椇(音矩)子等并堪作之,唯以糯米作者入药。

5. 鸡子黄

《本草再新》:补中益气,养肾益阴,润肺止咳,治虚劳吐血。

6. 鸡子白

《长沙药解》:味甘,气腥,微寒,入手太阴肺经。疗咽喉之肿痛,发声音之喑哑。

《伤寒论杂病论·辨少阴病脉证并治》中苦酒汤方:"鸡子一枚(去黄,纳上苦酒著鸡子壳中)。"

7. 羊肉

《名医别录》:味甘,大热,无毒。主缓中,字乳余疾,及头脑大风汗出,虚劳寒冷,补中益气,安心止惊。

《重修政和经史证类备用本草》:味甘,大热,无毒。主缓中,字乳余疾,及头脑大风汗出,虚劳寒冷,补中益气,安心止惊。

唐本注云:羊肉,热病瘥后食之,发热杀人。臣禹锡等谨按孟诜云:羊肉,温,主风眩,瘦病,小儿惊痫,丈夫五劳七伤,脏气虚寒。河西羊最佳,河东羊亦好。纵驱至南方,筋力自劳损,安能补益人。肚,主补胃,小便数,以肥肚作羹,食三五度瘥。又云羊肉,患天行及疟人食,发热困重致死。

邹注:《素问·脏气法时论》云:"麦、羊肉、杏、薤皆苦。"

8~10. 甘澜水、泉水、潦水

甘澜水,作甘澜水法,取水二斗,置大盆内,以杓扬之,水上有珠子五六千颗相逐,取用之。

邹注:仲景用水煎煮药物,通常不以为药,但仲景除了常规用水之外,尚有泉水、东流水、甘澜水、清浆水、浆水、潦水、麻沸汤(沸汤)等用法。作者认为,东流水指流动的水,我国地理西高东低,除了特殊的地理环境,水一般自西向东流,因没有改变水性,故不为药;泉水指山中泉水,富含矿物质,其性偏凉,可以为药;清浆水、浆水待考;潦水为雨水,融天地之物质,其性偏凉,入药;甘澜水仲景以杓扬水做水珠,改变了水的形态而作为药物。麻沸汤(沸汤)作为溶剂冲服药物,不作为药物。

11. 苦酒(醋)

《名医别录》:味酸,温,无毒。主消痈肿,散水气,杀邪毒。

《重修政和经史证类备用本草》:味酸,温,无毒。主消痈肿,散水气,杀邪毒。

陶隐居云:醋酒为用,无所不入,逾久逾良,亦谓之醯。以有苦味,俗呼为苦酒。丹家又加余物,谓为华池左味,但不可多食之,损人肌脏。唐本注云:醋有数种,此言米醋。若蜜醋、麦醋、曲醋、桃醋、葡萄、大枣、蘡薁(音燠)等诸杂果醋及糠糟等醋,会意者亦极酸烈。止可啖之,不可入药也。

12. 人溺

《名医别录》:治寒热,头疼,温气。童男者尤良。

《重修政和经史证类备用本草》:疗寒热头疼,温气。童男者尤良。

陶隐居云:若人初得头痛,直饮人尿数升,亦多愈,合葱、豉作汤,弥佳。

13. 马通汁

即马粪汁。

14. 裈裆

男女在贴身近阴处所穿短裤或裤子布料。

15. 灶中黄土(伏龙肝)

《名医别录》云:伏龙肝,味辛,微温。主治妇人崩中,吐下血,止咳逆,消痈肿毒气。

《重修政和经史证类备用本草》:伏龙肝,味辛,微温。主妇人崩中,吐下血,止咳逆,止血,消痈肿毒气。

陶隐居云:此灶中对釜月下黄土也,取捣筛,合葫涂痈,甚效。以灶有神,故号为伏龙肝,并以迁隐其名尔。今人又用广州盐城屑,以疗漏血,瘀血,亦是近耳之土,兼得火烧之义也。臣禹锡等谨按药性论云:伏龙肝,单用亦可,味咸,无毒。末与醋调涂痈肿。

16. 蜘蛛

《名医别录》:微寒。主大人、小儿癀。七月七日取其网,治喜忘。

《重修政和经史证类备用本草》:微寒。主大人、小儿癀。七月七日取其网,疗喜(音戏)忘。

陶隐居云：蜘蛛类数十种，《尔雅》止载七、八种尔，今此用悬网状如鱼罾者，亦名蜘(章悦切)蛛(音谋)。蜂及蜈蚣螫人，取置肉上，则能吸毒。又以断疟及干呕霍乱。术家取其网著衣领中辟忘。有赤斑者，俗名络新妇，亦入方术用之。其余杂种，并不入药。《诗》云：蟏(音萧)蛸(音鞘)在户，正谓此也。唐本注云：《别录》云，疗小儿大腹疗奚，三年不能行者，又主蛇毒、温疟、霍乱，止呕逆。剑南、山东为此虫啮，疮中出丝，屡有死者。其网缠赘(之锐切)疣，七日消烂，有验矣。臣禹锡等谨按日华子云：斑蜘蛛，冷，无毒。治疟疾，疗肿。网七夕朝取食，令人巧，去健忘。

17. 艾叶

《名医别录》：味苦，微温，无毒。主灸百病，可作煎，止下痢，吐血，下部䘌疮，妇人漏血，利阴气，生肌肉，辟风寒，使人有子。一名冰台，一名医草。生田野。三月三日采，暴干。作煎，勿令见风。又，艾，生寒熟热。主下血，衄血、脓血痢，水煮及丸散任用。

《重修政和经史证类备用本草》：味苦，微温，无毒。主灸百病。可作煎，止下痢，吐血，下部䘌疮，妇人漏血，利阴气，生肌肉，辟风寒，使人有子。一名冰台，一名医草。生田野。三月三日采，曝干。作煎勿令见风。

陶隐居云：捣叶以灸百病，亦止伤血，汁又杀蛔虫，苦酒煎叶，疗癣甚良。唐本注云：《别录》云，艾，生寒熟热。主下血，衄血，脓血痢。水煮及丸散任用。

18. 柏叶

《名医别录》：味苦，微温，无毒。主治吐血，衄血，利血，崩中，赤白，轻身，益气。令人耐风寒，去湿痹，止饥。四时各依方面采，阴干。

《重修政和经史证类备用本草》：味苦，微温，无毒。主吐血、衄血，痢血，崩中赤白，轻身益气，令人耐寒暑，去湿痹，止饥。四时各依方面采，阴干。

陶隐居云：柏叶、实，亦为服饵所重，服饵别有法。柏处处有，当以太山为佳，并忌取冢墓上者。虽四时俱有，秋夏为好。其脂亦入用。此云恶曲，人有以酿酒无妨，恐酒米相和，异单用也。

19. 蒴藋细叶

《名医别录》：味酸，温，有毒。主治风瘙瘾疹，身痒湿痹，可作浴汤。一名堇草，一名芨。生田野，春夏采叶，秋冬采茎、根。

《重修政和经史证类备用本草》：味酸，温，有毒。主风瘙瘾疹，身痒湿痹，可作浴汤。一名堇草，一名芨。生田野，春夏采叶，秋冬采茎、根。

陶隐居云：田野墟村中甚多。绝疗风痹痒痛，多用薄洗，不堪入服，亦有酒渍根，稍饮之者。唐本注云：此陆英也，剩出此条。《尔雅》云：芨，堇草。郭注云：乌头苗也。检三堇别名。又无此者，蜀人谓乌头苗为堇草。陶引此条，不知所出处。《药对》及古方无蒴藋，唯言陆英也。

西域药物两味

20. 诃黎勒

《新修本草》：味苦，寒，无毒。主风虚热气。出西域及岭南交、爱等州，戎人谓之三果。

21. 红蓝花

《重修政和经史证类备用本草》：味辛，温，无毒。主产后血运口噤，腹内恶血不尽绞痛，胎死腹中，并酒煮服。亦主蛊毒下血。堪作燕脂。其苗生捣碎，傅游肿。其子吞数颗，主天行疮子不出。其燕脂，主小儿聤耳，滴耳中。生梁、汉及西域。一名黄蓝。《博物志》云：黄蓝，张骞所得。今仓魏地亦种之。（今附）

《图经》曰：红蓝花，即红花也。生梁、汉及西域，今处处有之。人家场圃所种,冬而布子于熟地,至春生苗,夏乃有花。下作梂汇,多刺,花蕊出梂上。圃人承露采之,采已复出,至尽而罢。梂中结实,白颗如小豆大。其花暴干,以染真红及作燕脂,主产后血病为胜,其实亦同,叶颇似蓝,故有蓝名,又名黄蓝。《博物志》云:张骞所得也。张仲景治六十二种风,兼腹内血气刺痛。用红花一大两,分为四分,以酒一大升,煎强半,顿服之。不止,再服。

待考药物六味

22. 白饮(饮)

一说白米汤,一说清水,一说白酒。

邹注:仲景在肾气丸方方条曰"上八味,末之,炼蜜和丸,如梧子大,酒下十五丸,渐加至二十五丸,日再服,白饮下亦可。"可知白饮不是白酒,具体是什么,待考,作者认为白米汤的可能性大。

仲景在当归贝母苦参丸方、葵子茯苓散方、竹皮大丸方、排脓散方等做"饮服",作者认为,"饮"为"白饮",即白米汤。

23. 白粉(温粉)

一说铅粉,一说米粉。

邹注:《伤寒杂病论·辨少阴病脉证并治》猪肤汤条下云:"白粉即米粉。"米粉为稻米粉。汉代郑玄《周礼注》:"稻曰白。"

《伤寒杂病论·辨厥阴病脉证并治》甘草粉蜜汤条下云:"白粉一两(即铅粉)。"《神农本草经》云:"铅丹味辛微寒。主土逆胃反,惊痫癫疾,除热下气。"《伤寒杂病论·辨太阳病脉证并治中》"柴胡加龙骨牡蛎汤方"中用"铅丹一两半"而不提"白粉",待考。

温粉为炒热的米粉,《说文解字》:"粉,所以傅面者也。"《伤寒杂病论·伤寒例第四》大青龙加附子汤条下："汗出多者温粉粉之,一服汗者,停后服。"《伤寒杂病论·辨太阳病脉证并治中》大青龙汤条下云:"汗多者,温粉粉之。"

24~25. 酒(白酒、清酒)

《名医别录》:味苦,甘辛,大热,有毒。主行药势,杀邪恶气。

《重修政和经史证类备用本草》:味苦、甘、辛,大热,有毒。主行药势,杀百邪恶毒气……衍义曰:酒。《吕氏春秋》曰:仪狄造酒。《战国策》曰:帝女仪狄造酒,进之于禹。然本草中已著酒名,信非仪狄明矣。又读《素问》首言"以妄为常,以酒为浆",如此则酒自黄帝始,非仪狄也。古方用酒,有醇酒、春酒、社坛余胙酒、糟下酒、白酒、清酒、好酒、美酒、葡萄酒、秫黍酒、粳酒、蜜酒、有灰酒、新熟无灰酒、地黄酒。今有糯酒、煮酒、小豆曲酒、鹿头酒、羔儿等酒。今江、浙、湖南北,又以糯米粉入众药,和合为曲,曰饼子酒。至于官务中,亦用四夷酒,更别中国不可取以为法。今医家所用酒,正宜斟酌。但饮家唯取其味,不顾入药如何尔。然久之未见不作疾者,盖此物损益兼行,可不慎欤!汉赐丞相上樽酒,糯为上,稷为中,粟为下者。今入药佐使,专以糯米,用清水白面曲所造为正。

邹注: 仲景在论中用酒、白酒、温酒、美酒、清酒。作者认为酒即是白酒,温酒为加温的白酒,美酒亦指白酒;清酒指冬酿夏成的酒,质清而味厚。郑玄《周礼注》曰:"清酒,今之中山冬酿接夏而成也。"贾《疏》曰:"清酒者,此酒更久于昔(酒),故以清酒为号。"

26~27. 浆水、清浆水

浆水、清浆水有诸多说法。①浆水,《本草纲目》:释名酸浆。嘉谟曰:浆,酢也。炊粟米热,投冷水中,浸五六日,味酢,生白花,色类浆,故名。若浸至败者,害人。气味:甘酸、微温、无毒。清代吴仪洛继承了这种说法,以其为清浆水,并指出:清浆水又名酸浆水。而酸浆水还有两种说法,一为酸菜水,二为淘米泔水。②浆水与白酒、白浆同。③生黄土加入井水搅拌,泥土沉淀后的清水。④小麦面粉做成面团置清水中,揉出面筋后的水。⑤河南南阳民间清浆水:用水微煮芹菜或白菜,加发面馒头,置 1 ~ 2 天,待气味微酸后食用。

邹注:作者认为浆水与清浆水为两种药食两用物质,第一种可能为水浸粟米而成。以清酒制作方法推测:新米做的为浆水,陈米做的为清浆水。《名医别录》云:"粟米味咸,微寒,无毒。主肾气,去胃脾中热益气。陈者,味苦,主治胃热、消渴,利小便。"新粟味咸、微寒,陈粟咸、苦、寒,其性味、主治皆与仲景方证相符;而以粟加工后的酸浆味甘酸、微温,与论中不谐。浆水、清浆水第二种可能为大豆制品,河南南阳以大豆汁经发酵加工后为浆水。《神农本草经》云:"大豆黄卷:味甘平。主湿痹。筋挛,膝痛。生大豆,涂痈肿。煮汁,饮,杀鬼毒,止痛。"《素问·脏气法时论》云:"大豆、豕肉、栗、藿皆咸。"因此,大豆应该味甘、咸、平;因其消痈肿、杀鬼毒,故其性寒。以大豆做浆水、清浆水,也符合仲景论中方证。第三种可能,浆水、清浆水可能为豆腐制作过程中的不同的半成品。传统豆腐制作始于汉代,《本草纲目·谷部·豆腐》云:"豆腐之法,始于汉淮南王刘安。"

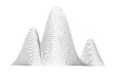

参考文献

[1] 张仲景.桂林古本伤寒杂病论[M].南宁: 广西人民出版社,1980.

[2] 黄帝内经素问[M].北京: 人民卫生出版社,1963.

[3] 张仲景.白云阁藏本伤寒杂病论[M].北京: 中医古籍出版社,2017.

[4] 张仲景.白云阁藏本伤寒杂病论[M].杨建宇,吴厚新,李杨,主编.郑州: 中原农民出版社,2013.

[5] 灵枢经[M].张秀琴,校注.北京: 中国医药科技出版社,2011.

[6] 难经本义[M].于利英,点校.南京: 江苏科学技术出版社,2008.

[7] 神农本草经[M].吴普等,述.孙星衍,孙冯翼,辑.北京: 科学技术文献出版社,2003.

[8] 唐慎微.证类本草[M].郭君双,金秀梅,赵益梅,校注.北京: 中国医药科技出版社,2011.

[9] 唐慎微.重修政和经史证类备急本草[M].陆拯等,校注.北京: 中国中医药出版社,2013.

[10] 王叔和.脉经[M].北京: 中国医药科技出版社,2011.

[11] 周德生,何清湖.《五十二病方》释义[M].太原: 山西科学技术出版社,2013.

[12] 张延昌.武威汉代医简注解[M].北京: 中医古籍出版社,2006.

[13] 华佗.华氏中藏经[M].北京: 中国医药科技出版社,2011.

[14] 陶弘景.名医别录[M].尚志钧,辑校.尚元胜,尚元藕,黄自冲,整理.北京: 中国中医药出版社,2013.

[15] 李时珍.本草纲目[M].北京: 人民卫生出版社,2013.

[16] 神农本草经[M].顾观光,辑.杨鹏举,校注.北京: 学苑出版社,2007.

[17] 许慎.注音版说文解字[M].徐铉,校定.愚若,注音.北京: 中华书局,2015.

[18] 苏颖,赵宏岩.《本草图经》研究[M].北京: 人民卫生出版社,2011.

[19] 黄元御.黄元御医学全书[M].太原: 山西科学技术出版社,2010.

[20] 吴仪洛.伤寒分经[M].张思胜,胡久略,校注.北京: 中国中医药出版社,2015.

[21] 桂林古本伤寒杂病论[M].朱俊,点校.北京: 学苑出版社,2015.

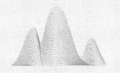

跋

　　如果用一个词来形容我对《伤寒杂病论》的学习，我选择"无知无畏"。我在学校时对于《伤寒论》《金匮要略》的学习并不好，毕业之后也未在此深下功夫。多年的临床实践，用了许多仲景方，多取之于所学《方剂学》。十年前开始研读《伤寒论》和《金匮要略》，认真阅读了宋本《伤寒论》、成本《伤寒论》《金匮玉函经》《金匮要略》《伤寒论集注》等书籍，于2015年起陆续发表了几篇《伤寒论》学习体会论文，接触了桂林古本《伤寒杂病论》、白云阁藏本《伤寒杂病论》。

　　曾经对《伤寒论》《金匮要略》为仲景原本深信不疑，在反复研读桂林古本《伤寒杂病论》并与王叔和整理编撰的《伤寒论》《金匮要略》比较后发现，桂林古本《伤寒杂病论》才是仲景唯一真传原本，王叔和本多有抄漏、改编，并有许多补充发挥。自王叔和整理编撰《伤寒论》《金匮要略》后，历代医家皆以此为仲景正本，不断研究，形成了浩如烟海的《伤寒论》发挥学，而真正的正本——桂林古本《伤寒杂病论》却隐而不见。直到清末，由仲景第四十六世孙张绍祖传书予其徒桂林左盛德，左再传其同乡罗哲初。罗哲初之子罗继寿于1956年将世传抄本献给政府，广西人民出版社于1960年出版了不完全简体字化的直排版，1980年出版简体字横排版。桂林古本《伤寒杂病论》中左盛德序文称仲景撰有一十三稿，这是不可能的。该书成书在公元200—210年左右，此时印刷术还没有发明，仅以汉代的誊写方法，仲景是没有过多时间、也没有必要撰写不同稿本的。之所以后人以为有十三个稿本，盖因世间《伤寒杂病论》版本太多。

　　1934年黄竹斋抄录了罗哲初的收藏本，于1939年木刻印刷,藏版于南阳医圣祠,称为白云阁藏本《伤寒杂病论》。白云阁藏本《伤寒杂病论》删除了卷三《六气主客》,其他篇章内容参照《伤寒论》《金匮要略》也有改动,以致当今一些出版社以此本补《六气主客》,即称为桂林古本《伤寒杂病论》,请读者注意鉴别。

当代有人提出了五个疑点证明桂林古本《伤寒杂病论》为伪书(朱俊点校桂林古本《伤寒杂病论》前言),主要有:①桂林古本许多散剂用药物打成粉末再行煎煮,并以《梦溪笔谈》"煮散古方无用者,唯近世人为之"来证明桂林古本的时代可能不早过宋代。此论完谬,《五十二病方》(如第十二方)、《华氏中藏经》(治脾厥吐泻霍乱方、浴肠汤)等皆把药物打成碎末,再行煎煮。②桂林古本《辨妇人各病脉证并治》"黄芪当归汤"类似金元时期李杲的"当归补血汤"。此证何尝不是李杲宗师仲景?③桂林古本"当归四逆汤"中的木通在《伤寒论》后等诸多版本中皆为通草,木通之名最早见于唐朝陈士良的《食疗本草》,并以此推论桂林古本可能不早于唐朝。这个结论也多有草率:或是仲景原本名称就是木通,被王叔和依《神农本草经》改为通草;或是后世传抄所改。④玄武汤在宋真宗年间,因避讳而改名真武汤。唐本及康平本《伤寒论》皆称玄武汤。殊不知王叔和编撰的《伤寒论》就以真武汤为方名。⑤大量使用温病学派病名,吴鞠通《温病条辨》中的八种温病病名及分类,全部被承袭使用。这又是一个主客颠倒:桂林古本《温病脉证并治第六》专篇论温病,开创中医系统治疗温病先河,对温病的认识秉承了《黄帝内经》,提出了温病、春温、秋温、冬温、大温、风温、湿温、温毒、温疟、瘟疫、疫、疫利、时行寒疫等病名,其治疗方法与六气所伤的病脉证并治方法一脉相承而与《温病条辨》不同,而吴鞠通则是以《黄帝内经》《伤寒论》为理论指导并参考诸家编撰了《温病条辨》。

作者认为桂林古本《伤寒杂病论》是唯一真传原本的原因,是桂林古本《伤寒杂病论》真正体现了仲景序中所言"撰用《素问》《九卷》《八十一难》《胎胪药录》,并平脉辨证",其理论和制方原则完全取自《素问》《灵枢》《难经》,其用药法则则是《神农本草经》性味、主治功效的具体灵活应用,而平脉辨证(《平脉法第一》《平脉法第二》由仲景编撰)则是打开《伤寒杂病论》的钥匙,读者从本书解读中定会有所体会。桂林古本《伤寒杂病论》理论的系统性、完整性、逻辑性,理论指导实践、灵活运用经典的高度,后世医家无人能及,唯有医圣仲景!

因此,作《桂林古本〈伤寒杂病论〉解读》,并在解读过程中,针对发现的问题,作《伤寒论镜鉴》《金匮要略镜鉴》(已由科学技术文献出版社 2020 年出版发行),希望给读者以重新的认识,和大家一起回归《伤寒杂病论》本原。愿把我的感悟与读者分享,共同提高临床疗效。再次感谢人民卫生出版社编辑们付出的努力和帮助。

邹勇

2023 年 10 月

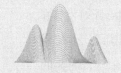

方剂索引

B

白虎加地黄汤方	71
白虎加桂枝人参芍药汤方	78
白虎加桂枝人参汤方	295
白虎加桂枝汤方	296
白虎加人参黄连阿胶汤方	74
白虎加人参汤方	76,113,176,194
白虎汤方	40,63,93,112,178,192,248
白蜜煎方	198
白散方	164
白术茯苓半夏枳实汤方	271
白术茯苓厚朴汤方	85
白术附子汤方	90
白术散方	354
白术石膏半夏干姜汤方	272
白术枳实干姜白蜜汤方	222
白术枳实桃仁干姜汤方	157
白通加猪胆汁汤方	236
白通汤方	235
白头翁加阿胶甘草汤方	256
白头翁加甘草阿胶汤方	359
白头翁汤方	255

百合贝母茯苓桔梗汤方　　　　　　156

百合地黄加牡蛎汤方　　　　　　74

百合地黄牡丹皮半夏茯苓汤方　　　71

百合地黄汤方　　　　　　288

百合滑石代赭汤方　　　　　　287

百合滑石散方　　　　　　289

百合鸡子黄汤方　　　　　　288

百合洗方　　　　　　289

百合知母汤方　　　　　　287

柏叶阿胶汤方　　　　　　253

柏叶汤方　　　　　　338

半夏茯苓汤方　　　　　　223

半夏干姜散方　　　　　　260

半夏厚朴茯苓生姜汤方　　　　　　359

半夏麻黄丸方　　　　　　349

半夏散方　　　　　　235

半夏泻心汤方　　　　　　168

奔豚汤方　　　　　　129

鼻塞方　　　　　　88

鳖甲煎丸方　　　　　　294

C

柴胡桂姜汤方　　　　　　297

柴胡桂枝干姜汤方　　　　　　167

柴胡桂枝汤方	97,166
柴胡黄芩芍药半夏甘草汤方	99
柴胡加葛根汤方	98
柴胡加龙骨牡蛎汤方	144
柴胡加芒硝汤方	143
柴胡芍药枳实甘草汤方	218
柴胡枳实芍药甘草汤方	95
赤豆当归散方	291,339
赤石脂禹余粮汤方	173

D

大柴胡汤方	43,142,162,210
大承气汤方	41,69,188,239,282,356
大黄䗪虫丸方	303
大黄附子细辛汤方	215
大黄甘遂阿胶汤方	364
大黄厚朴甘草汤方	81
大黄厚朴枳实半夏甘草汤方	157
大黄黄连黄芩泻心汤方	170
大黄黄芩地黄牡丹汤方	64
大黄牡丹汤方	344
大黄石膏茯苓白术枳实甘草汤方	47
大黄香蒲汤方	67
大黄硝石汤方	210

大建中汤方   214

大青龙加附子汤方   46

大青龙汤方   121,319

大乌头煎方   264

大陷胸汤方   161

大陷胸丸方   159

当归贝母苦参丸方   353

当归附子汤方   48

当归散方   354

当归芍药散方   352

当归生姜羊肉汤方   264,356

当归四逆加人参附子汤方   248

当归四逆加吴茱萸生姜附子汤方   249

当归四逆汤方   232

抵当汤方   151,201,364

抵当丸方   151

地黄半夏牡蛎酸枣仁汤方   116

地黄黄柏茯苓栝蒌汤方   93

地黄黄柏黄连半夏汤方   82

地黄黄柏秦皮茯苓泽泻汤方   67

地黄知母黄连阿胶汤方   63

F

矾石丸方   365

防己茯苓汤方	329
防己黄芪汤方	89,328
防己椒目葶苈大黄丸方	321
茯苓白术甘草汤方	68
茯苓白术厚朴石膏黄芩甘草汤方	44
茯苓白术戎盐汤方	335
茯苓甘草汤方	133,250
茯苓桂枝白术甘草汤方	130,318
茯苓桂枝甘草大枣汤方	129,158
茯苓四逆汤方	131
茯苓杏仁甘草汤方	346
茯苓泽泻汤方	267
附子粳米汤方	214
附子汤方	231,351
附子细辛黄连黄芩汤方	44
附子泻心汤方	171

G

干姜附子汤方	127
干姜黄芩黄连人参汤方	252
干姜人参半夏丸方	353
甘草粉蜜汤方	263
甘草附子汤方	91
甘草干姜茯苓白术汤方	99

甘草干姜汤方	101,115,315
甘草麻黄汤方	329
甘草汤方	234
甘草小麦大枣汤方	360
甘草泻心汤方	100,172,290
甘遂半夏汤方	318
葛根黄连黄芩甘草汤方	119,193,274
葛根加半夏汤方	119
葛根汤方	118,280
瓜蒂散方	175,215,250,271
栝蒌茯苓汤方	75
栝蒌桂枝汤方	280
栝蒌瞿麦薯蓣丸方	335
栝蒌牡蛎散方	289
栝蒌薤白白酒汤方	345
栝蒌薤白半夏汤方	345
桂枝当归牡丹皮桃仁枳实汤方	154
桂枝当归汤方	45
桂枝二麻黄一汤方	112
桂枝二越婢一汤方	113
桂枝茯苓白术细辛汤方	83
桂枝茯苓丸方	351
桂枝茯苓枳实芍药甘草汤方	158
桂枝附子汤方	90

桂枝甘草龙骨牡蛎汤方　　　　　　　149

桂枝甘草麻黄生姜大枣细辛附子汤方　　334

桂枝甘草汤方　　　　　　　　　　128

桂枝加大黄汤方　　　　　　　　　221

桂枝加附子当归细辛人参干姜汤方　　281

桂枝加附子汤方　　　　　　　　　110

桂枝加葛根汤方　　　　　　　　98,109

桂枝加桂汤方　　　　　　　　　　148

桂枝加厚朴杏子汤方　　　　　　　123

桂枝加黄芪汤方　　　　　　　211,331

桂枝加芍药汤方　　　　　　　　　221

桂枝龙骨牡蛎汤方　　　　　　　　299

桂枝麻黄各半汤方　　　　　　　84,112

桂枝去桂加茯苓白术汤方　　　　96,114

桂枝去桂加黄芩牡丹汤方　　　　　69

桂枝去芍药加茯苓白术汤方　　　　225

桂枝去芍药加附子汤方　　　　　　111

桂枝去芍药加牡蛎龙骨救逆汤方　　147

桂枝去芍药加人参生姜汤方　　　　128

桂枝去芍药汤方　　　　　　　　　111

桂枝人参汤方　　　　　　　　174,346

桂枝芍药知母甘草汤方　　　　　　332

桂枝生姜枳实汤方　　　　　　　　348

桂枝汤方　　　　83,108,200,220,256,276,350

H

诃黎勒散方	258
红蓝花酒方	365
厚朴大黄汤方	320
厚朴麻黄汤方	311
厚朴七物汤方	213
厚朴生姜半夏甘草人参汤方	130
厚朴四物汤方	224
厚朴枳实白术甘草汤方	226
滑石乱发白鱼散方	335
黄连阿胶半夏桃仁茯苓汤方	155
黄连阿胶汤方	70,231
黄连半夏石膏甘草汤方	77
黄连粉方	342
黄连茯苓汤方	262
黄连黄芩阿胶甘草汤方	66
黄连黄芩半夏猪胆汁汤方	80
黄连黄芩麦门冬桔梗甘草汤方	95
黄连黄芩泻心汤方	80
黄连黄芩栀子牡丹芍药汤方	65
黄连石膏半夏甘草汤方	81
黄连汤方	178
黄芪当归汤方	363

黄芪桂枝茯苓细辛汤方　　　　　　　　82

黄芪桂枝五物汤方　　　　　　　　298

黄芪建中汤方　　　　　　　　301

黄芪芍药桂枝汤方　　　　　　　　330

黄芪五物加干姜半夏汤方　　　　　　222

黄芩加半夏生姜汤方　　　　　　　177

黄芩牡丹皮栝蒌半夏枳实汤方　　　　93

黄芩石膏杏子甘草汤方　　　　　　66

黄芩汤方　　　　　　　　177

黄土汤方　　　　　　　　338

J

胶艾汤方　　　　　　　　352

胶姜汤方　　　　　　　　363

九痛丸方　　　　　　　　349

桔梗甘草茯苓泽泻汤方　　　　　360

桔梗甘草枳实芍药加地黄牡丹汤方　　97

桔梗甘草枳实芍药汤方　　　　　97

桔梗汤方　　　　　　234,313,338

橘皮汤方　　　　　　　　261

橘皮枳实生姜汤方　　　　　　347

橘皮竹茹汤方　　　　　　　262

K

苦参汤方	291
苦酒汤方	235
葵子茯苓散方	353

L

狼牙汤方	367
理中加附子汤方	273
理中加黄芪汤方	224
理中加人参栝蒌根汤方	273
理中汤方	85,101,213,270
理中丸方	275
连翘阿胶半夏赤小豆汤方	155

M

麻黄茯苓汤方	85
麻黄附子甘草汤方	230,327
麻黄附子细辛汤方	230
麻黄加术汤方	88,327
麻黄连翘赤小豆汤方	208
麻黄升麻汤方	252
麻黄汤方	40,84,120,197

麻黄杏仁甘草石膏汤方　　　　　128

麻黄杏仁薏苡甘草汤方　　　　　89

麻仁白蜜煎方　　　　　92

麻子仁丸方　　　　　205

麦门冬汤方　　　　　312

蜜煎导方　　　　　198

牡蛎泽泻散方　　　　　284

木防己去石膏加茯苓芒硝汤方　　　　　320

木防己汤方　　　　　319

P

排脓散方　　　　　341

排脓汤方　　　　　341

R

人参白术芍药甘草汤方　　　　　223

人参地黄龙骨牡蛎茯苓汤方　　　　　146

人参附子汤方　　　　　251

人参干姜汤方　　　　　251

人参石膏汤方　　　　　78

S

烧裈散方　　　　　282

芍药甘草附子汤方	131
芍药甘草汤方	115
蛇床子散方	367
射干麻黄汤方	310
肾气丸方	266,302,366
升麻鳖甲去雄黄蜀椒汤方	292
升麻鳖甲汤方	292
生姜半夏汤方	261
生姜泻心汤方	171
十枣汤方	170,310
石膏黄连黄芩甘草汤方	64
蜀漆散方	296
四逆加人参汤方	276
四逆加吴茱萸黄连汤方	273
四逆散方	238
四逆汤方	115,195,240,249,272
酸枣仁汤方	302

T

桃花汤方	232
桃仁承气汤方	144
天雄散方	300
调胃承气汤方	42,70,115,188
葶苈大枣泻肺汤方	315

葶苈栝蒌桔梗牡丹汤方   156

通脉四逆加猪胆汁汤方   277

通脉四逆汤方   100,237,255

W

王不留行散方   340

王瓜根散方   362

温经汤方   362

文蛤散方   164

文蛤汤方   267

乌梅丸方   45,245

乌头赤石脂丸方   348

乌头桂枝汤方   265

乌头麻黄黄芪芍药甘草汤方   332

吴茱萸汤方   154,202,233,259

五苓散方   86,132,161,203,267,275,322

X

下瘀血汤方   337,357

硝石矾石散方   304

小半夏加茯苓汤方   322

小半夏汤方   202,262,321

小柴胡加茯苓白术汤方   225

小柴胡加茯苓汤方 268

小柴胡加黄连牡丹汤方 62

小柴胡汤方 43,94,120,139,165,196,218,259,283,355

小承气汤方 42,69,189,257

小建中汤方 141,211,301,366

小青龙加石膏汤方 314

小青龙汤方 86,122,169,313

小陷胸汤方 163

泻心汤方 339,361

雄黄散方 291

旋覆代赭汤方 174

旋覆花汤方 348,363

Y

一物瓜蒂汤方 77

薏苡附子败酱散方 343

薏苡附子散方 347

茵陈蒿汤方 200

禹余粮丸方 137

越婢加半夏汤方 314

越婢加术汤方 329

越婢汤方 328

Z

皂荚丸方	311
泽漆汤方	312
泽泻汤方	320
真武汤方	136,237
栀子柏皮汤方	207
栀子豉汤方	135,194,257
栀子大黄汤方	209
栀子干姜汤方	134
栀子甘草豉汤方	134
栀子厚朴枳实汤方	135
栀子连翘甘草栝蒌汤方	92
栀子生姜豉汤方	134
栀子汤方	71
蜘蛛散方	265
枳实白术茯苓甘草汤方	101
枳实白术汤方	334
枳实厚朴白术甘草汤方	96
枳实橘皮桔梗半夏生姜甘草汤方	102
枳实芍药散方	357
枳实薤白桂枝厚朴栝蒌汤方	346
枳实栀子豉汤方	283
炙甘草汤方	179,315

猪胆汁方　　　　　　　　　　　　　　199

猪肤汤方　　　　　　　　　　　　　　234

猪膏发煎方　　　　　　　　　　209,368

猪苓加黄连牡丹汤方　　　　　　　　　65

猪苓加人参汤方　　　　　　　　　　　76

猪苓汤方　　　　　　　　　　　195,238

竹皮大丸方　　　　　　　　　　　　　359

竹茹半夏汤方　　　　　　　　　　　　75

竹叶石膏黄芩泽泻半夏甘草汤方　　　117

竹叶石膏汤方　　　　　　　　　73,285

竹叶石膏杏子甘草汤方　　　　　　　　91

竹叶汤方　　　　　　　　　　　　　358

紫参汤方　　　　　　　　　　　　　258